"山西省中医药传统知识保护数据库"项目

"中医名家临证实录"丛书

韩仲成

五十年临证验案

韩仲成 著

韩文彪 韩文娟 整理

山西出版传媒集团

山西科学技术出版社

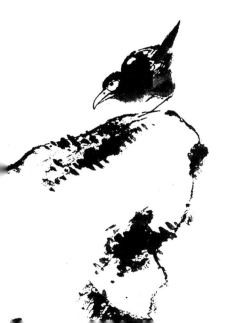

图书在版编目（CIP）数据

韩仲成五十年临证验案／韩仲成著；韩文彪，韩文娟整理. — 太原：山西科学技术出版社，2021.8

ISBN 978 - 7 - 5377 - 6102 - 4

Ⅰ. ①韩… Ⅱ. ①韩… ②韩… ③韩… Ⅲ. ①中医临床 - 经验 - 中国 - 现代②医案 - 汇编 - 中国 - 现代 Ⅳ. ①R249.7

中国版本图书馆 CIP 数据核字（2021）第 101216 号

韩仲成五十年临证验案
HANZHONGCHENG WUSHINIAN LINZHENG YANAN

本书用药配伍和药物剂量为作者个人的临床经验，读者一定要在专业医生的指导下辨证应用，不可盲目照搬书中内容。

出 版 人	阎文凯	
著 者	韩仲成	
整 理	韩文彪 韩文娟	
责 任 编 辑	杨兴华 翟 昕	
助 理 编 辑	文世虹	
封 面 设 计	杨宇光	

出 版 发 行　山西出版传媒集团·山西科学技术出版社

地址　太原市建设南路 21 号　邮编　030012

编辑部电话　0351 - 4922078

发行部电话　0351 - 4922121

经　销　各地新华书店

印　刷　山西康全印刷有限公司

开 本	787mm × 1092mm　1/16
印 张	21.25
字 数	325 千字
版 次	2021 年 8 月第 1 版
印 次	2021 年 8 月山西第 1 次印刷
书 号	ISBN 978 - 7 - 5377 - 6102 - 4
定 价	48.00 元

仲成杏林

博施济众

天津中医药大学刘绍武

庚子秋

序

　　韩仲成医师是我的学生，从 1977 年山西省第八期西学中班开始，交往四十多年，无话不说。他热爱中医，吃苦耐劳，治学严谨，好学不倦。由于他的虔诚和勤奋，深得国医名师印会河老师的赏识，促成印老古稀之年"三进山城"的义诊、示教。他侍诊抄方，勤于动脑、动口、动手，提问题解难释疑，二十多年后出版了《随印会河侍诊记》《印会河抓主症验案汇解》，深得业界同仁好评。

　　仲成不辞辛苦，将五十余年的临床经验整理出《韩仲成五十年临证验案》，我细读之后觉有如下特点：

　　一、他虽固定在医案举例和点评按语的模式上，但内容丰富，新颖实用，以中医病名为主旨，分为外感热病、内伤杂病和妇皮外杂症。选 78 个病种，271 则医案。每个病证列为"病名""概要""病例""西医诊断""中医辨证""治法""处方""治疗过程"，记录翔实，展示了病人就诊的全景图。他在每个病例后，以"按"做点评，分析病因、选方用药的配伍精要和心得体会。

　　二、突出内伤杂病是本书的重点。本书介绍了常见病 52 种，占全书收录病种的 67%。本书为广大中医药临床工作者提供了宝贵的经验，既可对广大患者"按图索骥"选方用药提供有益的指导，又可为广大临床医师诊病用药提供实例参考。作为一名基层中医人，为弘扬中医药文化不懈努力，对于我们整理民间老中医经验，继承发扬中医药事业，具有重要的借鉴意义，值得称颂，谨为之序。

国医大师

戊戌年孟冬

前　言

成为一名中医是我从小的梦想，1976 年最后一批选拔推荐工农兵上大学，组织上推选我上山西医学院，我毅然放弃此机会，走进山西省第八期西学中研究班。授课老师都是当时的山西名老中医，贾得道研究员讲授中医基础、医学史，王世民教授讲中药方剂，朱进忠、王宁教授讲伤寒、金匮，罗国钧教授讲内科，邢维萱教授讲妇科，费荣华教授讲儿科，赵尚华教授讲外科，师怀堂教授讲针灸。根据中央 1978（56）号文件精神，1979 年全国统招 1 万名中医药师，我被录取后，获大学本科文凭，之后调入忻州卫生学校任中医教师。1981 年，我有幸参加卫生部委托北京中医学院，由王绵之教授全权负责的全国方剂师资班。得到首届国医大师王绵之、颜正华、王玉川和黄庭佐、李庆业教授的系统讲授，亦得以聆听任应秋、刘渡舟、印会河、赵绍琴、程士德、鲁兆麟教授的专题讲座，在诸位高师的指点下，我如饥似渴地学习，将授课内容全部做了录音，并做了 2000 多张卡片。我对"对待中医要钻进去，跳出来，不断临证，始终在悟字上下功夫"（王绵之语）有了深层的体会。特别是在王世民教授的举荐下，由于我的虔诚勤奋，国医名师印会河教授收我为"遥从弟子"。交往 30 余年，我经常侍诊其左右，得其学术真传。本书中，体现了印会河先生"药无论其贵贱，能治病就是好药；方无论其大小，能对症就是好方"的学术精神。

而今本人已古稀之年，总结了 50 年来临床、教学的一些心得体会，著成拙著《韩仲成五十年临证验案》。该书分外感热病、内伤杂病和妇、皮、外杂症，选 78 个病种，271 则医案。所列专病，不同于教材，是我临床对某种病经验之体会，有是经验，则列是病。内伤杂病是本书的重点，选病 52 种，占所有病种的 66.7%。从体例上讲，本书虽固定在医案举例和点评按语的模式上，但内容丰富，新颖实用，展示了病人就诊的全景图。可为广大临床医师诊病用药提供实例参考。

在此我感谢国医大师王世民教授，我的从医之路离不开王老师的牵引，王老师一贯勤学好问，谦恭以诚，治学严谨，学识渊博，从师不论门户，求学不关长幼，严于律己，善待他人。他的这种甘为人梯，扶掖后学的高贵品质，深深感染着一代又一代中医人，不愧为我国著名的方剂大家。王老师在百忙中阅读书稿，提出宝贵的修改意见，并乐为之序，深表谢意！

由于本人学识有限，内有不当之处，敬请方家和广大读者批评指正。

韩仲成

2018 年 11 月 21 日于鹤年堂

识药选方，尽在码中

☆ 打基础　　☆ 学知识

目录
|Contents|

一 外感热病

识药选方
尽在码中

☆ 打 基 础
☆ 学 知 识

伤 风

【概述】

伤风俗称感冒，是一种常见的外感疾病，多因感受四时不正之气而引起。本病一年四季皆有发生，尤以冬、春二季为多见。临床表现以鼻塞、流涕、头疼、发热或恶风寒、咳嗽、咽痛等为特征。

中医学的感冒涉及范围较广，现代医学中多种细菌或病毒引起的上呼吸道感染、急性扁桃体炎以及许多传染病的初期，皆属于中医感冒范畴。

【病例】

1. 王某，女，18 岁，1987 年 9 月 10 日初诊。

病史：患者感冒 3 天，发热微恶寒，鼻塞咽痛，咳痰不爽。现症见：烦躁口渴，体温 39.5℃，两侧腮腺发炎。舌红，苔黄。X 线透视诊为大叶性肺炎。血常规：白细胞 $1.8 \times 10^9/L$，中性粒细胞 85%。

西医诊断：大叶性肺炎。

辨　　证：肺卫郁热，时毒鸱张。

治　　法：清解表热，宣肺解毒。

方　　药：印氏清解表热方加味。

桑白皮 15g，金银花 18g，桑叶 10g，山豆根 30g，鱼腥草 30g，生石膏 30g，芦根 30g，大青叶 30g，牛蒡子 6g，黄芩 10g，枇杷叶 10g。水煎服 3 剂，每日 1 剂。

9 月 13 日复诊：大热已退，体温 37℃，仍咳嗽、咽痛。前方加全瓜蒌 30g、葶苈子 15g，继服 3 剂，诸症悉平。

【按】王某，为大叶性肺炎。热在气分，微恶寒，表明卫气症状未罢，热已入肺。笔者以印氏清解表热方加味。方中金银花开散皮毛，清解表热；桑白皮、黄芩清泄肺与三焦之热；山豆根、鱼腥草清热解毒，治疗上呼吸道感染；生石膏解肌清热；枇杷叶、芦根宣肺润肺；大青叶、牛蒡子清热解毒，利咽消肿。二诊时因咳嗽而喘，加全瓜蒌、葶苈子清热化痰，降肺平喘而愈。

2. 张某，女，21 岁，1988 年 9 月 5 日初诊。

病史：扁桃体单侧摘除术后，连续发热 1 周之久，开始两天体温高达 39.5℃，以后便一直在 38.5℃，周身隐痛，汗出恶风，鼻塞严重，轻微咳嗽，痰少不爽。经解热、抗菌药物治疗，病情不减。笔者根据病人表现的一派"上感"症状，加上舌红脉数，判断出有明显的风热在卫见证。

西医诊断：急性上呼吸道感染。

辨　　证：风热在卫，肺气不宣。

治　　法：宣肺清热，解毒利咽。

方　　药：桑菊银翘散加味。

桑白皮 15g，桑叶 10g，杏仁 10g，葛根 15g，金银花 15g，连翘 10g，鱼腥草 30g，山豆根 30g，枇杷叶 10g，芦根 30g，生石膏 30g，桔梗 10g，生甘草 10g。水煎服 3 剂，每日 1 剂。

9 月 9 日复诊：身热已退，体温恢复正常，加金莲花 6g，再服前方 3 剂，诸症悉解，病已痊愈。

【按】张某，扁桃体摘除术后，外受风热，一派"上感"症状。由于持续高热，汗出身痛，鼻塞咳嗽，症为急性上呼吸道感染，既有邪在皮毛之恶风发热，又有邪在肺之咳嗽咽痛，鼻塞同时存在。见此，就不能再以皮毛与肺来区分，而应根据病情之相兼互见用桑菊饮、银翘散加减。方中桑白皮、桑叶、杏仁入肺，善透肺络之邪气，宣肺止咳；金银花、连翘有开皮毛透表的作用，可使肺中之风热及客于卫分之风热，通过表气的透达而外出。葛根与生石膏并用，一升一降，一透一清以退高热；鱼腥草、山豆根、桔梗、生甘草清热解毒，利咽止咳；杏仁、桔梗宣降肺气，杏仁肃降肺气，桔梗开提肺气，一开一降，以恢复肺气的肃降与宣通功能而止咳；芦根甘寒生津以止渴。复诊加少量金莲花以清热解毒，全方共奏疏散风热、宣肺止咳之效。

3. 李某，男，60 岁，1989 年 12 月 13 日初诊。

病史：患者素体虚弱，1 周前不慎受凉，自觉全身恶寒，脊背发凉，鼻塞流涕，声音重浊，头昏头痛，肢体酸楚，咳嗽痰少，喉痒纳呆，曾抗菌消炎不效。苔白，脉沉。

西医诊断：上呼吸道感染。

辨　　证：阳虚受寒，肺气失宣。

治　　法：助阳解表，散寒宣肺。

方　　药：麻黄附子细辛汤加味。

麻黄 3g，桂枝 6g，白芍 10g，制附子 6g，细辛 3g，杏仁 10g，荆芥 10g，茯苓 10g，甘草 6g。水煎服 3 剂。

12 月 17 日复诊：服上方后微微汗出，诸症缓解，精神转佳，头不甚痛，脊背发凉也明显好转，流涕减少，咳嗽减轻，苔薄白，脉有起色，上方加太子参 10g，以助恢复体质，继续服用 3 剂，感冒诸症消失。

【按】李某，素体虚弱，严冬之时感受风寒，恶寒身痛，鼻塞头痛，背凉肢酸，咳嗽少痰，一派上呼吸道感染症状。患者正不胜邪，故以助阳解表、宣肺散寒，方用麻黄附子细辛汤加味。麻黄汤辛温发汗，桂枝汤取义调和营卫，桂芍配伍一散一收，使桂枝辛散而不伤阴，白芍酸敛而不碍邪，于解表中寓敛汗养阴之意，和营中有调卫散邪之功。二药同用，因和合而产生一种新的作用，它含有二药之个性而中和之，具有调营卫、通经络、补气血、除血痹、止疼痛的作用，因此是相反而实相成。麻黄、附子、细辛即麻黄附子细辛汤，配合荆芥而温阳解表。茯苓、甘草健脾益气、扶正祛邪，复诊时加太子参，以助恢复体质。

春　温

【概述】

春温系冬受寒邪，伏至春季所发的温热病。本病四季皆可发病，而多发生于冬、春两季，以小儿多见。

本病常因寒温失调，劳倦或醉后当风等导致。人体正气不足，肺卫不固，复感风热之邪或风寒入里化热而发病，即温病学所说的"温邪上受，首先犯肺"。

【病例】

1. 郝某，男，9 岁，1993 年 7 月 20 日初诊。

病史：患儿感冒 3 天，恶寒发热，鼻塞咽痛，咳嗽，吐痰不爽，喘息不得平卧，时有恶寒，四肢欠温，体温 39℃，经县医院 X 线透视，诊为大叶性肺炎。舌红，苔薄黄，脉浮数。

西医诊断：大叶性肺炎。

辨　　证：痰热壅肺。

治　　法：宣降肺热。

方　　药：麻杏甘石汤加味。

炙麻黄 6g，杏仁 8g，生甘草 6g，生石膏 24g，桑白皮 12g，葶苈子 10g，全瓜蒌 12g，大青叶 15g，山豆根 12g，鱼腥草 18g，紫菀 8g，桔梗 6g。水煎服 5 剂。

7 月 26 日二诊：高热已退，咳吐痰利，口干咽痛，上方加牛蒡子 6g，水煎服 5 剂。

8 月 2 日三诊：热退纳可，咳喘平息，继服二诊方 3 剂，巩固疗效。

【按】郝某，3 日来邪犯肺卫，卫气被郁，肺失宣降，则出现恶寒发热、鼻塞咳嗽等症；当外邪传里，热邪壅肺，炼液为痰，痰热郁阻于肺，肺气不利，则见咳嗽痰黄，气促甚则鼻煽，喘息不得平卧。取麻杏甘石汤加味，宣降肺热。方用炙麻黄，取其能宣肺而泄邪热，是"火郁发之"之义。但其性温，故配伍辛甘大寒之生石膏，而且用量 5 倍于麻黄，使宣肺而不助热，清肺而不留邪，肺气肃降有权，喘息自可安平，是相制为用。杏仁降肺气，助麻黄、生石膏清肺平喘。生甘草解毒和中，又与生石膏合而生津止渴，更能调和于寒温宣降之间。桑白皮、全瓜蒌、葶苈子、紫菀、桔梗化痰止咳；山豆根、鱼腥草、大青叶清热解毒。热退后复诊加牛蒡子，宣肺利咽，止咳，清理余邪而病愈。

2. 孙某，女，30 岁，1995 年 8 月 15 日初诊。

病史：患者高烧发热 3~4 天，经用白虎汤类方后，热退身轻，但自觉胸闷胀满，呼吸不畅，咳吐白沫如肥皂泡，胶黏不易吐出，渴喜冷饮，大便偏干。苔白，脉滑数。根据中医"肺热叶焦，因而成痿"和肺痿吐白沫的理论，证属阴虚肺燥所致。

西医诊断：大叶性肺炎。

辨　　证：肺燥咳喘。

治　　法：清燥润肺。

方　　药：清燥救肺汤加味。

沙参 15g，麦冬 10g，石斛 12g，杏仁 10g，桑叶 10g，枇杷叶 10g，瓜蒌 15g，阿胶珠 10g，青黛 6g（包），蛤粉 12g（包），葶苈子 10g，地龙 10g，生石膏 30g，黑芝麻 15g。水煎服 5 剂。

8 月 21 日二诊：药后咳嗽吐白沫减轻，吐痰仍不利，胸闷消失，上方加僵蚕 10g，水煎服 5 剂。

8 月 28 日三诊：吐痰利，咳嗽止，继服二诊方 5 剂，诸症而愈。

【按】孙某，高热 3 天，用白虎汤类方后热退身轻。由于温燥伤肺，肺失肃降，故气逆而喘，胸膈满闷。热伤气，燥伤阴，燥热偏盛则耗气伤阴，故干咳吐泡状白沫，胶黏不易吐出，渴喜冷饮，一派"肺热叶焦，因而成痿"和肺痿吐白沫的阴虚肺燥症。故以清燥救肺汤清燥润肺。方中桑叶清宣肺燥，石膏、麦冬，一者清肺经之热，一者润肺金之燥。如此配伍宣中有清，清中有润。石斛益胃生津，养阴清热，有助于麦冬润肺止咳；黛蛤散清肝利肺，降逆除烦，配伍阿胶珠，加强了清热养阴、敛肺止咳之效。瓜蒌、葶苈子、枇杷叶、地龙润肺化痰；黑芝麻滋养肝肾，润肠通便，取义"肺与大肠相表里"而共奏清燥救肺之用。

疫　毒

【概述】

疫毒包括麻疹，麻疹是由病毒引起的小儿呼吸系统常见的传染病。中医认为属"时邪疫毒"所致。人体受到外邪感染后，毒藏于肺，经温热熏蒸，邪入心营，发为红疹，现于皮毛，是为麻疹。麻疹的邪毒，以透发为顺，内陷不发为逆。

本病多见于半岁以上的婴幼儿，半岁以下的则较少见，多流行于冬、春季节，传染性极强。小儿一经感染，多在十天左右发病。发病以后，如病情顺利，一般预后良好；但亦有少数在病程中并发其他疾病，严重威胁患儿的健康和生命。本病患过一次以后，一般终身不再感染。明代万全《痘疹世医心法》中，早有"至于疹子则与痘疮相似，彼此传染，但发过即不再发"的说法。宋代钱乙所著的《小儿药证直诀》中，已对本病的病因和症状做了概要的说明。认为小儿"面燥腮赤，目胞亦赤，呵欠顿闷，乍凉乍热，咳嗽嚏喷，手足梢冷，夜卧惊悸，多睡，并疮疹证，此天行之病也。"宋代董及之《小儿斑疹备急方论》则将麻疹与痘疹做了鉴别。此后历代医家均有不少的著作。明、清两代，麻疹不断流行，小儿受害者多，正如吕坤在《麻疹拾遗》一书中指出，"古人重痘而轻疹，今则疹之惨毒与痘并酷"。由于历代医家对本病的重视，通过长期的临床实践，获得了系统的认识，并积累了丰富的治疗经验，因此，在临床上有着指导价值。

麻疹发病的原因，主要由于感受麻毒时邪，流行传染所致。《麻疹拾遗》记载："麻疹之发，多为天行疠气传染，沿门履巷相传。"《麻疹会通》更明确指出，"麻非胎毒，皆属时行；气候喧热，传染而成。"

【病例】

1. 冯某，女，6岁，2002年5月10日初诊。

病史：患儿3天前胸腹皮下出现红疹，现症身热剧增，烦躁气喘，咳嗽声哑，疹色深紫，隐现于皮下，舌红，苔微黄、少津，脉浮数。

西医诊断：小儿麻疹肺炎。

辨　　证：热甚伤津，疹毒壅滞。

治　　法：清热解毒，辛凉透疹。

方　　药：银翘散加味。

金银花12g，连翘6g，生地黄10g，牡丹皮6g，玄参10g，生石膏15g，大青叶15g，芦根18g，牛蒡子6g，薄荷3g。水煎服3剂，每日1剂。

5月14日二诊：药后微汗出，身热减轻，疹色浅红，唇焦舌燥减退，上方加蝉蜕6g，继服3剂，疹色依次消退。

【按】冯某，皮下出现红疹 3 天，发热由轻到重，晚间尤甚，咳嗽声嘶，咽喉红肿而痛。发疹期患儿轻度烦躁，疹色鲜红转暗红，此为肺热熏灼所致。由于热甚伤津，疹毒壅滞，故用银翘散加减，清热解毒，辛凉透疹。金银花、连翘既有辛凉透邪清热之效，又具芳香辟秽解毒之功。生地黄、牡丹皮、玄参凉血解毒，以利透疹；生石膏、大青叶清热解毒；芦根、玄参清热生津；薄荷疏散风热，透疹解表；牛蒡子解毒透疹，清利咽喉。复诊时加蝉蜕，既有利于透疹，又可祛风定喘，服药 6 剂，疹退咳平。

2. 陈某，男，5 岁，2004 年 6 月 5 日初诊。

病史：患儿之麻疹经服银翘散及板蓝根冲剂已退，皮肤间残留的斑痕未消，身热又有反复，咳喘声嘶，唇口焦燥。舌苔干红少津。经西医诊为麻疹肺炎，用西药抗菌消炎，效果不显。

西医诊断：麻疹肺炎。

辨　　证：肺热津伤。

治　　法：润肺生津。

方　　药：沙参麦冬汤合贝母瓜蒌散加味。

沙参 8g，麦冬 6g，生地黄 8g，玄参 6g，天花粉 10g，桑白皮 8g，地骨皮 6g，浙贝母 6g，瓜蒌 9g，枇杷叶 6g。水煎服 3 剂，每日 1 剂。

6 月 9 日二诊：药后热退，咳喘缓解，舌质滋润有津。

方药：桑叶、菊花各 6g，杏仁 6g，连翘 6g，桔梗 6g，芦根 12g，枇杷叶 5g，甘草 5g，浙贝母 5g。水煎服 3 剂。咳喘平息，纳食亦增，诸症悉愈。

【按】陈某，经服银翘散加味，麻疹已退，皮肤仅存残留的红斑痕未消，但复感外邪，"温邪上受，首先犯肺"，肺受温热之邪，上熏口咽，故口渴咽痛，肺失清肃，故咳嗽。热邪伤津，则唇口焦燥，舌红少津。笔者取《温病条辨》之沙参麦冬汤，清养肺胃，生津润燥。合《医学心悟》之贝母瓜蒌散，以润肺化痰，清热止咳。方中沙参、麦冬、玄参养阴润肺；生地黄、地骨皮凉血清热；天花粉配合麦冬、沙参滋阴生津；桑白皮、瓜蒌、浙贝母、枇杷叶宣肺止咳，润肺化痰。服药 3 剂而热退，咳喘亦减。继以桑菊饮，辛以散风、凉以清肺为法。方用桑叶清透肺络之热，菊花清散上焦风热，桔梗、杏仁一升一降，解肌肃肺以止咳。连翘清透膈上之热，芦根清热生津止渴；枇杷叶、浙贝母化痰止咳；甘草调和诸药。全方配伍有疏风清热，宣肺止咳之功，患儿总共服药6剂，诸症悉愈。

烂喉痧

【概述】

烂喉痧包括猩红热，猩红热是一种较常见的急性呼吸系传染病。由于病中发有鲜红皮疹，密集处可以连成一片红色，一望猩红，故有猩红热之称。又因其易在咽喉部位出现红肿溃烂，故中医又叫它"烂喉痧"。本病流行季节在春、冬，受染者以儿童为多。

本病是由"温热疫毒"之邪，内蕴肺胃，毒邪于里，灼伤营阴所致。由于邪自外来，故开始多见肺卫症状，如恶风寒、发热等。疫毒在里，为热所蒸动而向外透发，其冲于咽则出现咽喉红肿、溃烂的症状，外出于肌表，则见到红色皮疹。

【病例】

姜某，女，7岁，2000年3月15日初诊。

病史：患儿发热4天，微恶风寒，咽喉部位红肿热痛，继而溃烂，肌表见到红色皮疹，疹色鲜红，压之褪色，高烧烦躁，两侧扁桃体红肿，有白色渗出物，吞咽困难。舌苔光剥，质红绛起红刺，脉数。

西医诊断：猩红热。

辨　　证：营卫蕴热。

治　　法：清解营卫。

方　　药：银翘散加味。

金银花10g，连翘6g，牛蒡子6g，大青叶12g，黄芩6g，竹叶4.5g，生石膏15g，木蝴蝶6g，锦灯笼6g，僵蚕6g，桔梗6g，白茅根15g，甘草4g。水煎服3剂。

3月19日二诊：皮疹基本透齐，扁桃体红肿亦渐退，高热缓解，体温37.5℃，上方去僵蚕，加蝉蜕6g、薄荷3g。水煎服3剂。

3月23日三诊：咽喉红肿消退，溃烂愈合，皮疹消退，口干舌红，脉细数，此患儿余毒未尽，证属热毒所伤，津液不复，施以养阴生津，取增液汤加味。

方药：生地黄 10g，麦冬 6g，天花粉 10g，知母 3g，板蓝根 10g，玄参 6g，竹叶 4g，石斛 6g，玉竹 6g，甘草 6g。水煎服 4 剂，诸症悉平。

【按】本案姜某，7 岁女孩，中医诊为"烂喉痧"，对于这种病我个人并无经验。昨天我从北京看望恩师印会河教授返回，今又对症电话请教。印老带着浓重南方口音的普通话说："这种皮疹叫猩红热，是疫毒之邪所致。参阅《中医内科新论》对本病的治法，抓主症，辨证施治。"根据病儿高热烦躁、肌表皮疹鲜红、咽部红肿热痛、微恶风寒来判断，实属温热之邪从口鼻而入，首先犯肺，波及皮毛而疹色鲜红。治宜辛凉透表，清热解毒，取银翘散加味。方中金银花、连翘既有辛凉透表之效，又有芳香辟秽解毒之功，所以银翘是膈上之药，是气分药，可清气分热，清而兼透；牛蒡子本身还可以解风热之毒，治疗咽肿、咽痛，帮助银翘解除在表之邪。肺有热这里用竹叶、白茅根凉血消疹；大青叶、黄芩、生石膏清热解毒；僵蚕、桔梗、木蝴蝶、锦灯笼祛风消疹、利咽解毒，直达喉部而消肿止痛。服药 3 剂后扁桃体红肿渐消，皮疹已透齐，复诊时加薄荷、蝉蜕以更好地解除风热之毒而利咽消肿。由于热毒所伤，津液未复，三诊以增液汤加味，通过养阴生津而诸症获愈。

时　毒

【概述】

时毒包括流行性腮腺炎，中医认为腮腺炎由"时毒"引起，流行性腮腺炎，是由于感染病毒所致。以两腮或一侧腮腺肿胀为主症，受感染者以儿童为多，或成年人也有发病。该病传染性大，但一般症状并不严重，多无明显的恶寒发热。但有的病人却会出现较为严重的发热恶寒和腮腺部位的肿痛，还可见疫毒伤害到睾丸而产生副睾炎、睾丸炎。

【病例】

1. 周某，男，35 岁，2002 年 5 月 1 日初诊。

病史：患者两侧腮腺发炎 3 天，高热寒战，口渴喜饮，腮腺肿痛，不能张口饮食，服白虎汤 2 剂，高热退，肿痛减轻，张口能食。突发两侧睾丸肿痛。舌质红，苔薄黄，脉弦数。

西医诊断：流行性腮腺炎合并附睾感染。

辨　　证：风热疫毒。

治　　法：清热解毒，消肿散结。

方　　药：普济消毒饮加减。

黄芩10g，黄连6g，牛蒡子10g，马勃6g，玄参10g，僵蚕10g，桔梗10g，升麻3g，柴胡6g，连翘10g，板蓝根30g，夏枯草15g，龙胆草10g，薄荷6g，生甘草6g。水煎服7剂。

5月9日二诊：腮腺发炎大减，肿痛缓解，上方去薄荷、马勃、升麻，加橘核15g、荔枝核15g、山楂核15g、怀牛膝10g。水煎服7剂，睾丸肿大已退，疼痛亦消，诸症告愈。

【按】周某，腮腺炎合并副睾炎，由于风热疫毒之邪，壅于上焦，发于头面，故腮腺部焮红热毒，肝脉络阴器，故疫毒侵害到睾丸而导致两侧睾丸肿痛。方用普济消毒饮，疏散风热，清热解毒。黄芩、黄连清降发于头面之热毒；牛蒡子、连翘、薄荷、僵蚕辛凉而疏头面风热；玄参、马勃、板蓝根有加强清热解毒之功，配生甘草、桔梗、玄参以清利咽喉，且玄参尚有防止伤阴的作用。更以龙胆草清泻肝火，升麻、柴胡是用其疏散风热之功，即"火郁发之"之意。芩、连得升麻、柴胡之助可引药上行，以清头面热毒；升、柴配芩、连，可防其升发太过，二者相反相成，共收疏散风热、清热解毒之功。二诊时去薄荷、马勃、升麻，加橘核、荔枝核、山楂核、怀牛膝，引药下行以行气散寒止痛。

2. 王某，女，9岁，2003年6月4日初诊。

病史：患儿发热恶寒5天，右侧腮腺肿痛。刻诊：体温39℃，大热渴饮，干呕烦躁。舌苔薄黄，脉浮大而数。

西医诊断：流行性腮腺炎。

辨　　证：瘟疫热毒，充斥内外。

治　　法：清热解毒，泻火除烦。

方　　药：清瘟败毒饮加味。

生石膏30g，栀子6g，桔梗6g，黄芩6g，赤芍10g，玄参6g，知母6g，连翘10g，生地黄10g，水牛角8g，竹叶6g。水煎服5剂，每日1剂。

6 月 10 日二诊：高热已退，腮腺红肿缓解，干呕烦躁减轻。仍宗前法。

方药：生石膏 15g，栀子 6g，知母 6g，赤芍 10g，玄参 6g，板蓝根 12g，生地黄 10g，射干 6g，竹叶 3g，竹茹 6g，僵蚕 6g，鱼腥草 15g。水煎服 5 剂，诸症消失。

【按】王某，由于热毒充斥内外，热毒化火，热盛伤津，故见大热烦渴，腮腺肿痛。本方重在大清阳明气分疫热，重用石膏配知母，是取法白虎汤，意在清热保津；黄芩、栀子共用，是仿黄连解毒汤方义，意在通泻三焦火热。水牛角、生地黄、赤芍相配，是为清热解毒、凉血散瘀而设，以治热毒内外之证。再配玄参、连翘"解散浮游之火"；桔梗、竹叶取其"载药上行"。余师愚说："此大寒解毒之剂，故重用石膏，先平甚者，而诸经之火，自无不安矣。"二诊加板蓝根、鱼腥草增强清热解毒之力；射干利咽解毒，消肿散结，僵蚕疏散风热，化痰散结。

暑湿疫

【概述】

暑湿疫包括流行性乙型脑炎，流行性乙型脑炎是"乙脑"病毒经由蚊类传播进入人体，通过血液循环，最后局限在中枢神经系统并发生病变的一种疾病。本病多在夏、秋季节发病，受感染者以儿童为多。

"乙脑"在中医认为是"暑湿疫"的一种，属于暑温夹湿者为多，它具有发病急，渐次出现抽搐、嗜睡和神昏，肢体强直等症的特点。易留有手足麻木、轻瘫，活动不利，也有口眼㖞斜、头晕耳鸣，甚则呕吐、四肢抽搐等后遗症。

【病例】

赵某，男，15 岁，2003 年 9 月 25 日初诊。

病史：患者 3 个月前发高热，继而头晕、项强、剧烈针刺样头痛，呕吐频作，躁动不安，偶有惊厥，时而谵语。西医诊为乙型脑炎，急诊住院治疗而康复。现症低热，午后尤甚，夜晚盗汗，头晕，听力下降。舌质红绛，苔花剥，脉象细数。

西医诊断：乙型脑炎后遗症。

辨　　证：热伤营阴，虚风内动。

治　　法：滋阴潜阳，育阴透热。

方　　药：大定风珠加味。

龟甲24g（先煎），鳖甲24g（先煎），生牡蛎30g，生地黄18g，麦冬10g，赤芍15g，五味子10g，阿胶10g（炖服），夏枯草15g，水牛角12g，生甘草6g。水煎服7剂，每日1剂。

10月3日二诊：低热已退，盗汗也减轻，头晕缓解，唯耳聋，口舌干燥，大便干涩，上方加火麻仁30g，继服7剂。

10月11日三诊：低热退，盗汗除，大便亦调，舌红少苔，脉细数，仍守滋阴潜阳法。

方药：龟甲24g（先煎），鳖甲24g（先煎），赤白芍各15g，麦冬10g，石斛10g，阿胶10g（炖服），生地黄15g，石菖蒲6g，远志6g，火麻仁15g，葛根18g，水牛角10g，生牡蛎24g。水煎服7剂。

10月18日四诊：诸症基本消失，效不更方，稍事加减。

方药：龟甲15g（先煎），鳖甲15g（先煎），白芍12g，麦冬10g，石斛10g，葛根15g，生地黄15g，水牛角10g，生牡蛎24g，炙甘草6g，地龙10g。水煎服7剂，以巩固疗效。

【按】本案赵某，外感温毒时邪而发病，恢复期热伏阴分，则低热盗汗；邪热深入下焦，灼伤肝肾之阴，水不涵木，肝阳偏亢，虚风内动而筋脉拘急；邪热久留，灼伤真阴则舌绛少苔而干；头晕、耳聋，均系肝肾阴虚，脑失所养而致。治以大定风珠加味，育阴潜阳。方中鳖甲直入阴分，咸寒滋阴，以退虚热；龟甲、牡蛎育阴息风；生地黄、麦冬相合，共收滋阴清热、生津润燥之功，有增水行舟之意；阿胶、五味子配赤芍凉血化瘀，以收滋阴不敛邪之效；水牛角清心祛风，配合石菖蒲、远志养心安神；火麻仁润肠通便以泻热；夏枯草清肝热，泻肝火，平肝阳，疏通气结；葛根健脑益智，治耳聋。全方共奏滋阴潜阳、养心醒脑之效，服药28剂，使乙型脑炎后遗症得以缓解消除而康复。

识药选方
尽在码中

☆ 打 基 础
☆ 学 知 识

二 内伤杂病

咳　嗽

【概述】

咳嗽是呼吸系统的常见症状，多因肺脏受病而发生。历代医家认为有声无痰叫咳，有痰无声叫嗽，有痰有声谓之咳嗽。故喻嘉言认为："咳者，肺之本病也。"金代刘河间提出咳与嗽的不同，曰："咳为无痰而有声，肺气伤而不清也；嗽是无声而有痰，脾湿动而为痰也。咳嗽谓有痰而有声，盖因伤于肺气，动于脾湿，咳而且嗽也。"

咳嗽可见于多种病证。咳嗽的发生，多由于肺脏本身疾病所引起，但其他脏腑病变累及肺，同样也可以引起咳嗽。故《素问·咳论》说："五脏六腑皆令人咳，非独肺也。"

现代医学之上呼吸道感染、支气管炎、支气管扩张、肺炎、肺结核等症状表现以咳嗽为主者，均属咳嗽范畴。

【病例】

1. 王某，女，23岁，2003年8月15日初诊。

病史：患者高热1周，体温38～39℃之间。刻诊：咳嗽，吐黄黏痰不利，伴有眩晕、头痛、纳差，二便正常。舌淡，苔薄黄，脉滑数。血常规：白细胞1.8×10^9/L，中性粒细胞85%，X线透视胸片示右下肺炎性改变。西医给予抗生素治疗，发热缓解，咳嗽症状不见好转。

西医诊断：肺部感染。

辨　　证：风热犯肺。

治　　法：宣肺清热。

方　　药：印氏清解表热方加味。

桑白皮 15g，桑叶 10g，清半夏 10g，杏仁 10g，黄芩 12g，生石膏 30g，桔梗 10g，紫菀 10g，款冬花 10g，枇杷叶 10g，鱼腥草 30g，山豆根 15g，芦根 30g。水煎服 5 剂，每日 1 剂。

8 月 21 日二诊：体温正常，咳嗽吐黄痰，上方加全瓜蒌 24g，葶苈子 12g，继服 5 剂，咳嗽平息。

【按】王某，为风热之邪侵入人体，肺气不利所致。患者高热，吐黄黏痰，伴有头晕、头痛，表明热在卫分症状未罢。热已入肺，投以印会河教授清解表热方。方中桑叶、杏仁性凉润又能开皮毛，微发汗，故宜于清散表热；桑白皮、黄芩能清泄肺与上焦之热；生石膏解肌清热；桔梗、杏仁、紫菀、款冬花、枇杷叶宣肺化痰，润肺止咳；其中桔梗配杏仁，桔梗偏于宣肺气、化痰浊，杏仁偏于降肺气而止咳喘；紫菀、款冬花、枇杷叶化痰止咳；芦根宣肺润肺，生津止渴；鱼腥草、山豆根清热解毒。复诊时加全瓜蒌、葶苈子以加强润肺化痰止咳之效，诸药合用，能更好地清解表热，宣肺止咳。

2. 冯某，女，50 岁，2004 年 10 月 15 日初诊。

病史：患者患气管炎 10 年，每逢夜晚或天气变化而咳喘加重。近日外感风邪，身热不解，微热不恶寒，咳逆气急，鼻痛，口渴少汗，痰稠不利，呼多吸少，上二楼则张口气粗，两鼻翼翕动。舌质红，苔薄白，脉浮数而滑。

西医诊断：支气管哮喘。

辨　　证：肺气不宣，痰热壅滞。

治　　法：清肺平喘，宣泄肺热。

方　　药：麻杏甘石汤加味。

炙麻黄 6g，杏仁 10g，生甘草 10g，生石膏 30g，桑白皮 15g，瓜蒌 24g，葶苈子 12g，僵蚕 10g，全蝎 4g，鱼腥草 30g。水煎服 7 剂，每日 1 剂。

10 月 24 日二诊：患者呼吸均匀，晚间咳嗽稍有缓解，痰鸣音减弱，上方加芦根 30g、浙贝母 10g。水煎服 7 剂。

11 月 2 日三诊：症状完全缓解，气候变化咳嗽亦未见发作，且能平卧。

二诊方加沙参 15g、天麦冬各 10g。水煎服 7 剂，后以蛤蚧定喘丸补肾纳气，巩固疗效。

【按】冯某，咳喘数年，近日咳嗽由风热袭肺，壅遏于肺所致。肺中热盛，气逆津伤，所以有汗而身热不解，喘逆气急，甚则鼻翼翕动，口渴多饮，脉滑而数。由于肺热伤津，故干咳无痰或少痰。此时急当清泄肺热，自然热清气平而喘渴亦愈。所以方用麻黄，取其能宣肺而泄邪热，是"火郁发之"之义。但其性温，故配伍辛甘大寒之石膏，而且用量至麻黄之 5 倍，使宣肺而不助热，清肺而不留邪，肺气肃降有权，喘急可平，是相制为用。杏仁降肺气，助麻黄、石膏清肺平喘。生甘草能益气和中，又与石膏合而生津止渴，更能调和于寒温宣降之间，且润肺止咳；桑白皮、葶苈子泄肺平喘；僵蚕、全蝎解痉止咳，并有抗过敏的功效；鱼腥草清热解毒，化痰止咳；芦根、浙贝母滋阴生津，润肺化痰。全方合用，配伍严谨，用量亦经斟酌，尤其是治肺热而用麻黄配石膏，是深得配伍变通灵活之妙，所以清泄肺热，疗效可靠。

由于患者咳喘日久，势必影响肾本亦虚，故以蛤蚧定喘丸补肾纳气，巩固疗效。

3. 李某，男，55 岁，2005 年 7 月 20 日初诊。

病史：患者经常咳嗽，痰多色黄，量多味甜，困倦乏力，面容消瘦。县医院胸片提示：疑似支气管扩张，偶有胸憋背困。舌苔薄黄，脉弦滑而数。

西医诊断：支气管扩张。

辨　　证：痰瘀阻肺。

治　　法：肃肺化痰。

方　　药：苇茎汤加味。

薏苡仁 30g，冬瓜子 30g，桃仁 10g，桑白皮 15g，黄芩 10g，丝瓜络 10g，芦根 30g，鱼腥草 30g，山豆根 15g，败酱草 30g，枇杷叶 10g，陈皮 12g，生甘草 10g。7 剂，水煎服。

7 月 28 日二诊：药后咳嗽缓解，吐痰通利，甜味感减轻，上方去败酱草，加紫菀 12g、桔梗 10g。继服 7 剂，诸症悉平。

【按】李某，根据临证分析，有支气管扩张的可能，实属痰瘀阻肺，治以清肺化痰法。方中薏苡仁、冬瓜子、桃仁治肺痈之咳吐甜腥味痰；败酱草、鱼腥草、山豆根清热解毒消炎，共具清化、逐瘀、排脓之功，以使痰瘀两化；

陈皮、桔梗理气化痰；桑白皮、枇杷叶、黄芩泄肺清热，平喘化痰；丝瓜络化瘀祛痰，通络止咳。诸药共奏肃肺化痰之效。患者服药 14 剂，诸症告平。

4. 白某，男，65 岁，2004 年 10 月 3 日初诊。

病史：患者平素体弱易感冒，遇冷咳嗽加重，咯稀白痰，近 2 年冬重夏轻，旬日来症状加重，伴气短、神疲、纳减、大便溏软，动则自汗，背恶风寒。舌淡，苔白，脉虚细。胸肺拍片示：慢性支气管炎，轻度肺气肿。

西医诊断：慢性支气管炎。

辨　　证：脾肺气虚，久咳痰滞。

治　　法：培土生金，化痰止咳。

方　　药：六君子汤加味。

太子参 15g，白术 10g，茯苓 12g，陈皮 10g，法半夏 10g，黄芪 15g，山药 12g，五味子 10g，紫菀 10g，款冬花 10g，川贝母 10g，杏仁 10g，地龙 12g，炙甘草 6g。水煎服 10 剂。

10 月 15 日二诊：咳嗽减轻，痰清稀，背恶风寒，手足欠温，上方加细辛 3g、制附子 6g。10 剂，水煎服。

10 月 27 日三诊：咯痰白黏，清稀而利，状若泡沫，食纳增，精神佳，四肢回温，以苏子降气汤降气平喘、祛痰止咳。

方药：紫苏子 10g，半夏 10g，当归 10g，厚朴 10g，肉桂 3g，紫菀 10g，桔梗 10g，川贝母 10g，桑白皮 15g，僵蚕 10g，杏仁 10g，太子参 15g，莱菔子 12g。水煎服 7 剂，诸症告平。

【按】白某，素体脾胃虚弱，每感受风寒而发病，冬重夏轻，有明显的时间节律。《医宗金鉴·杂病心法要诀》说："有声曰咳，有嗽痰，痰声俱有咳嗽名，虽云脏腑皆咳嗽，要在聚胃关肺中。风寒火郁燥痰饮，积热虚寒久劳成。"患者有慢性支气管炎，脾胃气虚，则气短神疲，感冒风寒，肺气不宣而咳嗽加重。方用六君子汤加味，益气健脾，和胃止咳。黄芪、炙甘草益气固表；山药补而不滞，不热不燥，能补脾气而益胃阴，故为培补脾胃性质平和的药物；桑白皮、五味子、紫菀、杏仁、川贝母化痰止咳，降气平喘；地龙咸寒降泄，又善走窜，有清热解痉之功，尚能缓解支气管痉挛，故有平喘之效。诸药合用培土生津，化痰止咳。

5. 姜某，女，73 岁，2005 年 8 月 20 日初诊。

病史：患者慢性支气管炎、肺气肿 20 年。刻诊：咳嗽，动则喘甚，干咳无痰，大便干结，3 日 1 行。苔黄，脉细。

西医诊断：气管炎合并肺气肿。

辨　　证：肾不纳气。

治　　法：补肾固气，止咳平喘。

方　　药：都气丸加味。

当归 10g，熟地黄 15g，山药 15g，山茱萸 10g，牡丹皮 10g，泽泻 15g，五味子 10g，沙参 15g，天麦冬各 10g，紫菀 10g，肉桂 3g，茯苓 15g，天浆壳 12g。水煎服 5 剂。

8 月 26 日二诊：诸症同前，上方加火麻仁 30g、炙罂粟壳 6g，继服 5 剂。

9 月 3 日三诊：咳喘缓解，胸闷气憋消失，大便调和，守法继服。

方药：熟地黄 15g，山药 15g，山茱萸 10g，牡丹皮 10g，泽泻 15g，茯苓 12g，肉桂 3g，沙参 15g，天麦冬各 10g，紫菀 12g，款冬花 12g，罂粟壳 4g，核桃仁 15g，陈皮 12g，川贝母 10g。水煎服 5 剂。

9 月 9 日四诊：咳嗽诸症已止，能平卧休息，舌淡苔白脉细。继服上方 7 剂，咳喘平息。

【按】姜某，年事已高，患老慢支、肺气肿 20 年，由于肾不纳气而咳喘不得卧。都气丸集补肾、敛肺、舒挛、理血、强心于一方。方中包括六味地黄丸成分以滋阴补肾；沙参、天麦冬、五味子为生脉散之意，取其益心气而润肺止咳；当归养血活血而止咳；天浆壳有宣肺化痰、止咳平喘作用，适用于肺气不宣，咳逆气喘之证；肉桂温阳纳气，引火归原。复诊时加罂粟壳，取其敛肺止咳，故咳嗽初期时忌用，虽是久咳实又不宜多服。

临床体会慢性支气管炎缓解期、肺心病晚期，均以虚证为主。都气丸主治肾不纳气之动则气喘，一般多用于肺心病晚期者。

6. 张某，男，50 岁，2003 年 7 月 10 日初诊。

病史：患者咳嗽 2 年余，时轻时重，晨起为甚，喉痒而干，说话多了亦咳，咳时连声频作，吐痰不畅，甚则呕哕痰涎。苔薄白，脉濡滑。

西医诊断：过敏性支气管炎。

辨　　证：气滞痰瘀，肺失清肃。

治　　法：顺气化痰，肃肺截咳。

方　　药：姜氏截咳方加味。

旋覆花 12g（包煎），全瓜蒌 30g，半夏 10g，杏仁 10g，竹茹 10g，马勃 6g，诃子 10g，南天竹子 10g，天浆壳 10g，地龙 10g，僵蚕 10g，款冬花 10g，葶苈子 10g，紫菀 10g。水煎服 7 剂。

7 月 18 日二诊：咳嗽缓解，痰利，上方去葶苈子，加百部 10g。继服 7 剂。

7 月 27 日三诊：咳嗽已止，继以肃肺截咳。

方药：百部 10g，天浆壳 10g，南天竹子 10g，诃子 10g，旋覆花 10g（包），瓜蒌 18g，制半夏 10g，杏仁 10g，竹茹 10g，枇杷叶 10g，陈皮 10g，地龙 10g。水煎服 7 剂而愈。

【按】张某，咳嗽 2 年，先以清燥救肺汤清燥润肺，又以麦门冬汤滋养肺胃、降逆和中，其效不显。后以姜春华教授截咳方加味而收功。方中旋覆花又名金沸草，以消痰平喘，降逆下气；瓜蒌、葶苈子、杏仁、半夏，润肺降气化痰；紫菀、款冬花止咳化痰；地龙、僵蚕解痉化痰而平喘；南天竹子也叫天竺子，苦涩微甘，性平，入肺经，有良好的止咳作用；天浆壳，宣肺化痰，止咳平喘，适用于肺气不宣、咳嗽气喘等症候，与百部相配，对咳痰不利之阵咳，效果更加明显；竹茹、马勃、诃子敛肺利咽而止咳。患者服药 21 剂，诸症消失。

7. 李某，女，60 岁，1999 年 9 月 5 日初诊。

病史：患者咳嗽 3 年，时轻时重，每年秋令犯病。现症：干咳少痰，咳痰不利，偶有阵咳，喉痒，乏力。舌质红，少苔而干燥，脉浮数细弱。

西医诊断：过敏性支气管炎。

辨　　证：阴虚肺燥。

治　　法：滋阴润肺，止咳平喘。

方　　药：清燥救肺汤加味。

沙参 15g，麦冬 10g，生石膏 30g，杏仁 10g，枇杷叶 10g，桑叶 6g，桑白皮 15g，鱼腥草 30g，阿胶珠 10g，火麻仁 30g，蝉蜕 6g，甘草 6g。水煎服 5 剂。

9 月 16 日二诊：咳嗽缓解，吐痰清利，阵咳现象消失，上方加川贝母 10g、玉竹 10g。继服 5 剂。

9月22日三诊：咳嗽已平，舌质红嫩，少苔，脉细数。此为阴津未复之象。

方药：沙参15g，天麦冬各10g，百合10g，杏仁10g，枇杷叶10g，桑白皮12g，地骨皮10g，阿胶10g（炖冲），寒水石15g，生地黄15g，僵蚕10g，甘草10g，芦根30g。水煎服7剂，巩固疗效。

【按】李某，实属明显的秋燥咳嗽，证为温燥伤肺，干咳无痰，气逆而喘之重症。热伤气，燥伤阴，燥热偏胜，则耗气伤阴。方中桑叶轻宣肺燥；石膏清热润肺；杏仁、枇杷叶利肺气，止咳喘；阿胶、火麻仁润肺养阴，使肺得濡润之性而咳止；沙参、甘草润肺和中，使土旺金生，肺气自养；桑白皮、鱼腥草、杏仁宣肺止咳，降气化痰；蝉蜕解痉止咳。复诊加贝母、玉竹、芦根以润肺化痰。诸药相伍，燥邪得宣，气阴得复而奏清燥救肺之功。

8. 吕某，女，30岁，2004年12月8日初诊。

病史：患者1周前因感受风寒，至今咳嗽不止，痰黏色白，微恶风寒。舌苔薄白而腻，脉浮滑。

西医诊断：上呼吸道感染。

辨　　证：外感风寒，痰湿咳嗽。

治　　法：疏表宣肺，止咳化痰。

方　　药：止嗽散加味。

荆芥10g，防风6g，紫菀10g，百部10g，白前10g，桔梗10g，杏仁10g，款冬花10g，陈皮10g，半夏10g，茯苓12g，厚朴10g，炙甘草6g。水煎服5剂。

12月14日二诊：药后咳嗽明显减轻，痰液稀薄易咯，不恶风寒，时感胸闷，纳食不香，苔薄白，脉缓。此表邪已去，湿痰未尽。以宣肺止咳，燥湿化痰法。

方药：紫菀10g，款冬花10g，杏仁10g，桔梗10g，陈皮10g，半夏10g，茯苓12g，白前10g，厚朴10g，枳壳10g，炙百部10g，炙甘草6g，生薏苡仁30g。5剂，水煎服，中病咳止。

【按】吕某，属外感咳嗽风寒证。微恶风寒，表邪未尽也；风寒犯肺，肺气失宣，故咳嗽不止；痰黏色白，胸闷，为湿痰阻滞气机，致使咳嗽难愈；苔薄白而腻，脉浮滑，均为风寒咳嗽夹湿痰为患。治宜疏风宣肺，止咳化痰。

方中荆芥疏散力佳，长于祛风；防风为风药之润剂，具有解表、祛风除湿之功。荆、防相须为用，解表祛风胜湿之力倍增。紫菀温而不热，润而不燥，长于祛痰止咳，而尤擅润肺止咳，与百部相合，增强化痰止咳之功。杏仁长于宣降肺气，以降为主，功擅降气行痰；桔梗功能宣肺祛痰，宣散升提，载药入肺，侧重于降。两药合用，一降一升，气机调畅，宣降得宜，咳嗽自愈。湿痰阻滞气机，故以二陈汤燥湿化痰，理气和中，辅以厚朴辛开苦降，燥湿行气，且有消胀除满之效。杏仁兼能润肠通便，寓于止咳化痰诸药之中，增强行气化痰之力，与二陈等燥湿化痰药伍用，燥中有润，润燥相宜，无后患之虞。二诊表邪已祛，湿痰未尽，故上方去荆芥，加枳壳行气宽中，醒脾开胃，诸药合用，共收疏表宣肺、止咳化痰之效。

9. 郝某，男，48岁，2008年9月10日初诊。

病史：患者素有吸烟与饮酒史，近来干咳频作，咽痒喉干，痰少而黏，不易咯出，微恶风寒。舌质淡，苔薄黄而干，脉浮而弦。

西医诊断：气管炎。

辨　　证：风燥伤肺，肺失清润。

治　　法：疏风清肺，润燥化痰。

方　　药：贝母瓜蒌散加味。

桑叶10g，菊花10g，杏仁10g，牛蒡子10g，茯苓12g，天花粉12g，桔梗10g，贝母10g，瓜蒌24g，前胡10g，沙参15g，生甘草6g。水煎服5剂。

9月17日二诊：咳嗽减轻，不恶风寒，上方加陈皮10g、鱼腥草30g。继服5剂。

9月24日三诊：咳嗽止，但痰涎多，即以化痰除饮。

方药：陈皮10g，清半夏10g，茯苓18g，生薏苡仁24g，前胡10g，百部10g，瓜蒌24g，枳壳10g，杏仁10g，胆南星6g。桔梗10g，生甘草6g。水煎服5剂而愈。

【按】郝某，嗜好烟酒，燥热伤肺，灼液成痰，外感燥邪，风邪犯肺，风燥伤肺，故治宜疏风清热、润燥化痰。方以贝母瓜蒌散为主，重在润燥化痰治其本。去橘红防止温燥之偏。加桑叶长于散风，功能清肺热、宣肺止咳，配菊花增强疏风散热之力。杏仁善于宣降肺气，以降为主，且能润肠通便，功擅降气行痰；桔梗宣肺开提，以升为要；前胡辛苦而寒，可宣可降，长于降气平喘，清热祛痰。三药伍用，辛苦相合，同气相求，升降相因，气机调畅，增强止咳祛痰之功。沙参偏于苦寒，清肺祛痰止咳之力较强，且能生津润燥，与贝母、瓜蒌相合，润燥化痰之力显著；生甘草清热解毒，祛痰止咳，缓急和中，与桔梗相伍，共收宣肺祛痰、利咽止痛之功，寓于诸药之中，又有调和药性之效。方中牛蒡子辛苦而寒，有透发与清泄两种功效，既能疏散风热，又能清解热毒。

全案立法用药，以贝母瓜蒌散为主方，重在润燥化痰治其本，辅以桑杏汤化裁，清宣肺气，润肺止咳治其标。后以温胆汤合清气化痰丸，理气化痰，醒脾蠲饮，标本兼治，以收全功。

10. 赵某，男，45 岁，2010 年 9 月 25 日初诊。

病史：患者 1 周前感冒发热痊愈后，干咳不止，咳声短促，痰少而黏，口干咽燥，五心烦热，午后颧红，夜卧盗汗。舌红，少苔，脉细数。西医检查，呼吸音粗糙，胸肺片正常。

西医诊断：肺炎。

辨　　证：肺阴不足，肺失濡润。

治　　法：滋阴清热，润肺止咳。

方　　药：沙参麦冬汤加味。

沙参 15g，天冬 10g，麦冬 10g，石斛 10g，玉竹 10g，炙百部 10g，川贝母 10g，五味子 10g，桑白皮 15g，天花粉 15g，生甘草 6g，百合 12g，生地黄 30g，地骨皮 10g。水煎服 5 剂。

10 月 2 日二诊：干咳明显减轻，痰少易咯，仍盗汗，手足心热，守方继服 5 剂。

10 月 8 日三诊：咳嗽止，烦热退，尚有口干燥咽喉痛之感。舌淡红，苔薄而润，脉细。此肺阴未复，予以百合固金汤加味。

方药：百合 10g，生地黄 15g，熟地黄 10g，麦冬 10g，川贝母 10g，玄参 10g，桔梗 10g，桑白皮 15g，杏仁 10g，沙参 15g，枇杷叶 10g，生甘草 10g。水煎服 5 剂而愈。

【按】赵某，系外感温燥之邪，初起邪在肺卫，病虽在表，但燥异于风寒，与风热亦不完全相同。秋燥的致病原因是燥热病邪，它是在初秋天热干燥的气候条件下形成的。初秋紧承夏后，燥气当令，内应于肺，故燥热袭人，多先犯肺卫，临床表现虽有类似风热表证，但同时见有津气干燥征象，这是本病的特点。肺胃津伤，清肃失司，则干咳不止，咳声短促，痰少而黏；胃阴被灼，则津失上承而口干咽燥；肺阴亏耗，虚热内灼，故见手足心热，午后颧红，夜间盗汗；舌红少苔、脉细数均为阴虚火旺之征象。治以滋阴润肺。方以沙参麦冬汤为主方合百合固金汤化裁。方中沙参体轻质松，性味偏于苦寒，清肺祛痰止咳之力较强，而养胃生津的作用较弱；天冬清热之力较强，能清肺热而养肺阴，也能入肾滋肾养阴，麦冬清心除烦、润肺止咳定嗽。二者相须为伍，既能增强滋阴清热之力，又有金水相生之意。石斛甘寒质润，长于滋阴清热；玉竹功专滋阴润燥、生津止渴。二者相须为用，增强滋阴清热、生津润燥之功。地骨皮清肺热，降虚火，除阴分伏热，长于清热凉血；桑白皮清肺热泻肺气而平喘咳。二者伍用，增强清肺热泻肺气而不伤阴，肺热清则肺气降而咳嗽得平。百合为润肺滋燥、滋阴清热、宁心安神之佳品；生地黄滋阴清热，补肾水以滋真阴之不足。二药合用，共补肺肾之阴，金水乃得相生。炙百部长于润肺止咳，配百合则增强补肺养阴、润肺止咳之力，配伍川贝母则润肺止咳化痰功著。五味子上能敛肺气，下能滋肾阴，为敛肺止咳、生津止汗之要药。诸药合用，使肺阴得养，虚火得降，肺金宁而咳自平，诸症自可随之而愈。

哮　喘

【概述】

哮喘是以呼吸急促，喉中喘鸣有声，甚至张口抬肩，难以平卧为特征的一类疾患，一般多呈发作性。中医认为喘、哮有别，如《医学入门》说："呼吸急促谓之喘，喉中有声者谓之哮。"《医学正传》说："喘以气息言，哮以声响言。"在临床上喘与哮的病因病理大致相同，见症上哮必兼喘，喘重时又往往兼哮，两者很难区分，故多合称哮喘。

哮喘包括现代医学多种心肺病，如支气管哮喘、喘息性支气管炎、肺炎、肺气肿、肺源性心脏病等。

【病例】

1. 孙某，女，35 岁，2004 年 10 月 20 日初诊。

病史：患者 1 周前因感冒而恶寒、头痛、身痛、无汗，自服小柴胡冲剂而表解症消。近日来突然呼吸喘急，胸部憋闷，喉中痰鸣，咳嗽痰多，痰薄白色，呈水泡状，化验血常规正常，X 胸肺片示：支气管炎。苔薄白，脉弦紧而滑。

西医诊断：支气管炎。

辨　　证：风寒袭肺。

治　　法：散寒宣肺，化痰平喘。

方　　药：麻黄汤加味。

方药：炙麻黄 10g，桂枝 10g，杏仁 10g，紫苏子 12g，橘红 10g，白果 10g，款冬花 10g，桑白皮 15g，僵蚕 10g，蝉蜕 10g，炙甘草 6g。水煎服 5 剂。

10 月 26 日二诊：恶寒怕风消失，呼吸平和，气喘缓解，仍宗前法。

方药：炙麻黄 6g，杏仁 10g，桂枝 6g，紫苏子 10g，橘红 10g，款冬花 10g，紫菀 10g，桑白皮 15g，川贝母 10g，白果 10g，半夏 10g，僵蚕 10g，白前 10g。水煎服 5 剂。

11 月 3 日三诊：咳喘止，咯痰白而少，二诊方加细辛 3g，继服 5 剂，诸症愈。

【按】 孙某，年已而立，体质壮实，因风寒袭肺而致实喘咳嗽。方用麻黄汤加味，发汗解表，宣肺平喘。方中麻黄味苦辛性温，为肺经专药，能发越人体阳气，有发汗解表、宣肺平喘的作用。由于营涩卫郁，单用麻黄发汗，但解卫气之邪，所以用温经散寒、透营达卫的桂枝，以散风寒除身痛。本证之喘，是由肺气郁而上逆所致，所以配降肺气的杏仁，同麻黄一宣一降，增强解郁平喘之功。紫苏子、杏仁降气平喘；白果、款冬花、桑白皮、麻黄，有定喘汤之义，以宣肺降气、祛痰定喘；橘红理气化痰，复诊加紫菀、川贝母、白前，以定喘止咳、化痰降气。

全方辛散苦泄，祛痰作用较强，性温而不燥烈，不论肺寒、肺热，只要是咳嗽有痰，咯吐不畅者，不论新病、久病，都可配用。

2. 梁某，男，42 岁，2005 年 7 月 8 日初诊。

病史：患者气喘咳嗽，痰多黏腻，咯出不爽，喉中痰鸣作痒，胸中满闷不适，恶心纳呆，口淡乏味。舌苔白腻，脉滑。

西医诊断：支气管炎。

辨　　证：痰湿阻滞，肺气不宣。

治　　法：燥湿豁痰，降逆平喘。

方　　药：三子养亲汤合二陈汤加味。

紫苏子10g，白芥子6g，炒莱菔子12g，陈皮10g，半夏10g，茯苓24g，厚朴10g，杏仁10g，款冬花10g，紫菀10g，甘草6g。水煎服5剂。

7月14日二诊：气喘、咳嗽缓解，仍痰多喉痒，上方加桔梗10g、生薏苡仁30g，水煎服5剂。

7月21日三诊：咳喘基本平息，但肺部听诊，痰鸣音强，二诊方加地龙10g，水煎服5剂，而诸症消失。

【按】梁某，素体痰湿偏盛，上储于肺，肺为痰壅，不得宣降，气机失于肃降而致喘。方中二陈汤燥湿化痰，理气和中。即半夏辛温性燥，擅长燥湿化痰；陈皮理气燥湿，使气顺而痰消。重用茯苓健脾燥湿，湿去脾旺，痰无由生。白芥子温肺利气、快膈消痰，苏子降气行痰、止咳平喘，莱菔子消食导滞、行气祛痰。三子能降气快膈、化痰消食，与二陈合而用之，可使气顺痰消，食积得化，咳喘得平。紫菀、款冬花、杏仁、桔梗平喘止咳。厚朴协助陈皮理气化痰。两方合用可燥湿豁痰，降气平喘。

3. 姜某，女，65岁，2008年10月20日初诊。

病史：患者有支气管哮喘史8年，咳嗽时轻时重。近来喘促短气，语声无力，咳声低弱，自汗畏风，咽喉不利，口干面红。舌质淡，脉沉弱。

西医诊断：慢性支气管炎。

辨　　证：气虚咳喘。

治　　法：补气定喘。

方　　药：生脉散加味。

太子参30g，黄芪15g，麦冬12g，五味子10g，紫菀10g，款冬花10g，川贝母10g，桑白皮15g，白果10g，甘草6g。水煎服5剂。

10月26日二诊：症状同前，上方加陈皮10g，继服5剂。

11月3日三诊：喘促短气大减轻，能平卧休息，舌淡口干，二诊方加沙参15g、玉竹10g，水煎服7剂，咳喘平息，精神佳。

【按】姜某，支气管哮喘 8 年，久咳伤肺，病久伤气，肺虚则气少而喘，语言无力，咳声低弱，肺卫之气不固，故自汗畏风。久病耗气伤阴，肺阴不足，阴液不能濡润，故口干面红、咽喉不利。舌质淡、脉沉弱均系虚喘之候。方用生脉散加味，补气定喘。方以太子参量重而补肺，大扶元气；麦冬甘寒养阴生津，清虚热而除烦；五味子酸收敛肺止汗；桑白皮、紫菀、款冬花、贝母化痰止咳平喘；白果敛肺定痰喘；黄芪配沙参、玉竹以益气固表，润肺止咳。全方共奏补气定喘之效。

4. 刘某，男，70 岁，2005 年 9 月 13 日初诊。

病史：患者支气管哮喘 10 余年，喘促短气。刻诊：呼多吸少，气不得续，动则喘息加重，汗出肢冷，面青唇黯，形体消瘦，精神疲惫，面部轻度浮肿，偶有心悸眠差，小便清长。舌质淡，脉沉弱无力。

西医诊断：支气管哮喘合轻度肺气肿。

辨　　证：肾不纳气，肺气不宣。

治　　法：补肾纳气，宣肺平喘。

方　　药：金匮肾气丸加味。

方药：熟地黄 12g，山药 12g，山茱萸 10g，牡丹皮 10g，泽泻 12g，茯苓 12g，肉桂 6g，制附子 6g，补骨脂 10g，五味子 10g，桑白皮 12g，胡颓叶 10g，天浆壳 10g，白术 10g。水煎服 7 剂。

9 月 22 日二诊：喘促缓解，上方加紫苏子 10g，继服 7 剂。

9 月 30 日三诊：咳喘已控制，仍有下虚之候，继以补肾纳气法。

方药：熟地黄 10g，山药 10g，山茱萸 10g，牡丹皮 10g，泽泻 10g，茯苓 10g，制附子 6g，补骨脂 10g，紫苏子 10g，陈皮 10g，半夏 10g，天浆壳 10g，胡颓叶 10g。水煎服 10 剂，隔日 1 剂，以固本平喘。

【按】刘某，禀素虚弱，久喘不已，均可使肾之真元亏耗。肾为气之根，肾气不固则摄纳无权，气无所归，故呼多吸少，少气而喘，气不得续。由于动则耗气，故喘息更甚。真阳既虚，脾阳亦衰，脏腑失于濡养故形体消瘦，精神疲惫。命门火衰，卫外之阳不固而汗出。阳气不能温养于外，故形寒肢冷、面青唇黯，肾阳不能蒸化水液，故尿少浮肿。水气凌心，则心悸不安，舌淡，脉沉无力，为阳气虚衰之象，而致虚喘。方中金匮肾气丸温补肾阳，纳气平喘；补骨脂、五味子补肾敛肺止咳；白术补土生金，健脾安胃；桑白皮泻肺平喘，行水消肿；胡颓叶酸平，入肺经，有收敛肺气之功，适用于咳嗽哮喘、气短等症，对久咳而肺肾虚弱者，尤为合适；天浆壳辛甘温，入肺经，宣肺化痰，止咳平喘；复诊加紫苏子降气平喘。全方共奏温补肾阳、纳气定喘之功，使多年痼疾得以控制，病情稳定。

5. 康某，女，30岁，2006年3月8日初诊。

病史：患者咳嗽喘息1月余，咽中痰鸣，呼吸困难，咳痰色黄而黏，胸满闷痛，口渴心烦，面红唇赤。舌质红，苔薄黄，脉滑数有力。X线胸片示：支气管炎。

西医诊断：支气管哮喘。

辨　　证：痰火犯肺，肺气失宣。

治　　法：清热化痰，宣肺利气。

方　　药：前胡饮加减。

前胡10g，杏仁10g，桑叶10g，天麦冬各10g，黄芩10g，鱼腥草30g，款冬花10g，枇杷叶10g，桔梗10g，甘草6g。水煎服5剂。忌食辛辣之物。

3月15日二诊：咯痰爽，微黄不稠，胸闷痛除，呼吸均匀，哮喘缓解。上方加地龙12g、全瓜蒌24g、葶苈子15g。水煎服5剂。

3月22日三诊：咳嗽止，喘息停，此系痰火散，气道利，二诊方去款冬花，加天花粉12g，连服5剂而愈。

【按】康某，支气管哮喘。朱丹溪首创哮喘之名，阐明其病机"专主于痰"，主要在于痰气交阻，闭塞气道，肺失肃降之职。根据"五志烦劳，皆属于火"之说，该患者为七情郁结化火，灼津成痰犯肺，肺窍被阻，气道不宣，而致咳嗽喘息，咽中痰鸣，呼吸困难，胸满闷痛。心烦口渴乃内火郁蒸，灼伤津液之故。舌红苔黄，脉滑数，均为痰火壅蒸之征。"热者寒之"，治疗采用前胡饮，苦寒辛甘之品，清热化痰，宣肺利气。佐以桔梗载药上浮，宣达肺气；款冬花泻热润肺，消痰除烦，止咳逆上气喘满。枇杷叶泻肺降火，鱼腥草清热解毒泻肺火，天麦冬滋阴润肺止咳；地龙止咳平喘；瓜蒌、葶苈子泄肺止咳定喘。三诊时哮喘止，前方去款冬花，加天花粉，取其酸甘微苦寒之力，生津润肺，复被痰火灼伤之肺阴，服药15剂，诸症而愈。

肺　痈

【概述】

肺痈是肺部形成脓疡，表现以发热、咳嗽、胸痛、吐痰腥臭的疾病。早在汉代张仲景《金匮要略》一书中，对本病已有较详细的记载，"咳而胸满振寒，脉数，咽干不渴，时出浊唾腥臭，久久吐脓如米粥者为肺痈"。肺痈的发生主要原因是感受外邪，风热邪毒犯肺，或外感风寒化热，蕴结于肺，肺受热灼，气失清肃，痰热内郁于肺，热壅血瘀，郁结成痈，血败化脓，形成本病。

现代医学所说的不同原因所引起的肺组织化脓性炎症，如肺脓疡、肺坏疽、脓胸及慢性支气管炎、支气管扩张并发感染者，可参照肺痈施治。

【病例】

1. 周某，男，50 岁，1993 年 8 月 18 日初诊。

病史：患者发热咳嗽，吐脓痰 1 周，患者过去有慢性咳嗽史，经胸片摄影，西医诊为支气管扩张。近因感冒后病情加重，症见咳嗽，吐脓性痰，量多，有恶臭味，体温 39℃，自汗，口干舌燥，右胸隐痛。苔薄黄，脉滑数。

西医诊断：支气管扩张。

辨　　证：痰热壅肺，蕴而成痈。

治　　法：清热化痰，解毒化瘀。

方　　药：苇茎汤加味。

生薏苡仁 30g，桃仁 10g，冬瓜子 30g，全瓜蒌 18g，金银花 15g，连翘 15g，鱼腥草 30g，蒲公英 30g，赤芍 15g，陈皮 10g，半夏 10g，桔梗 10g，芦根 30g。水煎服 7 剂，每日 1 剂。

8 月 27 日二诊：咳嗽减轻，吐痰少，发热、胸闷等症有所好转，脉滑而不数。上方加黄芩 10g，继服 7 剂。

9 月 6 日三诊：病情显著改善，体温正常，咳嗽轻，吐痰亦少，腥臭味减，苔白脉弦。继以清肺化痰法。

方药：生薏苡仁 30g，桃仁 10g，冬瓜子 30g，芦根 30g，金银花 18g，全瓜蒌24g，蒲公英30g，生甘草10g，赤芍15g，鱼腥草30g，桔梗10g，败酱草30g，黄芩10g。水煎服7剂。

9月14日四诊：咳嗽已止，异味感消失，继以肃肺化痰，巩固疗效。

方药：生薏苡仁30g，冬瓜子30g，桃仁10g，败酱草30g，丹参24g，枇杷叶10g，枳壳10g，芦根30g，桔梗10g，生甘草10g，鸡内金15g。水煎服7剂而愈。

【按】周某，感冒1周，热毒壅盛，故而发热较高，热盛迫津外泄，因而多汗。痈肿腐烂而内溃，故咳吐腥臭脓性黏痰。痰热壅肺，气血凝滞，肺气不利，故胸闷背困，甚则喘不得卧。热伤肺胃之阴，则烦渴喜饮。方中苇茎，现多以芦根代替，芦根轻宣肺热，生津止咳；金银花、连翘、鱼腥草、蒲公英、黄芩清热解毒；薏苡仁、桃仁、冬瓜子、桔梗化瘀散结而排脓；陈皮、半夏、全瓜蒌理气化痰止咳。全方以清热解毒药为主，辅以除湿排脓之品，共奏清热解毒、化瘀排脓之效。患者服药28剂，诸症已愈。

2. 王某，女，43岁，2004年9月13日初诊。

病史：患者经常咳嗽，痰多无异味，自觉咽部异物感，体倦乏力，面容瘦弱，月经错后，2~3月1行，经县医院肺片摄影疑似支气管扩张，偶有胸闷背困。舌苔薄黄，脉弦滑而数。

西医诊断：支气管扩张。

辨　　证：痰瘀阻肺。

治　　法：肃肺化痰。

方　　药：苇茎汤合排脓汤。

生薏苡仁30g，桃仁10g，冬瓜子30g，败酱草30g，桔梗10g，生甘草6g，丝瓜络10g，杏仁10g，枇杷叶10g，芦根30g，丹参30g，茺蔚子30g。水煎服5剂。

9月19日二诊：诸症如前，上方加枳壳10g，继服5剂。

9月26日三诊：咳嗽减轻，二诊方加茯苓15g，继服5剂。

10月2日四诊：咳嗽止，胸闷消失，月经至，但量少，3天而净。仍宗前法。

方药：生薏苡仁30g，桃仁10g，冬瓜子30g，丹参30g，芦根30g，沙参15g，枇杷叶10g，生甘草10g，桑白皮12g，茯苓12g，桔梗10g，建神曲15g。

水煎服 5 剂而愈。

【按】王某，支气管扩张，证属痰瘀阻肺，治以肃肺化痰。方中桃仁、生薏苡仁、冬瓜子、芦根为苇茎汤，主治肺痈，适用于热毒壅肺，痰瘀互结的证候。方用芦根清肺泄热，冬瓜子、薏苡仁清化痰热，桃仁活血祛瘀以消热结。正如张秉成《成方便读》说："肺痈之证，皆由痰血火邪互结胸中，久而成脓所致。桃仁、甜瓜子皆润降之品。一则行其瘀，一则化其浊。苇茎退热而清上；薏苡仁除湿而下行。方虽平淡，其通瘀化痰之力，实无所遗。所以病在上焦，不欲以重浊之药重伤其下也。"败酱草清热解毒；桔梗、枳壳为排脓汤中药物，可消痈排脓；丝瓜络化瘀祛痰；枇杷叶清热生津；丹参、桃仁、茺蔚子活血化瘀，理气调经；枳壳理气化痰。因肺痈以瘀血与风热郁结于胸肺，故清肃肺热、理气排脓是其大法，故治疗当兼顾祛瘀化痰、清热肃肺、理气排脓之法并用。患者服药 20 剂，诸症得平，其 3 月不至之经也来潮，但经量少，后以补肾调经，恢复正常。

肺　痨

【概述】

肺痨是一种具有传染性的慢性消耗性疾病。临床表现以咳嗽、咯血、潮热、盗汗及消瘦为其特征。

祖国医学文献中很早就有类似本病的记载。如《黄帝内经》中就有"大骨枯槁，大肉陷下，胸中气满，喘息不便"及"咳，脱形，身热，脉小以疾"等有关本病主要症状的描述，散见于"虚劳"各篇。此后历代医家在不断实践的基础上，对本病的认识更为深化，在治疗上又有许多创新。

现代医学的肺结核，即相当于中医之肺痨，两者基本相同。

【病例】

1. 郭某，女，21 岁，1993 年 8 月 10 日初诊。

病史：患者咳嗽发热 2 月余，精神不振，嗜卧纳差，疲倦乏力，口苦乏味，吐痰不多，两颧潮红，午后发热，体温 37~38℃，夜间盗汗，心烦眩晕，睡眠不适，月经 2 月未至，血沉 30mm/h，胸透为浸润型肺结核，西药以雷米

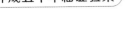
封、乙胺酊醇、利福平、吡嗪酰胺四联抗结核治疗。舌质红，少薄苔，脉弦细数。

西医诊断：浸润型肺结核。

辨　　证：肺阴不足，肺失肃降。

治　　法：滋阴清热，润肺止咳。

方　　药：月华丸加味。

沙参15g，生地黄18g，天麦冬各10g，黄芩10g，地骨皮15g，青蒿12g，银柴胡10g，夏枯草15g，川贝母10g，百合10g，甘草10g。水煎服7剂。

8月18日二诊：精神佳，咳嗽轻，少痰，仍有午后低热，纳呆，上方加炙百部10g、连翘12g、炒麦芽30g。水煎服7剂。

8月27日三诊：症状明显好转，咳嗽少，食欲香，体温维持在37℃，二诊方去川贝母、夏枯草，加地榆10g，继服7剂。

9月26日四诊：患者守方共服40剂，咳嗽止，盗汗愈，低热不再发生，复查血常规、血沉均已正常，月经亦来潮。5个月后胸部透视、肺片摄影：结核病灶已趋硬结。

【按】郭某，咳嗽低热2月余，由于肺阴亏耗，肺失清肃之令，故干咳少痰，痰黏色白；阴津亏虚，不能上承，故而口干，阴虚生内热，故手足心热，夜间盗汗；心阴受损则心烦眠差；虚火上越，则两颧潮红。舌红少苔，脉细数，是阴虚有热之象。方中沙参、生地黄、天麦冬滋阴润肺；川贝母、百合止咳化痰；青蒿、地骨皮退虚热，除骨蒸；银柴胡凉血退虚热；黄芩、地骨皮清肺热；夏枯草清肝火，散郁结；复诊加百部、连翘以清热止咳；地榆配合生地黄能滋阴凉血。服药40剂而诸症消失，病痊愈。

2. 王某，男，65岁，2002年10月5日初诊。

病史：患者5年前曾患肺结核，经服雷米封类药、维生素、鱼肝油丸而症状消失，能参加劳动。一个月来，咳嗽痰中带有血丝。刻诊：形体消瘦，潮热盗汗，气短而喘，畏风自汗，舌质淡，少苔，脉细数。血沉25mm/h，胸片示：陈旧性结核病灶。

西医诊断：陈旧性肺结核。

辨　　证：气阴两虚。

治　　法：益气养阴，补养脾肺。

方　药：保真汤加减。

太子参30g，黄芪18g，茯苓12g，白术12g，当归10g，白芍12g，麦冬12g，地骨皮12g，五味子10g，藕节12g，阿胶珠10g，紫菀10g，款冬花10g，煅牡蛎30g。水煎服5剂。

10月12日二诊：咯血已止，继服5剂。

10月18日三诊：咳嗽减，痰中无血丝，眠差梦多，二诊方去藕节，加炒枣仁24g。水煎服5剂。

10月24日四诊：咳嗽止，畏风自汗亦不明显，再连服上方20剂。血沉正常，胸片显示病灶已钙化。患者服药35剂，临床体征消失，已能参加乡下劳动。

【按】王某，素体阴津亏虚，内热灼盛，热伤肺络，故咳嗽咯血；阴不潜阳，故潮热盗汗。阴损及阳，肺气亏虚，故气短而喘。肺气耗散，卫阳不固，故畏风自汗。脾阳亏虚，运化失常，故纳呆，食欲不振。久则水谷精微不能濡养机体，故形体消瘦，面色苍白。舌淡苔少，脉细数，乃气血两亏、阴阳俱虚之征。方以保真汤加减。方中太子参、黄芪、五味子补益肺气；白术、茯苓健脾益气；当归、白芍、麦冬养阴补血；地骨皮清热凉血；藕节、阿胶珠滋阴止血；紫菀、款冬花宣肺止咳，化痰平喘；煅牡蛎收敛止盗汗，配合藕节、阿胶珠，加强了润肺止血之功。全方益气养阴，培土生金，服药35剂，临床症状痊愈。

失　音

【概述】

失音是指语音嘶哑，甚至不能出声的一种证候。《黄帝内经》曰"喑"，《医学纲目》称"喉喑"。本病属喉咙、声带的局部疾患，但与肺、肾有着密切关系。因声音出于肺而根于肾。肺主气，肾藏精，故肾精充沛，肺气旺盛，则声音响亮。若肺、肾有病，皆可导致失音。

现代医学之急慢性喉炎、喉头结核、声带息肉及癔病都可以引起失音。

【病例】

1. 杨某，女，28岁，1993年9月21日初诊。

病史：患者2年来说话声音嘶哑，不痒不痛，咽部有异物感，咽之不下，吐之不出，咽干喜饮，嗳逆噫气，甚则呕吐痰食，但进食软硬无碍，胸闷不舒，大便偏干，经上消化道钡餐造影检查：上消化道通畅，喉部亦未见异常。舌淡，苔白，脉象弦。

西医诊断：咽部神经官能症。

辨　　证：肝胃不和，痰气郁结。

治　　法：疏肝和胃，除痰开郁。

方　　药：半夏厚朴汤加减。

半夏10g，厚朴10g，紫苏叶10g，桔梗10g，枳壳10g，竹茹12g，枇杷叶10g，锦灯笼10g，木蝴蝶10g，黄连6g，生甘草6g，牛蒡子10g。水煎服7剂。

9月29日二诊：诸症均改善，咽部异物感基本消除，患者心情舒畅，上方加沙参15g，继服7剂而愈。

【按】杨某之失音，证属痰气郁结，故以半夏厚朴汤行气开郁，降逆化痰，利咽开音。方中半夏降逆除痰；厚朴行气除满；紫苏叶理气散郁；枳壳温胃行气；黄连、竹茹清降胃气；桔梗、甘草利咽开音；桔梗、枳壳一升一降，以除咽喉结气；木蝴蝶清肺出音，疏肝理气；锦灯笼清热解毒，化痰利咽；枇杷叶泄热苦降，既能清肺气而止咳，又可降胃逆而止呕。牛蒡子辛苦而寒，主要有透发和清泄两种功效，既能疏散风热，又能清解热毒。但本品透发的力量较弱，并无发汗作用，至于它的清泄热毒作用，则较显著，无论咽红肿热痛还是痰热所致之咽部不适，都可适用。全方开郁除痰，使会厌开合顺利而声音复苏。

2. 孙某，男，40岁，2008年9月5日初诊。

病史：患者干咳少痰，咽痒口渴，声音嘶哑，刷牙时恶心欲吐，善太息，食欲佳，二便正常，自服黄连清胃丸，音哑不减，反而加重。苔薄白，脉弦数。

西医诊断：慢性咽炎。

辨　　证：风寒袭肺，肺气失宣。

治　　法：清肺止咳，化痰开音。

方　　药：自拟润肺利咽方。

瓜蒌 24g，生地黄 15g，麦冬 12g，白芍 12g，百合 10g，蝉蜕 10g，射干 10g，马勃 6g，牛蒡子 10g，桔梗 10g，生甘草 10g。水煎服 5 剂。

9 月 11 日二诊：症状好转，咳嗽止，声哑减轻，咽痒消失，继服 5 剂。

9 月 17 日三诊：音哑基本消退，继服 5 剂，巩固疗效。

【按】孙某，证属风寒侵袭，内遏于肺，肺气失宣，会厌开合不利，以致音不能出而成音哑。由于患者误服黄连清胃丸，苦寒之味使邪气郁闭，肺气壅塞，故而音哑加重。今仍风邪留恋，寒郁化热，肺气不宣，清肃之令不行，灼津为痰，痰热交阻，升降失司，气道不利，而致音声不扬，故治以清肺止咳、化痰开音。方中瓜蒌清肺胃之热而化痰散结；生地黄、麦冬、百合滋阴润肺，化痰开结；射干、马勃、牛蒡子、蝉蜕散风热而利咽开音。诸药合用，清肺止咳而化痰开音。

3. 徐某，女，30 岁，1998 年 8 月 12 日初诊。

病史：患者声音嘶哑，说话失音，咽部痒痛 1 月余。午后或夜晚为甚，经县医院喉镜检查无异常。舌红，苔少白，脉弦数。

西医诊断：急性咽喉炎。

辨　　证：阴虚肺燥。

治　　法：滋养肺胃，清热利咽。

方　　药：自拟利咽解毒方。

沙参 15g，麦冬 12g，桔梗 10g，牛蒡子 10g，锦灯笼 10g，木蝴蝶 10g，鱼腥草 30g，山豆根 30g，板蓝根 30g，芦根 30g，肉桂 2g，马勃 6g，生甘草 10g。水煎服 7 剂。

8 月 22 日二诊：咽痒痛减，说话发声较前大有进步，上方加枇杷叶 10g，再服 10 剂。说话声音慢慢恢复。

【按】徐某，患急性咽炎月余，而致声音嘶哑，咽痒失音。喉为肺之门户，声音之开关。盖燥邪袭人，肺先受之，肺失清肃，温燥灼液，会厌开合无权则咽干口渴，声音嘶哑；阴虚肺燥而午后或夜晚更甚。方中沙参、麦冬、芦根生津润肺止渴；牛蒡子、马勃、锦灯笼、木蝴蝶利咽开音；山豆根、板蓝根、鱼腥草清热解毒，利咽散结；桔梗宣肺利咽，为手太阴肺经之引经药。

咽喉为肺胃之上口，借其升扬之力，可引药至病所而奏速效；甘草调和诸药，亦起甘缓利咽、润喉止痛的作用，符合《黄帝内经》"病生于咽喉，治之以甘药"的原则；配肉桂2g，取其温中补阳，疏通经脉，以防大量甘寒之品伤胃之弊，使滋阴不碍阳，解毒不伤胃。

痰 饮

【概述】

痰饮是指体内水液输布异常，导致水液停留的一类疾病。《黄帝内经》无痰饮一词，仅有"水饮"和"积饮"的记载，为后世奠定了痰饮病的理论基础。前人谓："积水成饮，饮凝成痰。"痰饮一名，首创于张仲景，由于历史条件和历代医家的分类不同，造成后世学者认识上的混淆，这是我们应该注意的。

现代医学之慢性支气管炎、支气管哮喘、渗出性胸膜炎、胃肠功能紊乱等疾病的某一阶段或某一类型症状，类似于痰饮，均可以痰饮辨治。

【病例】

1. 吕某，男，50岁，2005年11月25日初诊。

病史：哮喘年久，每年冬至后频繁发作，咳嗽痰鸣，不能平卧，甚则咽喉痒，食入易吐，痰多清稀色白，中间夹有水泡。患者半月前感冒，此后咳嗽、吐痰缠绵不愈，咳嗽以早晚较重，呈阵咳，2~3分钟即吐1次，头面轻度浮肿，身体疼重，四肢畏冷。舌苔白滑，脉弦而细。

西医诊断：支气管哮喘。

辨　　证：外感风寒，内停水饮。

治　　法：蠲饮化痰，止咳平喘。

方　　药：小青龙汤加味。

麻黄9g，桂枝10g，干姜6g，细辛4g，五味子10g，半夏10g，白芍12g，杏仁10g，生石膏30g，僵蚕10g，地龙10g，紫菀10g，款冬花10g，甘草6g。水煎服5剂，每日1剂，2次分服。

12月2日二诊：药后呼吸气短好转，咳嗽减轻，吐痰亦少，上方改麻黄为 4.5g，继服 5 剂。

12 月 8 日三诊：诸症显著好转，气不喘，吐痰减少，面肿消退，四肢温和，仍宗前法。

方药：麻黄 3g，桂枝 6g，干姜 6g，细辛 3g，半夏 10g，五味子 10g，杏仁 10g，白芍 10g，地龙 10g，紫菀 10g，款冬花 10g，桑白皮 12g，甘草 6g。水煎服 5 剂而愈。

【按】吕某，支气管哮喘年久，由于肺寒饮停，肺失宣肃，咳喘年久，以致咳喘胸满，不得平卧，而颜面浮肿；寒饮内盛，故痰多清稀白沫；水湿壅滞，则身体疼重；饮邪上犯，阳气被郁，则背部畏寒，苔白脉弦滑，为痰饮内停之征。方用小青龙汤加味，麻黄、桂枝散寒解表，宣肺平喘；白芍配桂枝调和营卫；干姜、细辛外以辛散风寒，内能温化水饮；半夏燥湿化痰，配杏仁蠲饮降逆；五味子敛肺止咳；紫菀、款冬花止咳化痰；僵蚕、地龙解痉止咳，定喘舒挛；生石膏配麻黄、桂枝以降肺平喘；甘草调和诸药。共奏蠲饮化痰、止咳平喘之效。

2. 郑某，女，60 岁，1993 年 8 月 6 日初诊。

病史：患者形体消瘦，胸膈胀满，纳呆呕吐，胃中有振水音，肠鸣辘辘，大便稀溏，背部掌大一片有寒冷感，心悸气短。苔白，脉弦滑。

西医诊断：肠胃炎。

辨　　证：中焦阳虚，脾失健运。

治　　法：温阳化饮，健脾利湿。

方　　药：苓桂术甘汤加味。

茯苓 30g，桂枝 10g，白术 15g，半夏 10g，陈皮 10g，砂仁 10g，防己 10g，葶苈子 12g，甘草 10g，厚朴 10g。水煎服 5 剂。

8 月 13 日二诊：胃脘胀满减轻，呕吐缓解，大便稀溏，此脾虚甚矣。

方药：茯苓 30g，白术 30g，半夏 10g，陈皮 10g，肉桂 6g，炒扁豆 10g，炒麦芽 30g，生薏苡仁 30g，枳壳 10g。灶心土 120g 煎汤代水熬服。煎服 5 剂。

8 月 20 日三诊：诸症缓和，胸膈胀满、肠中振水声亦消失，背部冷感亦缓解，大便较软，二诊方加泽泻 30g，再进 5 剂。后以参苓白术散调理善后。

【按】郑某，禀素脾胃虚弱，饮停胃肠，以致中焦运化失司，故而胸膈胀满、纳呆呕吐。水饮不得输化，故胃中有振水音、肠鸣辘辘、大便稀溏。水谷不能化为精微以外充形体，故形体消瘦。阴寒内盛，阳气不达，故脊背寒冷。饮阻于中，清阳不升，则头昏目眩。脾阳不足，运化失司，也是致大便溏薄的主要因素。方取苓桂术甘汤加味，方中茯苓健脾渗湿利水。桂枝通阳化气，温化水饮，白术健脾燥湿，生薏苡仁醒脾利湿；陈皮、半夏、茯苓、甘草为二陈汤，能燥湿化痰，理气和中；防己、葶苈子利水逐饮；砂仁理气和胃，甘草益气和中。灶心土又名伏龙肝，药性微温而有温中功能，所以用于脾胃虚寒的呕吐腹泻，复诊时重用白术，以健脾温阳，配合灶心土收敛止泻。全方共奏温阳化饮、健脾利湿之效。后以参苓白术散益气健脾、渗湿止泻，调理善后。

呕　吐

【概述】

呕吐是由于胃失和降，气机上逆所引起的一种病证。古人认为有声有物为呕，有物无声为吐，有声无物为干呕。实际上呕与吐多同时发生，很难截然划分，故一般统称为呕吐。

呕吐是临床常见的一个症状，既可单独为患，也可见于许多疾病过程中，不论任何病变只要影响到胃，迫使胃气上逆时，都可出现呕吐。诸如现代医学之急性胃炎、贲门痉挛、幽门梗阻、胃神经官能症、肝炎、胆囊炎、胰腺炎等，均可出现呕吐。

【病例】

1. 狄某，女，40岁，2005年11月1日初诊。

病史：患者顽固性呕吐1周，患者素日性格孤僻，少言寡语，近日因家庭纠纷，情志不舒，食欲日减，胸闷嗳气，恶心呕吐，食后即吐，吐后则舒，吐物为清水或食物，有时饮水也吐，近日呕吐加重，并感胸胁不适，气短头昏，睡眠不实，胃镜检查无异常。舌苔薄腻，脉弦。

西医诊断：胃神经官能症。

辨　　证：肝气郁滞，横逆犯胃。

治　　法：疏肝和胃，降逆止呕。

方　　药：旋覆代赭汤合二陈汤加味。

陈皮 10g，半夏 10g，茯苓 15g，白术 10g，柴胡 10g，香附 10g，旋覆花 10g（包），代赭石 30g，藿香 10g，砂仁 10g，降香 15g，竹茹 10g，夜交藤 30g，合欢皮 15g，甘草 6g，生姜 10g。水煎服 5 剂。

11 月 7 日二诊：药后呕吐减轻，次数减少，能饮少量开水，仍不欲进食。上方去竹茹，加炒麦芽 30g，继服 5 剂。

11 月 14 日三诊：呕吐明显减轻，睡眠好，胁肋胀满亦减，气短头晕消失，仍宗前法。

方药：旋覆花 10g，代赭石 15g，党参 12g，茯苓 12g，白术 10g，砂仁 10g，降香 12g，佛手 12g，半夏 10g，陈皮 10g，生姜 6g，大枣 3 枚。水煎服 5 剂，病愈。

【按】狄某，证属情志不舒，肝气郁滞，横逆犯胃，胃气上逆而致呕吐，取旋覆代赭汤去人参，以降逆化痰，和胃止呕。配以二陈汤燥湿化痰，理气和中；柴胡、香附疏肝理气；藿香、砂仁芳香醒脾，和胃止呕；降香配旋覆花，降气止呕吐；夜交藤、合欢皮养心安神，改善睡眠；生姜温中止呕，是止呕吐的要药，诸药合用，呕吐即止。

2. 李某，女，24 岁，2004 年 12 月 3 日初诊。

病史：患者身体素健，1 年前饭后 2 小时自觉胃脘疼痛，旋即呕吐不消化食物，吐后感觉舒适。其后经常在饭后泛恶呕吐，时轻时重，经久不愈，伴有泛酸，二便正常。胃镜检查示：急性胃炎。舌苔薄腻，脉弦细。

西医诊断：急性胃炎。

辨　　证：肝胃不和。

治　　法：疏肝和胃，降逆止呕。

方　　药：旋覆代赭汤合橘皮竹茹汤加味。

旋覆花 10g（包），煅代赭石 15g，煅瓦楞子 30g，佛手 12g，青陈皮各 10g，紫苏叶 10g，木香 10g，砂仁 10g，生姜 6g，竹茹 10g，白蒺藜 10g。水煎服 5 剂。

12 月 9 日二诊：药后泛恶呕吐减轻，舌苔薄腻，边有齿痕，脉弦细。继服上方 5 剂。

12 月 16 日三诊：呕吐已止，偶有腹胀。上方加大腹皮 10g，藿香 10g，继服 5 剂而愈。

【按】李某，呕吐频作，诊断为急性胃炎，由于饮食不调，饥饱失常，损伤脾胃，以致脾阳不运，胃气虚寒，肝气乘机横逆，形成呕吐不止，胃气上逆则食入即吐。方以旋覆花、煅代赭石顺气降逆；陈皮、木香、紫苏叶、生姜理气散寒；白蒺藜、青皮、煅瓦楞子、佛手、竹茹平肝和胃，以止呕吐；砂仁配木香、紫苏以芳香和胃，醒脾止呕。

3. 陈某，男，41 岁，2006 年 5 月 10 日初诊。

病史：患者旬日来见食物心中泛泛欲吐，进食少许即吐出。嗳气，胃脘不舒，上身灼热，下肢觉冷，夜不安寐。舌尖红，苔薄白，脉弦。

西医诊断：贲门痉挛。

辨　　证：肝气上逆，胃失和降。

治　　法：理气降逆，平肝和胃。

方　　药：旋覆代赭汤、橘皮竹茹汤、半夏厚朴汤合方。

旋覆花 10g（包），代赭石 24g，紫苏叶 10g，陈皮 10g，半夏 10g，竹茹 10g，厚朴 10g，白蒺藜 12g，黄连 4g，炒酸枣仁 30g。灶心土 100g 煎汤代水熬服，5 剂。

5 月 17 日二诊：药后已能进食，唯食后尚觉泛恶，时作呕吐，平时胃脘已无不适，依然夜不安寐，再予前方出入。

方药：旋覆花 10g（包），煅代赭石 30g，陈皮 10g，竹茹 12g，黄连 3g，夜交藤 30g，合欢花 12g，半夏 10g，生姜 6g。灶心土 100g 煎汤代水熬服，5 剂。

5 月 24 日三诊：情况良好，上热下寒之象已消失，知饥欲食，仅在过饱或多吃油腻时偶有泛恶。睡眠也有改善，苔薄脉弦。仍以二诊方去灶心土，加炒麦芽 30g，再进 5 剂，诸症消失。

【按】陈某，平日饥饱不调，喜食生冷油腻之物，损伤脾胃，又因长期失眠，心肝之火偏旺，肝逆犯胃，气失和降，故食入即吐。初诊以旋覆代赭汤、橘皮竹茹汤、半夏厚朴汤合而成方，以顺气降逆，和胃止吐，并加黄连清心火合半夏以辛开苦降；用白蒺藜助旋覆花以平肝和胃，服药后呕吐渐止。二诊时以灶心土煎汤代水熬服，取其温中和胃、止呕吐之效。三诊时呕吐已止，但失眠已久，一时尚难恢复，还防引起心肝之火上逆为患，故加夜交藤、合欢花以养心安神。此后胃气渐和，纳谷渐增，升降之机已复，上热下寒之症即随之消失。

4. 刘某，女，60 岁，1995 年 8 月 17 日初诊。

病史：患者胃脘痛 5 年，近 1 月旧病复发，胃脘痛，拒按，食后呕吐痰涎酸水，大便艰秘，背恶寒，口干脉细。舌尖红，苔根腻。

西医诊断：十二指肠球部溃疡并发不完全性幽门梗阻。

辨　　证：肝胃不和，痰涎上逆。

治　　法：清肝化饮，通泄胃肠。

方　　药：左金丸合己椒苈黄丸加味。

黄连 6g，吴茱萸 6g，黄芩 6g，枳实 12g，半夏 10g，防己 12g，椒目 6g，大黄 3g，煅瓦楞子 30g，竹茹 10g。水煎服 5 剂。

9 月 3 日二诊：大便溏软，腹痛止，稍感不适，呕吐得瘥，并思纳食，苔根腻渐化，守方再进 5 剂。

9 月 11 日三诊：呕吐止，大便正常，纳增，食后无恶心欲吐之现象，唯口多清涎，下腹时有胀气，舌红口不干，呕吐反胃之疾已向愈，再拟和胃化饮理气，以善后巩固。

方药：黄连 3g，吴茱萸 2g，石斛 12g，茯苓 12g，防己 12g，椒目 6g，半夏 10g，枳壳 10g，大腹皮 12g，佛手 10g，降香 10g，砂仁 10g。水煎服 5 剂。

9 月 18 日四诊：恶心呕吐已止，脘腹不胀，口多涎水，苔白脉细，以平陈汤调理。

方药：苍术 6g，白术 10g，厚朴 6g，陈皮 10g，枳壳 10g，半夏 10g，茯苓 24g，生薏苡仁 30g，甘松 10g，甘草 6g。水煎服 5 剂，病愈。

【按】刘某，幽门梗阻与祖国医学"呕吐"一证颇似。对于本证古人有"食入反出，是无火也"之说，但不尽然，按临床辨证，有寒热之不同，病因也有虚实之别。虚者或胃阴不足，或土弱火衰，乃致食入不化而反出；实者，或因气郁，或因积滞，或因血瘀，或因生冷酒食，导致胃失通降之职，食入停滞成饮，上逆而吐出。

本例反胃呕吐属实、属热，症见胃脘痛，食后 2 小时而呕吐食物痰涎，背恶寒，大便艰秘，知其胃失和降，食物夹饮交阻中焦；患者又有呕吐酸水、舌红等症，是肝热犯胃之征，即《黄帝内经》"诸呕吐酸，皆属于热"之谓也。故方用左金丸辛开苦降，清肝和胃；又用己椒苈黄丸辛苦通泄，遂使胃复通降，痰饮下泄，呕吐得止。四诊加甘松，开郁醒脾，甘松温而不热，甘而不滞，其气芳香，能开脾郁，其性温通，能行气止痛，顾护胃气。

呃　逆

【概述】

呃逆俗称打嗝，古代称"哕"，是由气逆上冲、喉间呃呃连声，声短而频，使人不能自制的一种症状。若偶尔发生呃逆者，多能不治自愈。若出现在慢性病过程中，则多是病情严重或恶化的预兆。如《素问·宝命全形论》说："病深者，其声哕。"若病中出现呃声低微，长时方能呃逆一声是元气衰败之征。持续不已的呃逆，现代医学认为是膈肌痉挛所致。

【病例】

1. 康某，男，55 岁，2001 年 6 月 15 日初诊。

病史：呃逆持续 1 周，每日至少 1 小时，逐渐停止，晚上好转，因呃逆影响食欲，食后胃脘隐痛，则呃逆更甚，伴有烧心、口苦。舌苔黄厚腻，脉沉弦。

西医诊断：膈肌痉挛。

辨　　证：湿阻中焦，胃气上逆。

治　　法：清热除湿，和胃降逆。

方　　药：旋覆代赭汤合二陈汤加味。

旋覆花 10g（包），代赭石 24g，陈皮 10g，半夏 10g，茯苓 15g，厚朴 6g，生薏苡仁 30g，藿香 10g，佩兰 10g，滑石 15g，甘草 6g，黄连 3g。水煎服 5 剂。

6 月 22 日二诊：药后病情缓解，呃逆减少，现持续在半小时左右，胃痛、烧心也减轻，上方继服 5 剂。

6 月 29 日三诊：呃逆已止，口不苦，胃病亦减，偶有脘腹胀满，舌苔薄腻。

方药：苍术 10g，厚朴 10g，陈皮 10g，枳壳 10g，炒莱菔子 15g，藿香 10g，白豆蔻 10g，佩兰 10g，茯苓 10g，生薏苡仁 30g。水煎服 5 剂，病愈。

【按】康某，每日呃逆至少持续 1 小时，方能停止，舌苔黄厚腻，是湿热中阻，胃气上逆所致。旋覆代赭汤合二陈汤清热除湿，和胃降逆。旋覆代赭汤去人参，主以降逆化痰、和胃止呃；二陈汤燥湿化痰、理气和中。滑石、甘草为六一散以祛暑利湿；生薏苡仁、藿香、佩兰健脾利湿，芳香化浊以止呃逆。抓住一个"湿"字，通过清、利、化的法则而湿去呃止。

2. 武某，男，30 岁，1999 年 5 月 15 日初诊。

病史：患者连日呃逆频作，呃声洪亮，连续有力，口臭烦渴，面赤心烦，大便秘结。苔黄，脉滑数。

西医诊断：膈肌痉挛。

辨　　证：胃火上逆。

治　　法：清泄胃火，和胃降逆。

方　　药：竹叶石膏汤加减。

竹叶 10g，生石膏 30g，麦冬 10g，石斛 10g，半夏 10g，竹茹 10g，知母 10g，黄连 3g，大黄 6g。水煎服 5 剂。

5 月 22 日二诊：呃逆缓解，口臭减，大便调畅。上方去黄连，改大黄为 2g，加炙甘草 6g、柿蒂 6g。水煎服 5 剂，呃逆止。

【按】武某，突发呃逆频作，呃声洪亮，加之面赤便秘，此实火使然。由于胃热食积，胃火上冲，所以呃声洪亮有力；胃热上蒸则口臭烦渴。腑实则面赤便秘。苔黄脉数，均为实热内盛之象。方以竹叶石膏汤加减。竹叶、石膏清热除烦；麦冬、石斛养阴生津；半夏降逆止呕，柿蒂降气止呃，大黄泻腑通便，黄连泻心火、解热毒，为治痢止呕的要药。知母清胃火而治烦渴。全方胃火除，烦渴解，腑气通，脾升胃降而呃逆自止。

胃　痛

【概述】

胃痛又称胃脘痛，是以胃脘近心窝处经常发生疼痛为主的疾患。历代文献中所称的"心痛""心下痛"，多指胃痛而言。如《素问·六元正纪大论》说："民病胃脘当心而痛。"《医学正传》说："古方九种心痛……详其所由，皆在胃脘，而实不在于心。"朱丹溪明确指出："心痛即胃脘痛。"

胃痛发生的原因有两类：一是由于忧思恼怒，肝气失调，横逆犯胃所引起，故治法以疏肝理气为主；一是由脾不健运，胃失和降而导致，宜用温通、补中等法，以恢复脾胃的功能。

胃痛是临床上常见的一个症状，多见于急慢性胃炎，胃、十二指肠溃疡病，胃神经官能症。也见于胃黏膜脱垂、胰腺炎、胆囊炎及胆石症等病。

【病例】

1. 梁某，男，45岁，2002年10月23日初诊。

病史：患者胃痛反复发作已10年，近日胃镜检查发现"胃小弯溃疡"。

刻诊：胃脘嘈杂泛酸，嗳气，痛时有烧灼感，畏寒怕冷，喜热饮。苔薄腻，脉弦滑。

西医诊断：胃溃疡。

辨　　证：脾胃虚弱，肝气犯胃。

治　　法：温中止痛，疏肝和胃。

方　　药：丹参饮加味。

丹参15g，檀香10g，砂仁10g，乌药10g，草豆蔻10g，香附10g，煅瓦楞子30g，木香10g，半夏10g，川楝子10g，白芍12g，吴茱萸6g，黄连4g，党参15g，荜茇6g。水煎服5剂。

10月30日二诊：症状同前，继服5剂。

11月6日三诊：胃痛缓解，吐酸亦少，二诊方去香附，加厚朴10g，继服5剂。

11日13日四诊：胃痛已瘥，唯晨起嗳气恶心，胃纳尚可，苔薄脉弦，再以益气和胃降逆法。

方药：党参15g，白术10g，白芍10g，竹茹10g，木香10g，厚朴10g，煅瓦楞子30g，砂仁10g，降香15g，丹参24g，乌药10g，佛手12g。水煎服10剂。胃脘胀痛，烧灼泛酸诸症，均告消失。

【按】梁某，胃脘疼痛已久，兼有嘈杂泛酸嗳气之症，乃气滞胃失和降所致。患者既见痛时有烧灼感之热象，又有畏寒怕冷、喜热饮之寒象。根据临床经验，胃痛而有烧灼感，不一定都属热象，气失疏泄，胃酸过多，即可见此症。由于患者病程已10年，久病必有瘀滞，故取丹参饮活血祛瘀，行气止痛；用白芍以柔肝，瓦楞子以制酸。抓住怕冷、喜热饮作为胃寒的主要辨证依据，用荜茇、香附、木香温胃理气以止痛。左金丸清肝泻火，降逆止呕。复诊加党参、白术健脾益气以扶正固本。服药 20 余剂，胃脘胀痛、烧灼泛酸诸症，均告消失。

2. 赵某，男，60 岁，1993 年 10 月 8 日初诊。

病史：有胃痛史 10 年，近一个月来，饭后胃痛加重，伴纳呆、反酸，受凉易发，遇温则舒，上消化道钡检发现"胃窦炎"。舌质有瘀斑，苔白，脉沉细。

西医诊断：胃窦炎。

辨　　证：脾胃虚寒，气滞血瘀。

治　　法：温中健脾，理气活血。

方　　药：良附丸加味。

高良姜 10g，香附 10g，吴茱萸 6g，砂仁 10g，枳壳 10g，蒲黄 10g，五灵脂 10g，白芍 15g，降香 12g，乌贼骨 24g，甘草 6g，煅瓦楞子 30g。水煎服 7 剂。

10 月 17 日二诊：胃痛减轻，反酸亦少，上方加砂仁 10g，继服 7 剂。

10 月 25 日三诊：胃脘舒适，吐酸止，食欲增进，效不更方，稍事出入。

方药：高良姜 10g，山奈 10g，红豆蔻 10g，吴茱萸 6g，黄连 3g，乌贼骨 24g，白及 6g，蒲黄 10g，五灵脂 10g，广木香 10g，砂仁 10g，枳壳 10g。水煎服 7 剂，诸症告愈。后以温胃舒调理善后。

【按】赵某，本例胃痛已久，久痛夹瘀，不仅用良姜、香附、砂仁、枳壳以温中散寒，理气止痛，并加蒲黄、五灵脂活血祛瘀，行气止痛；白芍、甘草之甘酸以缓中止痛。乌贼骨、煅瓦楞子以健胃制酸；降香辛温，以降气辟秽，散瘀定痛。

3. 郑某，女，36 岁，1995 年 9 月 12 日初诊。

病史：患者出现慢性胃脘痛 3 年，与心理、精神情绪有关。属肝胃不和之胃脘灼痛。刻诊：胃痛，烧心，呃逆，胃酸多，口干苦，大便干。胃镜检查提示十二指肠球部溃疡。苔少，脉弦。

西医诊断：十二指肠球部溃疡。

辨　　证：肝胃不和，胃热灼痛。

治　　法：疏肝理气，健胃制酸。

方　　药：小柴胡汤合左金丸加味。

柴胡 10g，半夏 10g，黄芩 6g，黄连 6g，大黄 2g，吴茱萸 3g，白及 10g，诃子 12g，青皮 10g，枳壳 g，生甘草 10g，蜂蜜 30g，生姜 6g，大枣 3 枚，煅瓦楞 30g。水煎服 7 剂。

9 月 21 日二诊：胃痛减轻，少吐酸水，喜甜食，大便调，守方继服 7 剂。

9 月 30 日三诊：饭前胃脘隐痛，口干少白苔，脉细。

方药：诃子 10g，白及 10g，白芍 15g，川楝子 10g，沙参 15g，石斛 10g，麦冬 10g，降香 10g，乌贼骨 24g，甘草 10g，蜂蜜 30g。水煎服 7 剂，胃痛没有复发。

【按】郑某，证属少阳郁热所致。邪热入于少阳郁热所致。邪热入于少阳经脉，经行不利，循经上犯则口苦，火性上炎，津液被灼，胆热犯胃，胃失和降，故见胃脘灼痛、吐酸、呃逆、烧心，治以和解为法。柴胡轻清外散，和解少阳；黄芩清少阳郁热；半夏和胃降逆，散结消痞；黄连、吴茱萸泻火疏肝，和胃止痛，配合煅瓦楞子以健胃制酸；诃子、白及收敛消肿，可直接作用于十二指肠溃疡面的修复；青皮、枳壳理气宽中；大黄清热泻火，加强了黄芩、黄连清热和胃之功；生姜、大枣和胃止呕；生甘草扶正祛邪，使上焦得通，津液得下，胃气得和。三诊时，胃痛泛酸已止，大有胃阴不足之势，故去左金丸及煅瓦楞子，加入滋阴益气之剂而病除。

4. 梁某，男，40 岁，2008 年 6 月 12 日初诊。

病史：患者反复胃痛 3 年。刻诊：胃痛，胀满，遇冷加重。胃镜提示：浅表性胃炎。舌苔薄白，脉细涩。

西医诊断：浅表性胃炎。

辨　　证：脾胃虚寒，气滞中满。

治　　法：行气温中，下气除满。

方　　药：厚朴温中汤加味。

厚朴 10g，青皮 10g，陈皮 10g，高良姜 10g，草豆蔻 10g，草果 10g，木香 10g，赤芍 30g，生薏苡仁 30g，紫苏叶 10g，木瓜 15g，甘草 6g。水煎服 7 剂。

6 月 22 日二诊：药后胃脘痛缓解，上方加降香 10g，赤芍调为白芍 30g。

水煎服7剂。

6月30日三诊：胃胀痛消失，恶风喜暖，苔少白，脉沉细。此脾阳未复之征，予以黄芪建中汤调理之。

方药：黄芪30g，白芍24g，肉桂6g，炙甘草10g，白术12g，半夏10g，砂仁10g，饴糖20g，生姜10g，大枣5枚，佛手12g。水煎服5剂，加之饮食调养而胃痛再未发作。

【按】梁某，胃痛反复发作已3年，其浅表性胃炎是临床常见病证之一。胃脘痛虽有虚实和寒热之分，然而脾胃属土，湿润为常，非火不生，非暖不化，所以最畏寒而喜温。临证胃寒者十居八九。而胃病多有痛象，通之则痛止，而通药多辛温，因此治胃病宜用辛温，不宜用寒凉。患者胃痛，每遇冷加重，胃镜提示浅表性胃炎，证属脾胃虚寒，气滞中满。方中厚朴温中除满，凡人之气得寒则凝而行迟，故以木香、草豆蔻之芳香辛热，入脾脏以行诸气；脾恶湿，故用陈皮以燥之。以上诸药皆入脾胃以温中除满。方中加入草果、紫苏叶增强青皮、陈皮、木香行气之功。高良姜温中散寒，赤芍理血止痛；生薏苡仁、木瓜缓急舒挛止痛。全方合用温中除胀，健胃止痛。

5. 郝某，女，50岁，2002年6月15日初诊。

病史：患者胃下垂5年，体质瘦弱，面色少华，纳食差。X线片示：胃体下垂。刻诊：食谷不香，嗳气吐酸，肋下有水流声，食后脐部胀满，气短乏力。舌苔薄白，脉虚细无力。

西医诊断：胃下垂。

辨　　证：脾气下陷。

治　　法：升降脾胃。

方　　药：补中益气加枳实方。

黄芪30g，党参15g，白术15g，陈皮10g，升麻6g，柴胡10g，当归10g，煅瓦楞子30g，乌贼骨24g，枳实30g，炙甘草10g。水煎服30剂。

7月20日二诊：药后精神振作，嗳气吐酸已消失，纳食增进，继守前方。

方药：枳实30g，黄芪24g，白术12g，陈皮10g，升麻10g，柴胡10g，党参12g，当归15g，炙甘草10g，生姜6g，大枣5枚。水煎服30剂。

8月28日三诊：服药60剂，症状基本消失，食欲增加，体重亦增加，精神振作。X线腹部摄片示胃体上升，但未达到正常位置。继服补中益气丸2

个月，复查胃体已升至正常位置。

【按】郝某，纳少腹胀，嗳气吐酸，这是脾胃虚弱的表现。土不生金，肺失所养则乏力气短；食后脐部胀满，是由于胃已下垂，胃体下移所致；胃体下垂，三焦水道的定位有所改变，水停不化，故出现肋腹有水流声；胃体下移，影响其纳谷和运化功能，故形体消瘦。法以升降脾胃，取补中益气汤升阳举陷，补益中焦脾土；枳实破气消痞，亦可增强平滑肌张力，以大剂量用之于补中益气汤中，对于胃下垂者可起升阳举陷之作用。凡遇胃下垂病人，一般连服 50 剂以上，多可获效。

6. 李某，男，46 岁，2003 年 6 月 14 日初诊。

病史：患者胃痛，脘腹胀满，伴有嗳气，反酸，大便干结。上周胃镜检查：幽门开合欠佳、胃窦部黏膜粗糙，水肿明显，胆汁反流较多。舌苔黄腻，脉弦数。

西医诊断：胆汁反流性胃炎。

辨　　证：湿热壅滞，肝胃不和。

治　　法：疏肝和胃，清利湿热。

方　　药：大柴胡汤加味。

柴胡 10g，半夏 10g，黄芩 10g，枳壳 10g，赤芍 30g，大黄 5g，青蒿 15g，佩兰 10g，川楝子 10g，郁金 10g，旋覆花 10g（包），煅瓦楞子 30g，炙乌梅 15g，炒川椒 2g。水煎服 7 剂。

6 月 22 日二诊：胃痛缓解，腹胀减轻，上方去乌梅，加生薏苡仁 30g。水煎服 7 剂。

6 月 30 日三诊：泛酸消失，大便如常。

方药：柴胡 10g，半夏 10g，黄芩 10g，枳壳 10g，诃子 10g，青蒿 10g，白及 10g，竹茹 10g，陈皮 10g，赤芍 30g，郁金 10g。水煎服 7 剂，胃痛止。

【按】李某，胆汁反流性胃炎，多由脾胃气机升降失调所致。究其升降失常之因，除脾胃失调外，与肝胆关系密切。本例胃痛以脘腹胀满、嗳气反酸、苔黄腻为主症，系湿热壅滞，肝气犯胃，导致胃气失降而致胆汁反流，上逆为病。肝木之横逆为因，胃气失降为果，肝体阴而用阳，肝火伤阴，湿热阻滞，此时不可单用疏肝理气、辛香耗阴之品，而应酸甘凉润，柔肝养胃，芳香化湿，健胃制酸。方中柴胡与黄芩合用，能和解清热，以除少阳之邪；大黄、枳壳清泻阳明热结；赤芍化瘀以缓急止痛；半夏降逆止呕；青蒿、佩兰醒脾化湿；郁金、川楝子疏肝理气；旋覆花降气和胃；煅瓦楞子健胃制酸；炙乌梅生津敛肺，加强煅瓦楞子制酸之用；炒川椒温中止痛，以顾护胃气。复诊时加生薏苡仁，以健脾渗湿。全方和肝胃，清湿热，使脾升胃降，出入有序，而胆汁亦起到正常的健胃助消化作用。

7. 吕某，女，24 岁，2005 年 8 月 18 日初诊。

病史：患者素喜肥甘厚味，体形肥胖，身高 1.65 米，体重 75kg，脘腹胀满，口淡乏味，时有呕恶，头晕嗜睡，大便偏干而不爽。舌苔白腻，脉濡缓。

西医诊断：胃肠功能紊乱。

辨　　证：湿困脾胃，气机阻滞。

治　　法：燥湿运脾，理气和胃。

方　　药：平陈汤加味。

苍术 15g，厚朴 10g，陈皮 10g，半夏 10g，茯苓 30g，生薏苡仁 30g，白豆蔻 10g，莱菔子 15g，火麻仁 30g，泽泻 30g，甘草 6g。水煎服 5 剂。

8 月 25 日二诊：脘腹胀满缓解，头晕嗜卧已除，唯口淡食少，大便黏滞，经血有紫块，量少，经期腹痛，以活血调经。

方药：当归 15g，桃仁 10g，红花 10g，香附 10g，茺蔚子 30g，花蕊石 15g，赤芍 30g，续断 15g，枳壳 10g，延胡索 10g，川芎 6g。水煎服 5 剂。

9 月 9 日四诊：上述诸症基本消失，患者属痰湿体质，治以除湿化痰。

方药：苍术 12g，厚朴 10g，陈皮 10g，茯苓 30g，泽泻 30g，猪苓 10g，生薏苡仁 30g，焦三仙各 10g。水煎服 5 剂。嘱其改善饮食习惯，以素淡为要，坚持晨练。

【按】吕某，证属脾胃不和，湿阻中焦肠胃，而成湿困脾胃，气机阻滞。由于湿滞中焦，脾阳不运，故治以燥湿运脾为主，兼以行气和胃，以祛其湿滞，理其脾胃，使中焦健运而脘腹胀满消除。方中苍术增强燥湿运脾之力；辅以二陈汤燥湿化痰，理气和中；湿与痰同类，均为湿困脾阳而致。患者饮食不节，嗜食肥甘，体重超常，损伤脾胃，以致中阳不运，脾不能为胃行其津液，湿困中焦，阻滞气机，则脘腹胀满，故配以厚朴燥湿行气，导滞除满；重用茯苓、泽泻、生薏苡仁渗湿健脾；莱菔子理气消胀；火麻仁润肠通便。服药 10 剂，脘腹胀满消除，头晕嗜睡因湿去而缓解。三诊时因体质偏胖，冲任失调，月事痛经，故以养血调经、化瘀止痛而病愈。

8. 杨某，男，40岁，2008年3月10日初诊。

病史：患者身体瘦弱，颜面黄白，胃脘疼痛5~6年，时作时止，每年冬春发作频繁，近一月加重，饥饿时发作，食入少量食物则缓解，疼痛喜温喜按，纳呆便溏。胃镜检查示：浅表萎缩性胃炎。舌淡，苔白，脉虚弱。

西医诊断：萎缩性胃炎。

辨　　证：脾胃虚弱，中气不足。

治　　法：温中健脾，缓急止痛。

方　　药：黄芪建中汤加味。

炙黄芪30g，白芍15g，焦白术30g，半夏10g，陈皮10g，茯苓15g，炒白扁豆15g，桂枝10g，山药12g，诃子10g，饴糖24g，炙甘草10g。水煎服7剂。

3月20日二诊：脘腹痛止，纳呆便溏同前，上方加生薏苡仁30g，水煎服7剂。

4月1日三诊：胃脘痛诸症消失，精神振作，仍大便稀而软，仿参苓白术散之义调理。

方药：党参12g，茯苓15g，焦白术30g，陈皮10g，莲子肉10g，砂仁10g，生薏苡仁30g，炒薏苡仁30g，荷叶6g，佛手12g，诃子10g，绿萼梅10g，厚朴10g，炙甘草10g。水煎服7剂，诸症康复。

【按】杨某，胃脘痛反复发作多年，属虚劳腹痛，故取黄芪建中汤合六君以温健中阳。方中芍药配饴糖，酸甘化阴；桂枝配饴糖，辛甘化阳。中气得健，阴阳平衡，疼痛速止。方中六君坐镇中州，健脾理气除湿，配合生薏苡仁、炒薏苡仁、山药醒脾利湿；炒白扁豆、诃子运脾利湿，收敛止痛。三诊时，患者大便稀而软，故以参苓白术散益气健脾，渗湿止泻并加绿萼梅疏肝散郁、开胃生津而收功。

9. 赵某，女，30岁，1998年8月10日初诊。

病史：患者脘腹脐周痛3~4年。近来因生气，精神抑郁而胃脘痛加重，痛甚欲泻，粪便稀薄，食谷不化，伴有烧心吐酸，嗳气频作，手足发凉，腰背酸痛，不欲甜食。胃镜示：浅表性胃炎。舌质红，苔薄黄，脉弦细。

西医诊断：浅表性胃炎。

辨　　证：肝胃不和。

治　　法：泻肝和胃。

方　　药：痛泻要方加味。

吴茱萸 10g，黄连 6g，陈皮 10g，白术 15g，防风 10g，赤白芍各 30g，煅瓦楞子 30g（后下），延胡索 10g，乌贼骨 18g，白及 10g。水煎服 5 剂。

8 月 16 日二诊：胃痛止，痛泻缓解，烧心吐酸亦减轻。舌淡，苔白，脉弦细。

方药：煅瓦楞子 30g（后下），煅牡蛎 30g，黄连 6g，吴茱萸 3g，防风 10g，赤白芍各 30g，陈皮 10g，白术 15g，柴胡 10g，半夏 10g，黄芩 10g，生姜 6g，大枣 3 枚。水煎服 5 剂。

8 月 23 日三诊：胃脘痛已不再发作，饮食尚可，大便成形，有后重下坠感，但临厕不解。治以疏肝和胃、醒脾利湿，佐以清利肠道。

方药：柴胡 10g，半夏 10g，黄芩 10g，黄连 3g，吴茱萸 6g，防风 10g，陈皮 10g，冬瓜子 30g，马齿苋 30g，广木香 6g，生薏苡仁 30g，白术 15g，泽泻 30g，茯苓 15g，焦三仙各 12g。水煎服 7 剂，诸症痊愈。

【按】赵某，年轻力壮，其胃痛与精神抑郁有关。每遇精神刺激而疼痛加重，兼之泄泻也甚，痛即欲泻。本例由土虚木乘，脾受肝制，升降失常所致。吴鹤皋云："泻责之脾，痛责之肝，肝责之实，脾责之虚，脾虚肝实，故令痛泻。"方中白术燥湿健脾，赤白芍养血泻肝；陈皮理气醒脾，防风散肝舒脾。因肝火犯胃，是肝郁化火所致，犯胃则嘈杂吐酸、呕吐口苦、脘腹痞满。肝火犯胃的呕吐吞酸，肝有火，胃也热。单用黄连苦寒治热，难以兼顾肝胃，故黄连配吴茱萸意义在于以黄连苦寒泻火为主，佐以吴茱萸辛热，从热药反佐以制黄连之寒，且吴茱萸辛热，能入肝降逆，以使肝胃调和；煅瓦楞子后下，健胃制酸，所以患者服药 5 剂，胃脘痛即止，痛泻缓解，烧心诸症减轻；复诊时加入柴胡、半夏、黄芩、煅牡蛎，有大柴胡汤之意，在于和解少阳，内泻热结。三诊时，胃脘痛告愈，痛泻即止，唯感肠鸣下坠，有里急后重感，故加入冬瓜子、生薏苡仁、马齿苋，以健脾利湿，清理肠道，而诸症告愈。

10. 雷某，男，32 岁，2004 年 7 月 10 日初诊。

病史：患者两个月来，胃脘嘈杂不适，偶有隐痛，头晕失眠，梦多烦躁，口干不欲饮，大便干结不爽。患者怀疑自己胃中长了东西，精神不振。纳少，太息，饮食乏味。做胃镜检查无异常，胃黏膜良好，心、脑电扫描均属正常。患者总自觉胃脘有胀满引痛感，按之无不适，心情沉闷。舌苔黄腻，脉弦滑。

西医诊断：胃神经官能症。

辨　　证：痰火内结。

治　　法：除痰降火。

方　　药：印氏除痰降火汤加味。

柴胡 10g，黄芩 10g，半夏 12g，青皮 10g，枳壳 10g，竹茹 12g，珍珠母 30g，青礞石 30g，夜交藤 30g，合欢皮 15g，石菖蒲 6g，远志 6g，胆南星 6g，天竺黄 6g，炒麦芽 24g。水煎服 5 剂。

7 月 17 日二诊：胃脘较舒适，睡眠有改善，继服 5 剂。

7 月 24 日三诊：胃脘不痛，精神佳，幻觉消失，大便调和。效不更方。

方药：柴胡 10g，半夏 10g，黄芩 10g，珍珠母 30g，夜交藤 30g，合欢花 10g，石菖蒲 6g，远志 6g，火麻仁 30g，葛根 30g，竹茹 12g，枳壳 10g，砂仁 10g，炒麦芽 30g。水煎服 7 剂，诸症消失。

【按】雷某，胃脘嘈杂不适两月余，伴有眠差梦多，烦躁头晕，大便干结。经胃镜检查无异常，没有器质性改变。前医以温中益气、健脾化湿、活血定痛诸法，其效不显。因患者属痰热壅滞，故以除痰降火施治。降痰降火方是印老治疗痰火扰心而致狂躁症的家传验方。也即印氏柴芩温胆汤的加减方。患者失眠多梦，头目眩痛，烦躁易怒，为痰火郁结阶段的征象；舌苔黄腻，大便干结，是痰火内结，腑气不通矣。胃脘不适，是痰热上壅，胃气不和之征。方中柴胡、黄芩清肝泻火；半夏、竹茹、石菖蒲、远志、天竺黄、胆南星除痰开窍；珍珠母、青礞石除痰镇惊；夜交藤、合欢花养心安神；青皮、枳壳理气和胃。服药 15 剂，诸症消失，此乃"异病同治"之义矣。

11. 宋某，男，62 岁，1991 年 8 月 12 日初诊。

病史：患者胃脘隐痛 3 年，时轻时重，经钡透西医诊为十二指肠球部溃疡。刻诊：胃脘痛，两胁胀满，食少，呕逆清水，消化不良，大便不调，四肢倦怠，体质瘦弱，面色暗而微黄。舌质淡红，苔白厚，脉弦细。

西医诊断：十二指肠球部溃疡。

辨　　证：肝郁脾虚，胃脘作痛。

治　　法：疏肝健脾，温中消食。

方　　药：香砂六君子汤加味。

党参15g，白术15g，茯苓12g，神曲15g，炒麦芽30g，厚朴10g，砂仁10g，槟榔6g，藿香10g，白芍15g，炙甘草10g，茵陈12g，木香6g，柴胡10g。水煎服5剂。

8月18日二诊：症状颇减，吐止食增，大便正常，系脾运已复，仍觉胁痛，上方去槟榔，加郁金12g，以开郁行气，平肝止痛，继服5剂。

8月25日三诊：药后胃脘、胁痛均止，此系脾健肝舒，以二诊方去木香、茵陈、柴胡，加鸡内金15g，再进7剂，诸症悉平。

【按】宋某，十二指肠球部溃疡之胃脘痛，该患者脉弦细为肝郁脾阳不足，肝郁则横逆犯胃，脾阳虚则运化无权，清气不升，浊气不降，故见胀满胁痛，食少胃脘痛和呕逆清水，大便不调等。药用香砂六君子汤加味，理气健脾，温胃止痛。加藿香取其味辛性温，和胃止呕助脾阳；加槟榔辛苦温，降气破滞，广木香温中行气，砂仁、茵陈化湿和中；麦芽、神曲消食导滞，柴胡、白芍疏肝止痛。服药5剂后，唯觉胁痛，又加郁金取其辛苦行气开郁，使肝疏脾健，自觉症状消除。三诊加鸡内金取其甘平消积，散结开胃，复脾胃运化之能力，水谷精微得化，气血之源充盈，输全身以养脏腑，肝脾调和而病告愈。

12. 吴某，男，33岁，2012年5月10日初诊。

病史：患者10年前因高考落榜，而致精神抑郁，患精神分裂症，经服中药而愈。近一周来心情不舒，纳食消减，胃脘胀痛，时时嗳气，泛吐酸水，心烦易怒，口苦咽干。舌红，苔黄，脉弦数。

西医诊断：慢性胃炎。

辨　　证：气郁化火，横逆犯胃。

治　　法：疏肝泄热，和胃制酸。

方　　药：越鞠丸加味。

柴胡10g，香附10g，枳壳10g，川楝子12g，延胡索10g，苍术10g，白芍15g，乌贼骨30g，吴茱萸6g，建神曲15g，炙甘草6g，川芎10g。水煎服7剂。

5月18日二诊：精神好转，胸膈痞满、胃脘胀痛及泛吐酸水等症减轻，唯心烦、口苦、不思饮食，上方去延胡索，加栀子10g，继服7剂。

5月27日三诊：药后诸症基本消除，守法进退。

方药：柴胡10g，香附10g，川芎10g，栀子10g，苍术10g，神曲15g，黄连3g，吴茱萸3g，川楝子10g，白芍24g，石斛10g，炙甘草6g，乌贼骨24g。水煎服7剂，调理善后。

【按】吴某，病位在胃，实质在肝，因肝主疏泄，调畅气机，既可调节情志活动，又能促进消化吸收。本例患者情志不舒，肝气郁滞，横逆犯胃，故表现为胸膈胀闷、胃脘胀痛、嗳气泛酸为主症的肝胃不和证候。气郁化火，则心烦易怒，口苦咽干，故治以疏肝解郁，泄热和胃。方以越鞠丸加味，柴胡与香附伍用，疏肝解郁；枳壳长于理气宽中，消胀除满；白芍苦酸微寒，善入肝经血分，气血兼施，动静相宜，共收疏肝理气、柔肝缓急之效；川楝子与延胡索相须用之，疏肝泄热，行气止痛；黄连、吴茱萸伍用，辛开苦降，寒热并举，既可清泄肝火、和胃降逆，又能调气散结，以治肝郁化火之证；栀子重在疏泄肝胆郁热而除烦；乌贼骨燥湿制酸止痛；炙甘草益气和中，伍白芍则酸甘化阴，缓急止痛；苍术醒脾化湿，神曲消食和胃。全方疏肝泄热不伤津，和胃制酸不恋邪而止痛功显。

黄　疸

识药选方
尽在码中
☆ 打基础
☆ 学知识

【概述】

黄疸是以目黄、身黄、小便黄赤为主要表现的一类病证。祖国医学很早就对黄疸有了认识。《灵枢·论疾诊尺》篇说："身痛而色微黄、齿垢黄，爪甲上黄，黄疸也。"《素问·六元正纪大论》指出："湿热相搏……民病黄瘅。"可见《黄帝内经》对黄疸的症状、体征、病机都做了简要的概述。元代罗天益根据黄疸的临床特点，将其概括为阳证、阴证两大类，也即后世所说的阳黄和阴黄，因其对临床实践有一定指导意义，至今仍为人们所采用。

现代医学的黄疸与中医的黄疸临床表现相似，都以目黄、身黄为主要症状。故凡一切能引起黄疸的疾病，诸如传染性肝炎、肝硬化、胆囊炎、胆石症、原发性和继发性肝癌、胰头癌等均可引起黄疸。

【病例】

1. 韩某，男，18 岁，1991 年 8 月 20 日初诊。

病史：患者眼巩膜、面部黄染 1 周，全身乏力，食欲不振，泛泛欲呕，皮肤发痒，小便黄赤。舌苔黄腻，脉弦数。肝功能化验：胆红素 4.8mg、黄疸指数 50U、麝香草酚浊度试验 16U、麝絮（＋＋＋），谷丙转氨酶 800U。

西医诊断：急性黄疸型肝炎。

辨　　证：湿热黄疸。

治　　法：清热利湿。

方　　药：茵陈蒿汤加味。

茵陈 50g，栀子 10g，大黄 6g，茯苓 15g，猪苓 10g，泽泻 30g，车前子 12g（包），虎杖 15g，蚤休 12g，炒麦芽 30g，金钱草 15g，郁金 12g，丹参 30g。水煎服 7 剂。

8 月 29 日二诊：黄疸逐渐消退，上方去猪苓，继服 7 剂。

9 月 7 日三诊：两眼巩膜黄染已退，面部橘黄也发淡，大便稀。苔薄腻，脉弦。

方药：茵陈 30g，栀子 10g，大黄 3g，虎杖 15g，当归 10g，丹参 30g，郁金 12g，炒麦芽 30g，蒲公英 15g，金钱草 10g，赤芍 18g。水煎服 10 剂。

9 月 20 日四诊：黄疸全部消退，食欲增进，精神好，体力恢复，肝功能化验，各项指标均正常。

方药：茵陈 15g，栀子 10g，黄柏 10g，当归 10g，赤芍 15g，郁金 10g，虎杖 10g，炒麦芽 30g，丹参 18g，大黄 1g。水煎服 5 剂，巩固疗效。

【按】韩某，年青体壮，感染急性黄疸型肝炎，证属湿热熏蒸肝胆而发黄，治以清热利湿退黄。方取茵陈蒿汤为主，重用茵陈以其最善清利湿热、退黄疸；栀子清利三焦，导湿热下行，引湿热从小便而出；大黄泻热逐瘀，通利大便；茯苓、猪苓、泽泻、车前子健脾利湿；虎杖、金钱草、蚤休清热解毒，利湿退黄；《妇人明理论》认为"一味丹参，功同四物"。其实丹参一药，活血祛瘀的作用甚佳，养血的作用则较为薄弱；郁金辛苦性寒，能入气分以行气解郁，入血分以凉血破瘀，两药相须为用，活血通经，保肝护肝；炒麦芽和胃助消化，患者服药 20 余剂，诸症消失。

2. 朱某，男，27 岁，1990 年 6 月 5 日初诊。

病史：患者半年来两胁胀痛，身重乏力，厌油腻食物，甚至恶心、呕吐、气急，纳差，休息几天才能慢慢缓解。肝功能化验提示，谷丙转氨酶持续在350U上下，其余指标正常。畏风怕冷，夜不安寐，四末发凉。舌质淡，苔白根腻，脉弦滑。

西医诊断：迁延性肝炎。

辨　　证：湿浊内困，阳气不展。

治　　法：化湿通阳，疏通表里。

方　　药：柴胡桂枝干姜汤加减。

柴胡10g，桂枝10g，丹参24g，赤芍24g，陈皮10g，干姜10g，土茯苓30g，木香6g，板蓝根18g，茵陈15g，半夏10g，夜交藤30g，生姜6g，白芷6g。水煎服5剂。

6月12日二诊：诸症同前，脘闷不适，加香附10g，继服5剂。

6月18日三诊：怕冷感减轻，恶心呕吐缓解，仍肝区隐痛，舌苔腻渐去，脉弦滑。上方去白芷、干姜，加郁金12g。水煎服5剂。

6月24日四诊：怕冷已解，手足温和，饮食增进，夜寐已安，胁肋亦不痛，精神渐复，苔薄白，脉弦滑。仍守前法。

方药：柴胡10g，桂枝10g，半夏10g，蒲公英15g，土茯苓24g，茵陈15g，板蓝根15g，藿香10g，炒麦芽24g，生姜6g，赤芍15g。水煎服10剂，病已告愈。

【按】朱某，半年来胁肋胀痛，厌油腻。肝功化验提示，谷丙转氨酶偏高，其余指标正常。证属湿浊内困，阳气被郁，因而不能伸展，治宜通阳化湿法。方用柴胡、桂枝疏通阳气，白芷、木香、陈皮、半夏芳香化湿，使表里通达，气血周流，阳气得以舒展，增强抗病能力；土茯苓、茵陈、板蓝根以清热解毒，渗湿退黄；丹参、赤芍活血通络，治胁肋隐痛；夜交藤养心安神治失眠；二陈汤燥湿化痰，理气和中；干姜、生姜并用，辛散温通，升发阳气。全方使湿浊化，阳气通，迁延性肝炎得愈。

3. 张某，男，35岁，1997年12月20日初诊。

病史：患者两目白睛黄如橘子色半个月，面部及身体皮肤均见黄染，困倦乏力，嗜卧无神，恶心欲呕，纳谷不香，小溲黄赤，胸闷不舒，面色不华。舌苔黄腻，脉弦滑。化验肝功能：麝香草酚浊度试验16U，谷丙转氨酶200 U/L，总胆红素 185μmol/L，直接胆红素 16μmol/L，乙肝五项：HBsAg（＋），HBcAb（＋），HBeAb（＋），HBsAb（－）。

西医诊断：乙型肝炎。

辨　　证：阳黄湿热壅结。

治　　法：清肝解毒，活血利湿。

方　　药：清肝解毒汤加味。

柴胡 10g，栀子 10g，黄芩 10g，郁金 15g，川楝子 15g，藿香 10g，当归 10g，丹参 30g，赤芍 30g，土茯苓 30g，蚤休 10g，茵陈 50g，八月札 10g，垂盆草 10g，白茅根 24g。水煎服 14 剂，每日 1 剂。

1998 年 1 月 5 日二诊：患者黄疸退，呕吐止，纳谷香，精神佳。上方减茵陈为 30g，去八月札、垂盆草、白茅根，加炒白术 30g、黑蚂蚁 10g。继服 15 剂。

1 月 22 日三诊：食纳增，偶有心情不舒而胁肋胀闷，二诊方加片姜黄 10g，再进 15 剂。

2 月 10 日四诊：临床症状消失，肝功化验正常。其乙肝五项复查结果：HBsAg、HBcAb、HBeAb 转为阴性，HBsAb 转为阳性。舌苔薄白，脉弦。

方药：柴胡 10g，黄芩 10g，丹参 24g，赤芍 15g，郁金 12g，茵陈 12g，炒白术 18g，黄精 10g，栀子 10g，黑蚂蚁 10g，鸡内金 15g，蒲公英 15g。水煎服 15 剂。

3 个月后再复查，肝功正常，HBsAg 亦转阴。20 多年过去了，患者每年查一次肝功、乙肝五项一直正常，身体壮实，一直在工地干活。

【按】张某，全身黄染属乙肝所致。乙肝病毒属中医之"毒邪"范畴，具有极强的传染性。本例患者因病程短，体质壮实，从乙肝病毒蛰伏体内到乙肝发病，时间较短，表现为邪实的证候。治以祛邪为主，投以清肝解毒汤加味。方中垂盆草、茵陈、土茯苓、黄芩、八月札、白茅根清热解毒，利胆退黄，既能抑制或清除乙肝病毒，又能降低血清转氨酶的活性，减轻肝细胞坏死，促进肝细胞再生和修复；丹参、赤芍、当归活血化瘀以解毒退黄，具有软坚散结、祛瘀生新、改善肝内微循环、保护肝细胞的作用，还能清除自由基，抑制细胞膜脂质过氧化，减轻肝细胞变性坏死，清除肝纤维化的诱发因素，增强胶原酶活性，促进胶原降解，从而阻断肝纤维化的进程；柴胡、郁金、川楝子疏肝理气而解毒；蚤休解毒退黄。本方配伍得当，紧扣病机，不仅能退黄降酶，而且能促使 HBeAg、HBcAb、HBV-dna 转阴，使 HBsAg 转阴或滴度下降。该患者连续服药 50 余剂，临床症状消失，乙肝表面抗原转阴。20 多年经常回访，肝功、乙肝五项均正常，精神振作，体质康健。

4. 高某，女，8 岁，1994 年 6 月 25 日初诊。

病史：其母代诉，旬日来女儿精神疲惫，倦怠乏力，恶心欲吐，不思饮食，喜睡卧床。实验室检查：TTT 15U、ZnTT 16U、ALT 180U、HAV-LgM 阳性，HBeAg 1256U 强阳性，HBeAg 阳性，抗-HBe 阴性，抗-HBc 阳性。刻诊：两眼球巩膜黄染，身黄如橘色，恶心欲吐，纳呆，小便黄，肝脾未触及。舌淡，苔黄腻，脉弦数。

西医诊断：甲乙型肝炎重叠感染。

辨　　证：湿热壅结，脾虚湿困，熏蒸肝胆则发黄。

治　　法：清肝解毒，醒脾利湿。

方　　药：清肝解毒方合茵陈蒿汤加味。

茵陈 24g，蒲公英 12g，土茯苓 12g，虎杖 7g，郁金 7g，柴胡 6g，黄芩 7g，丹参 12g，赤芍 12g，凤尾草 9g，生薏苡仁 15g，栀子 7g，藿香 7g，生牡蛎 18g，鸡骨草 7g。水煎服 10 剂。

7 月 6 日二诊：黄疸基本消退，呕吐止，饮食尚可，上方去凤尾草，减茵陈为 15g，加炒白术 10g。水煎服 10 剂。

7 月 18 日三诊：患儿黄疸消退，食欲增进，再以运脾化湿法。

方药：柴胡 6g，半夏 6g，黄芩 6g，丹参 12g，郁金 6g，蒲公英 10g，生薏苡仁 10g，炒薏苡仁 10g，莲子肉 7g，生牡蛎 15g，川楝子 6g，青蒿 7g，藿香 6g。水煎服 10 剂。

7 月 29 日行化验检查，肝功能各项指标正常，HBsAg 转阴；2 个月后复查 HAV-LgM、HBsAg 均为阴性，抗-HBe 转阳、抗-HBc 转阴，两肝炎重叠感染一并治愈。

【按】高某，8 岁小女孩患甲乙型肝炎重叠感染。病毒性甲型或乙型肝炎，对其他肝炎或肝病无免疫性。各种病毒性肝炎，既可单独感染亦可合并或重叠感染。根据临床观察，甲乙两种肝炎重叠感染者，多为原有乙肝病毒感染，复又感染甲肝病毒。此类患者临床表现大部分具有目黄、皮肤黄、小便黄之特点。

本例患儿素禀携带乙肝病毒，由于湿邪困脾，阻于中焦，郁而化热，熏蒸肝胆，甲肝疫毒引动体内之乙肝湿毒，使原来的相对稳定状态趋于活跃，而体内正气也起而抗争，故出现湿热胶着，如油入面，难分难解的局面。所以也不难看出乙肝即属中医湿邪范围，有些人一旦感染即终身携带，显然与中医湿邪致病缠绵留着，不易速去的特点相一致。此时应把握病机，故运用醒脾利湿，清热凉血，活血解毒法治之。方中藿香、生薏苡仁、土茯苓醒脾利湿，健脾和中；茵陈、凤尾草、蒲公英、虎杖清热利湿，解毒退黄；柴胡、黄芩疏肝利胆，有助于醒脾化湿；郁金、川楝子行气活血，疏展肝木；赤芍具有较强的抑制乙肝病毒效应，同时具有清除甲肝病毒的作用。生牡蛎重镇平肝，软坚散结，有利于肝功能的恢复。本方用药清淡而无苦寒之弊，清利而无伤阴之虞，因此治疗甲乙两种肝炎重叠感染取得满意疗效。患儿服药30余剂，临床诸症得解，阴平阳秘，精神乃致。

胁　痛

【概述】

胁痛是指一侧或两侧胁肋部位的疼痛，是临床常见的一种症状。因为肝居胁下，肝脉贯膈布胁肋，故其发生多与肝胆疾患有关。《灵枢·五邪篇》说："邪在肝，则两胁中痛。"《素问·藏气法时论》也说："肝病者，两胁下痛引少腹。"但另一方面，其他脏腑之病变也可引起胁肋疼痛。如张景岳说："心肺脾胃肾与膀胱亦皆有胁痛之病，此非诸经皆有此证，但以邪在诸经，气逆不解，必以次相传，延及少阳厥阴，乃至胁肋疼疡。"胁痛一症，可见于许多疾病，如现代医学的肋间神经痛、胸膜炎、肝炎、胆囊炎、胆石症以及胸胁部外伤等，均可引起胁痛。

【病例】

1. 冯某，女，35岁，1993年9月6日初诊。

病史：患者右胁胀痛2年，加重3月余。胁痛呈间歇发作，伴肩困、背困，偶尔左胁亦痛，缓解时好如常人。素日性格急躁，月经不调，三四个月来潮一次，饮食、二便正常，肝功能正常，摄片检查，诊为：胆囊浓缩功能不良。舌质暗，舌体稍胖，苔白，脉沉滑。

西医诊断：胆囊浓缩功能不良。

辨　　证：肝气郁结，气滞血瘀。

治　　法：疏肝理气，活血通络。

方　　药：柴胡疏肝散加减。

柴胡 10g，枳壳 10g，香附 10g，青皮 10g，茯苓 15g，川芎 6g，川楝子 10g，片姜黄 10g，当归 10g，赤芍 15g，焦山楂 15g，甘草 6g。水煎服 5 剂。

9 月 13 日二诊：药后诸症减轻，上方加益母草 24g，水煎服 5 剂。

9 月 20 日三诊：嗣后依二诊方为基础，稍事化裁。共服药 20 余剂，胁痛基本消失，月经也按时来潮。

【按】冯某，胁痛 2 年余，肝郁气结，失其条达之性，故胁肋胀痛，胸闷不适，多在情绪变化时加重。肝气横逆，胃失和降，故纳呆嗳气。气滞日久，瘀血停滞，脉络痹阻，也导致胁痛加重；气滞血瘀，冲任失调，故月经不得按时而下，则见数月来潮一次。治宜疏肝理气，活血通络。方中柴胡、香附疏肝解郁；枳壳、青皮宽胸理气；川芎行血中之气滞；赤芍、当归养血柔肝，和营止痛；川楝子、片姜黄理气活血，善治胁肋疼痛。诸药合用，使其肝气条达，月经来潮而疼痛自解。

2. 王某，女，42 岁，2005 年 6 月 4 日初诊。

病史：患者右上腹胁肋疼痛 1 周，时轻时重，疼时彻背，间断发作，每于食后或生气后加重，伴有口干苦，纳少便干，小便黄，体温正常，巩膜无黄染。B 超示：急性胆囊炎。肝功能正常。舌苔薄黄，脉弦。

西医诊断：急性胆囊炎。

辨　　证：肝郁气滞，湿热壅结。

治　　法：疏肝利胆，行气止痛。

方　　药：大柴胡汤加减。

柴胡 10g，大黄 6g，枳实 12g，厚朴 10g，茵陈 30g，川楝子 12g，广木香 10g，郁金 12g，槟榔 10g，半夏 10g，黄芩 10g，片姜黄 6g。水煎服 5 剂。

6 月 12 日二诊：药后疼痛缓解，大便通畅，口苦咽干减轻，上方再进 5 剂。

6 月 18 日三诊：胁痛基本消除，大便正常，偶有睡眠不适。

方药：柴胡 10g，郁金 10g，川楝子 10g，片姜黄 6g，枳实 10g，半夏 10g，黄芩 10g，赤芍 15g，降香 12g，夜交藤 30g，合欢皮 15g，广木香 6g。水煎服 5 剂，以善其后。

【按】王某，急性胆囊炎致胁肋疼痛，中医认为病机是胆气不畅，故治疗应以通降为法。方中柴胡疏肝解郁；大黄、枳实泻阳明热结；柴胡与黄芩相合，能和解清热，以除少阳之邪。茵陈清热利胆，槟榔行气消积；厚朴、木香理气宽中，片姜黄、川楝子、郁金理气活血而定痛。诸药合用，共奏外解少阳，内泻热结，疏利气机，活血定痛之功。

3. 狄某，男，21 岁，2004 年 1 月 7 日初诊。

病史：患者患急性无黄疸型肝炎 1 年余，屡经中西药治疗迁延不愈，TTT 反复增高。现肝区胁肋隐痛不适，面色㿠白，形瘦纳少，腹部痞胀，倦怠尿黄，GPT 160U。苔根白腻，舌质淡红，脉濡滑。

西医诊断：迁延性肝炎。

辨　　证：气血两亏，湿热壅结。

治　　法：扶正养肝，化湿清热。

方　　药：八珍汤加味。

党参 12g，白术 10g，当归 10g，白芍 12g，川芎 6g，茵陈 15g，栀子 10g，猪茯苓各 10g，白豆蔻 10g，青皮 10g，生薏苡仁 24g，虎杖 15g。水煎服 5 剂。

1 月 14 日二诊：症状无明显变化，药后颇感舒适，胁肋仍隐痛，方宗原意出入。

方药：党参 12g，焦白术 10g，当归 10g，赤白芍各 15g，茵陈 10g，青陈皮各 10g，虎杖 15g，川楝子 10g，延胡索 10g，砂仁 10g，茯苓 12g，片姜黄 6g。水煎服 5 剂。

1 月 21 日三诊：肝区隐痛得减，腹部胀闷渐松，二诊方加川芎 10g。水煎服 5 剂。

1 月 27 日四诊：精神好转，肝区有时作胀，肝脾损伤渐复，湿热亦渐去，GPT 40U，继服三诊方 10 剂，以巩固疗效。

【按】狄某，迁延性肝炎而致胁肋隐痛。患者正虚邪实，肝伤及脾，气血两亏，遂用调补气血，养肝健脾以图本，湿重于热，故重用化湿，略佐清热以治标，调治两月，症状消失，体力恢复，肝功能化验正常。可见对于慢性肝炎或迁延性肝炎活动之肝病，当有气虚、血虚、阴虚之别，湿热之邪亦有热重于湿和湿重于热之分，临床中当宜详审细察，不可一概而论。

4. 李某，男，35 岁，1987 年 5 月 10 日初诊。

病史：患者两年前曾患急性肝炎，经中西药治疗而愈。现症两胁胀痛，眩晕，烦躁失眠，四肢倦怠，纳呆食少，大便滞腻，小便淡黄，体质营养欠佳，面色苍白虚肿，两目发黄，扪之肝脾稍肿大。舌淡，苔白，脉弦滑。

西医诊断：慢性肝炎，肝硬化初期。

辨　　证：肝郁乘脾，肝脾不和。

治　　法：调肝理脾，强胃消食。

方　　药：异功散加味。

党参 15g，白术 12g，茯苓 12g，神曲 15g，炒麦芽 24g，陈皮 10g，竹茹 10g，砂仁 10g，香附 10g，青皮 12g，钩藤 24g，厚朴 10g，鸡内金 15g，甘草 6g。水煎服 5 剂。

5 月 16 日二诊：症状同前，继服上方 5 剂。

5 月 22 日三诊：症状悉轻，两胁胀痛缓解，此为肝脾微和，气机渐畅，继服二诊方 5 剂。

5 月 29 日四诊：饮食倍增，大便正常，睡眠、烦躁改善，两胁仍有胀痛感，此系脾胃运化功能微复，肝气郁结之弊未尽，改平肝理气散结之剂，处以逍遥散加味。

方药：当归 12g，白芍 15g，柴胡 10g，茯苓 10g，薄荷 6g，白术 10g，砂仁 10g，青皮 10g，生牡蛎 30g，煅牡蛎 30g，三棱 10g，莪术 10g，鳖甲 15g，甘草 6g。水煎服 5 剂。

6 月 6 日五诊：诸症悉除，但肝脾扪之稍大，改用疏肝活血法。

方药：柴胡 10g，郁金 12g，川楝子 12g，桃仁 10g，土鳖虫 10g，丹参 24g，赤芍 24g，生牡蛎 50g，青皮 10g，三棱 10g，莪术 10g，醋香附 10g，鳖甲 30g，炒白术 50g，当归 12g，鸡内金 30g，甘草 10g。5 剂，共为细末，炼蜜为丸，每丸 9g，日服 2 次，每次 1 丸。

连服 3 个月，肝脾未触及，诸症消失，体力恢复，肝功能各项化验均正常，患者恢复上班。

【按】李某，慢性肝炎、肝硬化初期而致两胁痛。因肝性动而主疏泄，若情志失调，气机郁结，肝失条达疏泄，则气阻络闭而成胁痛。气郁日久则气滞血凝，瘀血停积，阻塞胁络而成胁痛。该患者肝气郁结，累及脾脏，肝脾不和则胁痛。根据"治肝先实脾"之说，首先采用异功散加味，理气健脾，通利三焦气化。方中神曲、麦芽、砂仁、竹茹、厚朴健脾消食，理气宽中；香附、青皮、陈皮、钩藤理气平肝而镇静。在诸症悉减，脾运渐复的基础上，改服加味逍遥散平肝理气散结。其中鳖甲、生煅牡蛎以软坚散结；三棱、莪术以行血中之气、和气中之血以开肝络，助鳖甲、牡蛎、鸡内金软坚散结之力。后以疏肝活血法，重用炒白术，因白术一药不仅具有健脾燥湿之功，并有利小便、化血结之效。而且大剂量白术以补开塞，培中伐邪，既有坤静之德，又有乾健之运，配合诸药，蜜制为丸，缓消慢散，补泻结合而肝脾之大恢复正常而病愈。

腹　痛

识药选方
尽在码中

☆打基础
☆学知识

【概述】

腹痛是指腹也，即泛指胃脘以下，耻骨以上的范围内发生的疼痛而言，是临床上常见的一种证候。

腹部包含着许多重要的器官，如肝、胆、脾、胃、肾、大小肠、膀胱、子宫等。从经络而言，手足三阴、足少阳、足阳明、冲、任、带等经脉均循此而过，故凡各种原因导致气血运行受阻，或气血不足以温养脏腑均能产生腹痛。诸如现代医学之胰腺炎、阑尾炎、出血性坏死性肠炎、肠系膜淋巴结炎、腹膜炎、肾盂肾炎、盆腔炎、胃肠穿孔、脏器扭转、消化道肿瘤或肠寄生虫病引起的疼痛，均属于腹痛范畴。

【病例】

1. 王某，男，26岁，1990年10月10日初诊。

病史：腹痛、腹胀一月余，疼痛以脐周明显，按之痛减，得温则适，二便如常，纳食尚可，化验血常规、大便常规均正常。

西医诊断：胃肠功能紊乱。

辨　　证：寒湿中阻。

治　　法：温中化湿。

方　　药：良附丸加味。

香附10g，藿香10g，制附子6g，茯苓15g，干姜10g，高良姜10g，白芍15g，甘草6g。水煎服5剂。

10月16日二诊：腹痛憋胀即愈，唯不能吃刺激性食物，否则腹痛不适。舌尖红，苔薄黄，脉弦。予以下方调理。

方药：藿香10g，陈皮10g，半夏10g，白芍15g，枳壳10g，乌梅10g，甘草6g。水煎服5剂而愈。

【按】王某，证属寒湿中阻，阳气不展，气血被阻，而致腹痛。血常规、尿常规、大便常规均正常。治以温中化湿法。高良姜、附子、干姜温中启阳而止痛；藿香、香附醒脾理气止痛；茯苓健脾渗湿；白芍、甘草缓急止痛。诸药合用，温中回阳，疼痛自止。

2. 刘某，男，30岁，1989年7月3日初诊。

病史：患者腹痛2天，初为上腹部痛，疑为饮食不当，服猴头健胃灵、元胡止痛片无效，致疼痛转至右下腹部，疼痛固定不移，伴发热纳呆，恶心呕吐，大便干结。舌苔黄腻，脉弦数。症见急性病容，体温38.8℃，腹壁紧张，麦氏点有压痛和反跳痛，化验血常规，白细胞15×10^3/L，中性粒细胞85%，淋巴细胞13%。

西医诊断：急性阑尾炎。

辨　　证：肠胃实热。

治　　法：清热攻下。

方　　药：阑尾清化汤加味。

金银花30g，牡丹皮10g，大黄10g，蒲公英30g，败酱草30g，赤芍30g，川楝子12g，桃仁10g，柴胡6g，红藤30g。水煎服3剂。

7月7日二诊：体温恢复正常，腹痛减轻，大便每日2次，已不恶心呕吐，右下腹仍有压痛、反跳痛，但均较初诊为轻，原方改大黄为3g，加茯苓12g、冬瓜子30g、生薏苡仁30g。水煎服5剂。

7月14日三诊：药后腹痛消失，一般情况良好，二便正常，腹软，反跳痛（－），化验血常规，白细胞7.5×10^3/L，中性粒细胞64%，淋巴细胞

35%，单核细胞2%。仍以清热解毒立法。

方药：金银花24g，连翘12g，牡丹皮10g，赤芍15g，蒲公英24g，冬瓜子24g，生薏苡仁20g，败酱草30g，桃仁10g，红藤15g。水煎服5剂，诸症消失。

【按】刘某，急性腹痛为阑尾炎引起。证属热结于肠，气血壅滞，腑气不通而不通则痛。治以清热解毒、通下散结之法。方中金银花、蒲公英、败酱草清热解毒，散结消肿；红藤苦平，入胃与大肠经，长于清热解毒散结，为治肠痈的要药；赤芍、牡丹皮、桃仁凉血散血，活血通络止痛；柴胡、川楝子疏肝理气，缓急止痛；大黄泄热通腑，使毒热从大便而解。复诊中加冬瓜子，性味甘寒，功能清肺排脓，作用于肠痈的治疗；生薏苡仁功能健脾渗湿，清肺排脓，它性微寒而不伤胃，益脾而不滋腻，药性缓和，是一味清补利湿的药品，患者服药15剂而痛止病愈。

3. 韩某，女，32岁，1990年5月15日初诊。

病史：患者脘腹经常隐痛，有时作胀，上下走窜无定，并且引及肩背，饮食二便正常。平时易情绪抑郁，爱生气，烦躁眠差。舌淡，苔白，脉沉弦。

西医诊断：慢性胃炎。

辨　　证：肝气不舒，久痛入络。

治　　法：疏肝理气，化瘀止痛。

方　　药：疏肝和胃散加减。

柴胡10g，延胡索10g，醋香附10g，广木香10g，郁金10g，降香15g，陈皮10g，半夏10g，当归10g，红花10g，丹参24g。水煎服5剂。

5月21日二诊：药后腹胀消失，疼痛明显减轻，肩背痛少见，舌质淡，脉弦细。原方去陈皮、半夏，加木瓜15g，再进5剂而愈。

【按】韩某，平素情绪抑郁，肝失疏泄，气机阻滞，不通则痛。由于肝气偏旺，升降失调，故上下攻窜不定。腹痛经久不愈、舌质暗是由气滞而伴有血瘀之象，非属气血亏耗之证，故立方以疏肝调气为主。柴胡、香附疏肝理气；香附配木香行气止痛；郁金辛苦性寒，能入气分以行气解郁，入血分以凉血破瘀；延胡索活血、利气、止痛，佐以陈皮、半夏、降香和胃降逆；当归、红花活血化瘀而止痛。故服药10剂，见效较快，腹痛即止。

4. 杨某，女，30岁，1993年9月4日初诊。

病史：患者半年来下腹部疼痛胀气，左侧较甚。刻诊：下腹部胀痛，气上逆欲呕，食后腹胀，大便干结，夜不安寐，头昏神疲，记忆力减退，胃镜检查未发现消化道有器质性病变。舌苔白腻，脉弦细。

西医诊断：胃神经官能症。

辨　　证：肝气横逆，脾失健运。

治　　法：养血疏肝，调气和中。

方　　药：自拟调中汤。

当归30g，白芍10g，香附10g，青陈皮各10g，广木香6g，白术10g，煅瓦楞子30g，鸡内金12g，炒莱菔子15g，炒酸枣仁24g，炒谷麦芽各30g，大黄6g。水煎服5剂。

9月10日二诊：腹痛胀如前，头昏缓解，大便每日1次，已不干结，睡眠也较前改善，再予前法，上方去大黄，加大腹皮10g、延胡索10g，继服5剂。

9月18日三诊：腹部仍觉胀痛，大便正常，睡眠较好，二诊方继服10剂。

10月3日四诊：病情大为好转，腹痛基本减除，有时心情不遂仍有胀痛，舌苔薄白，脉沉弦。

方药：当归30g，白芍10g，白术10g，青陈皮各6g，木香6g，延胡索10g，炒酸枣仁15g，炒莱菔子15g，神曲15g，鸡内金15g。继服5剂，以善其后。

【按】杨某，肝阴不足，肝气有余，疏泄失常，其气横逆，以致脾胃升降失调，胃气上逆则泛恶呕吐，脾气不运则腹胀腹痛。其少寐、便秘为阴血亏耗，气机郁滞之象。方以当归、白芍养血柔肝；香附、木香、青皮、延胡索、大腹皮疏肝利气止痛；白术、陈皮、鸡内金、谷麦芽、炒莱菔子调和脾胃；炒酸枣仁养心安神以治失眠。治疗过程中不用攻泻之品，以免损伤脾胃，标本同治，获得比较满意的疗效。

5. 朱某，男，35岁，2004年12月10日初诊。

病史：患者素喜肥甘厚味，体形肥胖，脘腹胀痛，口淡纳少，腹部隐痛，休作有时，头昏嗜睡，大便黏滞不爽。苔白腻，脉濡缓。

西医诊断：浅表性胃炎。

辨　　证：湿困脾胃，气机阻滞。

治　　法：燥湿运脾，行气止痛。

方　　药：平胃散加味。

苍术 15g，焦白术 10g，厚朴 10g，陈皮 15g，半夏 10g，木香 10g，茯苓 15g，生薏苡仁 30g，佛手 10g，藿香 10g，甘草 6g。水煎服 5 剂。

12 月 16 日二诊：脘腹胀痛感缓解，头昏嗜睡减轻，唯口淡食少，大便溏薄，上方改焦白术 30g，继服 5 剂。

12 月 22 日三诊：脘腹胀痛之感全无，大便成形，小便正常，苔薄白，脉缓，改服参苓白术散，每次 1 袋，每日 2 次，病愈。

【按】朱某，湿滞中焦，脾阳不运，故治以燥湿运脾，行气导滞，以祛其湿滞，理其脾胃而中焦健运。方中重用苍术配白术，增强燥湿运脾之力；辅以二陈汤燥湿化痰，理气和中，湿与痰同类，均为湿困脾阳而致。患者饮食不节，损伤脾胃，以致中阳不运，脾不能为胃行其津液，湿困中焦，阻滞气机则脘腹胀痛。故以厚朴燥湿行气，导滞除满止痛；藿香芳香化浊，燥湿醒脾，辛散温通；木香芳香化湿，辛散苦降，尤善行脾胃气滞，长于消胀止痛；佛手和中理气止呕；生薏苡仁性微寒而不伤胃，益脾而不滋腻，药性缓和，是一味清补利湿之药。

全方用药以辛香温燥为主，重在燥湿运脾，辅以行气导滞，消胀止痛；气机调畅，湿浊得化，脾复健运，诸症悉除。

6. 王某，男，27 岁，2002 年 7 月 10 日初诊。

病史：患者转移性右下腹痛 3 天，伴有高热，体温最高为 39.5℃，前来就诊。刻诊：急性病容，腹痛呈持续性，恶心。右下腹触之痛甚，压痛、反跳痛明显，体温 39℃，大便不畅，化验血常规白细胞总数 14.3×10^3/L，中性粒细胞 80%。舌质红，苔黄腻，脉滑数。

西医诊断：急性阑尾炎。

辨　　证：湿热壅结。

治　　法：通腑泄热，行瘀散结。

方　　药：大黄牡丹汤加味。

生大黄 6g，牡丹皮 10g，红藤 30g，川楝子 12g，败酱草 30g，生薏苡仁 30g，蒲公英 30g，桃仁 10g，赤芍 30g，厚朴 10g，延胡索 15g，生甘草 10g。水煎服 5 剂。

7 月 16 日二诊：下腹痛缓解，恶心呕吐止，大便通，体温正常，继服上

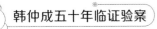

方 5 剂。

7 月 22 日三诊：腹痛止，下腹软，苔黄腻已退。

方药：牡丹皮 10g，生大黄 3g，红藤 30g，败酱草 30g，生薏苡仁 30g，蒲公英 30g，冬瓜子 30g，桃仁 10g，赤芍 30g，木香 10g，川楝子 10g，延胡索 10g。水煎服 5 剂。阑尾炎疼痛再未复发。

【按】患者王某，转移性右下腹痛伴阵发性加剧 3 天，体温 39℃，局部压痛、反跳痛明显，化验白细胞分类高，为急性阑尾炎发作。由于发热，腹痛拒按，苔腻舌红，脉滑数，尿赤便干，证属湿热壅滞型。该型发病急骤，治疗选大黄牡丹皮汤加减，通腑泄热，行瘀止痛。患者服药 15 剂，疼痛消失，诸症痊愈。

便 秘

【概述】

便秘是大便秘结不通，排便时间延长，或有便意但粪便坚硬，难于排出的一种病证。古代文献中的"大便难""大便秘""燥结"均是指便秘而言。

本症主要是指现代医学的功能性便秘。正常情况下，饮食入胃，经过胃的腐熟，脾的运化，吸收其水谷精微，所剩之糟粕由大肠传送而出，成为大便。正如《黄帝内经》所说："水谷者，常并居于胃中，成糟粕而俱下于大肠"，"大肠者，传导之官，变化出焉。"如果胃肠功能正常，则大便畅通。若肠胃受病，或其他原因影响胃肠功能，即可导致便秘。所以便秘主要是由于大肠传导功能失常，脾胃运化障碍而发生。

【病例】

1. 谢某，女，60 岁，1989 年 9 月 7 日初诊。

病史：患者大便秘结 2 个多月，患者精神欠佳，每周大便 1 次，粪便干结如羊粪状，伴有腹胀纳呆，服果导片方能通便，停药后便秘如故。苔白稍干，脉沉弦。

西医诊断：胃肠功能紊乱。

辨　　证：阴虚肠燥，传化失职。

治　　法：滋阴养血，润肠通便。

方　　药：麻子仁丸加减。

当归 24g，白芍 10g，生地黄 15g，火麻仁 30g，郁李仁 15g，肉苁蓉 15g，桃仁 10g，麦冬 10g，枳实 6g。水煎服 5 剂。

9 月 14 日二诊：大便得下，但较坚硬，少腹胀满，前方加炒莱菔子 15g，继服 5 剂。

9 月 20 日三诊：大便变软，1~2 天 1 行，精神好，食欲增，腹不胀，二诊方改桃仁为杏仁 10g，加柏子仁 12g，继服 5 剂，以巩固疗效。

【按】谢某，由于阴虚液少，肠道失于濡润，传化之职失常，而致肠燥便秘。治以滋阴养血，润肠通便。方中桃仁活血润肠；当归、白芍、生地黄养阴和里；麦冬、肉苁蓉滋阴润肠；枳实下气破结，加强降泄通便之力。诸药合用，具有滋阴润肠，养血通便之功。

2. 王某，男，82 岁，1991 年 9 月 3 日初诊。

病史：患者大便不畅 1 年余。刻诊：大便不畅，用力方行，便后倦怠乏力，甚至汗出，短气不接，面色㿠白，神疲气怯。舌质淡，苔薄脉细。

西医诊断：老年习惯性便秘。

辨　　证：气虚肠燥。

治　　法：益气润肠。

方　　药：黄芪汤加味。

黄芪 30g，陈皮 10g，火麻仁 30g，党参 15g，当归 12g，郁李仁 12g，肉苁蓉 30g，蜂蜜 20g（冲）。水煎服 5 剂。

9 月 9 日二诊：大便较通畅，仍短气神疲，上方加杏仁 10g、厚朴 6g、生何首乌 18g，继服 5 剂，隔日 1 剂，水煎服。

9 月 21 日三诊：大便调畅，2 日 1 行，继以益气滋阴。

方药：黄芪 30g，陈皮 15g，火麻仁 30g，党参 15g，当归 15g，郁李仁 15g，生何首乌 24g，肉苁蓉 18g，麦冬 15g，生地黄 15g，乌药 6g，枳壳 10g，焦白术 30g，熟地黄 15g。3 剂量，共为细末，炼蜜为丸，每丸 9g，每日晨起口服 1 丸，日 1 次，以扶正润肠。

【按】王某，年至耄耋，大便不畅 1 年余，伴有气短乏力诸虚症。肺主气，与大肠相表里，肺气虚则大肠传导无力，故而排便不畅，用力方行。便后乏力，汗出短气乃肺气虚弱，肺卫不固所致。脾气虚则健运无力，精微不化，气血亏虚，故面色㿠白，精神疲惫。方中黄芪、党参补气；陈皮顺气；当归养血；火麻仁、郁李仁润肠通便；生何首乌、肉苁蓉滋阴补肾，润肠通便；蜂蜜能润燥滑肠。复诊加少量厚朴以理气和中，杏仁降气润肠。诸药合用大便通畅，三诊在益气养血、滋阴健脾的基础上，共制丸药，以扶正健中，缓图取效。

3. 裴某，女，30岁，2004年12月5日诊。

病史：患者习惯性便秘史，因产后失血过多，头晕目眩，大便1周不解，但腹无胀痛，小便清长，腰酸背冷，神疲乏力，汗出短气。舌质淡，脉沉细。

西医诊断：习惯性便秘。

辨　　证：肾虚便秘，精血失养。

治　　法：滋肾益精，养血润肠。

方　　药：济川煎加味。

肉苁蓉30g，当归15g，黄芪30g，生何首乌15g，火麻仁30g，熟地黄18g，厚朴6g，杏仁10g，郁李仁12g，枳壳6g，核桃仁30g。水煎服5剂。

12月11日二诊：服药5剂后，大便基本正常，上方继服5剂。

12月17日三诊：服药10剂后，诸症痊愈，舌淡红，苔薄白，脉细缓。守二诊方配5剂量，炼制蜜丸，每丸9g，每次1丸，日服2次，以图缓治。

【按】裴某，有习惯性便秘史，产后失血耗气，则营卫亏虚，元气不足，肾失温煦，肠失濡润，故见产后大便难。血不上荣，清阳不升，则头晕目眩；肾阳不足，温煦失司，则腰酸背冷，小便清长；精血亏虚，元气不足，则神疲乏力，汗出气短。故以济川煎为主方，重在补肾润肠，合四物汤化裁，以增强养血通便之功。方中重用熟地黄补血填精，滋阴润燥，为血中之血药；当归善于养血活血，润肠通便，为血中之气药。二者相合，动静相宜，增强补血润肠通便之力。黄芪大补脾肺元气，升举清阳，以滋生血之源，为益气升阳之要药，与当归伍用，则阳生阴长，气旺血生，共收补气生血之效；核桃仁质润多脂，功能补肾阳，润肾燥，益精血，滑肠道，为补肾润肠之佳品，与肉苁蓉相须为用，温肾益精，润肠通便之力倍增；火麻仁体润多脂，味甘性平，功能润燥滑肠，兼有滋养补虚作用；郁李仁体润滑降，具缓泻之功，善导大肠燥秘；何首乌性主降泄，能养血润燥，填精益气，生用则长于润肠通便；杏仁专入肺、大肠经，苦泄降气，既可宣降肺浊，又能润燥滑肠；枳壳主入肺脾经，能升能降，既长于理气宽中，又有升举中气之功，与杏仁同用，升降协调，共奏润燥行气双收之效；厚朴苦辛而温，性燥善散，功能燥湿温散除满以运脾，行气导滞而除胀。方中少量用之，有助杏仁、火麻仁降气通便。诸药相合，气机调畅，补虚润肠作用增强，后以丸药服之，以图缓治。

痢 疾

【概述】

痢疾是夏秋季节的常见病之一，是临床表现以腹痛、里急后重、大便赤白脓血为主的一种疾病。

本病在隋唐以前通称为"肠澼""下利"或"滞下。"《诸病源候论》始称为"痢疾"，并分为"赤白痢""脓血痢""五色痢""热痢"等。金元时期的医家已认识到本病能互相传染，普遍流行而称"时疫痢"，如朱丹溪说："时疫作痢，一方一家之内，上下传染相似。"

现代医学的细菌性痢疾、阿米巴痢疾均属于祖国医学的痢疾范畴。

本病发生的原因，主要为外感时邪和饮食内伤所引起。夏秋季节暑热下迫，地湿上蒸，若感受暑湿秽浊疫毒时邪，侵入肠胃，湿热郁蒸，气血阻滞，气血与暑湿热毒相搏，化为脓血而成痢。或因饮食不节，误食酸腐不洁之品，积滞内阻，湿郁生热，蕴结肠胃或贪食生冷瓜果，中焦阳气受遏，寒湿停滞，脾胃不运而发为痢疾。

显然，本病的病位在肠道，其病理主要为湿热或寒湿与食积壅阻于肠道，致使肠道气血凝滞，功能失司，而致便下赤白。

【病例】

王某，男，26岁，2000年8月10日初诊。

病史：患者突然腹痛、腹泻，继见下痢脓血，赤多白少，肛门灼热，日下痢7~8次，口渴烦躁，高热欲饮。舌红，苔黄腻，脉弦数。

西医诊断：中毒性痢疾。

辨　　证：热毒深陷，血分热痢。

治　　法：清热解毒，凉血止痢。

方　　药：白头翁汤加味。

白头翁15g，黄芩10g，黄连6g，赤白芍各24克，苦参10g，秦皮10g，马齿苋30g，木香10g，黄柏10g，生甘草6g。水煎服5剂。

8月16日二诊：服药5剂后，腹痛、里急后重明显减轻，口干苦欲饮，小便短赤，下痢赤白相兼，不思饮食，舌红苔黄，脉滑数。上方加地榆15g、枳壳6g，继服5剂。

8月23日三诊：药后痢疾痊愈，腹痛消失，唯不思饮食，处以保和丸加味，消食和胃，调理善后。

方药：茯苓15g，生薏苡仁30g，焦山楂15g，炒莱菔子12g，神曲15g，半夏10g，马齿苋30g，广木香6g，金银花12g，炒白扁豆10g，鸡内金15g。灶心土120g煎汤代水熬服，5剂。

【按】病案王某，系热毒血痢，是湿热痢的一种变证，表现为热毒灼盛，内陷血分，以下痢赤多白少为特点。治以清热解毒、凉血止痢为核心，以白头翁汤为主方加减治之。加黄芩、苦参增强清热燥湿之力，黄芩苦寒，长于清热燥湿，泻火解毒以止泻痢。白芍苦酸而阴柔，入肝经血分，能化阴补血，和营敛阴，缓急止痛。两药相合，增强清热止痢、坚阴止痛之功。生甘草善于清热解毒，缓急止痛，与白芍伍用，共收酸甘化阴，缓急止痛之效；赤芍苦而微寒，苦主降泄，寒能凉血热，善入血分，行血滞，散恶血，为凉血散瘀之要药，与白芍同用，一泻一补，一散一敛，清热凉血、养血活血功效显著；苦参大苦大寒，苦能燥湿，寒可清热，善燥肠湿，清里热，泄湿火，消壅滞；木香苦辛而温，善行肠胃滞气而除里急后重，且能芳香化湿。二者相合，苦辛通降，寒温并施，既可清热燥湿，又能行气导滞，为治湿热痢之妙对也。马齿苋酸寒滑利，其性平和，清泄不伤正，凉血而不峻，功专凉血利湿解毒，为治热毒血痢之要药；地榆有凉血止血，泻火解毒之效，与白头翁汤相合，凉血解毒止痢功效显著。枳壳长于理气宽中，与木香伍用，增强行气导滞之力。秦皮既有清化湿热的作用，又有收敛止痢的功效，对湿热下痢，里急后重，配合白头翁、黄连、黄柏效佳。

热毒血痢属暴痢之中较重者，故以白头翁汤为主方，重在凉血解毒、清热燥湿，辅以木香、枳壳，意在行气宽中，调气和血，即"行血则脓便自愈，调气则后重自除"。佐以保和丸加味，消食和胃，以善其后。

泄　泻

【概述】

泄泻又称腹泻，是以大便次数增多，粪便稀薄，或泻如水样，而粪中有时夹有脓血，有里急后重感的一种病证。

从现代医学而言，凡消化系统的功能性紊乱和器质性病变所引起的各种急慢性腹泻，如急慢性肠炎、结肠过敏、结肠炎等，均属泄泻范畴。

引起泄泻的原因有很多，而脾胃功能失调是泄泻的主要因素。因胃主腐熟水谷，脾主运化精微，如脾胃受病则水谷不能消化吸收，精华之气不能运化，合污而下即致泄泻。故有"泄泻之本无不由于脾胃"的说法。由于久病之后伤即肾阳，命门火衰，脾失温煦，以致脾阳亦衰，脾失运化而致泄泻。

【病例】

1. 刘某，男，45 岁，2008 年 8 月 3 日初诊。

病史：患者 5 月份以来出现腹泻，常于夜晚加重。1 周前外感风热表证，服桑菊饮类方而缓解。刻诊：稀水样大便，每日 4～5 次，肛门灼热，口干口渴，身热不扬，胸脘烦热。舌质淡，苔黄，脉浮滑而数。

西医诊断：结肠炎。

辨　　证：胃肠湿热壅滞。

治　　法：解肌清热，利湿止泻。

方　　药：葛根芩连汤加味。

葛根 30g，黄芩 10g，黄连 3g，木香 10g，马齿苋 30g，生薏苡仁 30g，秦皮 10g，炙甘草 6g。水煎服 5 剂。

8 月 9 日二诊：药后腹部舒适，便后减少，继服 5 剂。

8 月 15 日三诊：药后腹泻痊愈，便黄而成形，烦躁胸闷，身热消失，上方加味继服 5 剂。

方药：葛根 30g，黄芩 10g，黄连 3g，木香 10g，半夏 10g，干姜 6g，炒白术24g，生薏苡仁30g。灶心土120g煎汤代水熬服。

【按】刘某，阳明热盛，因此泻下之物臭秽，肛门有灼热感。患者此时表证虽解，但余热未尽，里热已灼，故见身热口渴，胸脘烦闷，大便如喷水状，舌苔厚微黄，脉浮滑数，面色微红，均属热积之象。方中重用葛根既能解表清热，又能升发脾胃清阳之气而治腹泻，配伍苦寒的黄芩、黄连，其性寒能清胃肠之热，味苦能燥胃肠之湿。由于泄泻日久，阳气受损，略佐木香以调气；复诊加半夏、干姜之辛温，可减芩、连之苦寒，实有半夏泻心汤之意，以助气机升降如常而泄泻自止。

2. 韩某，男，45岁，2012年9月15日初诊。

病史：患者自述腹泻、肛门下坠感明显，胃脘难受，烧心反酸，厌食，纳差不饥，体重下降2.5kg。舌体胖大，质暗有齿痕，苔白腻，脉弦滑。胃镜检查：慢性浅表性胃炎。

西医诊断：慢性浅表性胃炎。

辨　　证：脾胃虚寒，运化失常。

治　　法：疏肝健脾，温胃暖肠。

方　　药：小柴胡汤合异功散加味。

柴胡10g，白芍30g，党参15g，白术15g，茯苓15g，半夏10g，砂仁10g，木香10g，乌贼骨30g，吴茱萸6g，陈皮10g，升麻3g，生姜6g，大枣3枚。水煎服5剂。

9月21日二诊：药后大便较成形，便次减少，下坠感未减，反酸烧心减轻，再予上方5剂。

9月27日三诊：大便次数每日2次，大便稀软成形，胃脘及腹部舒服，改拟参苓白术散加味。

方药：葛根15g，党参15g，白术15g，茯苓15g，白扁豆15g，山药30g，薏苡仁30g，砂仁10g，陈皮10g，莲子10g，鸡内金15g，藿香6g，生姜6g，大枣3枚。水煎服5剂。

10月3日四诊：腹泻痊愈，每日便1次，食欲显著改善，三诊方继服10剂。

【按】韩某，由于饥饱劳倦，而致肝郁脾虚，胃肠虚寒。加之泄泻日久，病机复杂，体重下降，肛门下坠感明显，均系脾阳虚损，气机升降失司而致。

因胃肠功能紊乱，消化功能减弱，故厌食纳差，烧心吐酸。治以小柴胡汤合异功散，调和肝脾，脾阳得复，胃肠功能显著改善，大便次数颇减。三诊时改参苓白术散加味，益气健脾，渗湿止泻，以扶正补虚，巩固疗效。

3. 乔某，女，40 岁，1993 年 9 月 10 日初诊。

病史：患者腹泻 1 周，粪便稀薄如水样。大便培养 2 次均阴性。刻诊：昨晚即泄泻 3 次，腹不痛，无后重感，肠鸣辘辘，渴喜热饮，神疲乏力。舌质红，苔薄腻，脉濡滑。

西医诊断：急性肠炎。

辨　　证：脾胃不和，湿浊下注。

治　　法：和中化湿，调气清肠。

方　　药：自拟和中化湿方。

藿香 10g，佩兰 10g，炒白扁豆 10g，炒白术 12g，广木香 6g，陈皮 10g，焦山楂 15g，神曲 15g，马齿苋 30g，生薏苡仁 30g。水煎服 5 剂。

9 月 16 日二诊：药后腹泻渐减，夜晚肠鸣，胃纳尚好，再予健脾和中。

方药：炒白术 15g，生薏苡仁 30g，木香 6g，陈皮 6g，藿香 10g，荷叶 6g，马齿苋 30g，茯苓 12g，党参 15g，炙甘草 6g，乌梅 6g，焦山楂 15g，黄连 2g。水煎服 5 剂。

9 月 22 日三诊：腹泻已止，大便正常，肠鸣消失，再以参苓白术散善其后。

【按】乔某，本例由感受暑湿而引起腹泻。由于脾胃不健，致湿浊留恋。故用藿香、佩兰、荷叶芳香化湿而清肠热；配合白扁豆、白术、陈皮、焦山楂、神曲以健脾和中而化湿滞。生薏苡仁健脾利湿以止泻；马齿苋为治细菌性痢疾的要药，现在临床应用有所发展，可清热解毒、凉血止泻以佐制他药使健脾而不壅滞。舌质红虽属阴液亏耗之象，但不宜用滋润药。俟泻止能进饮食，则阴液自能渐渐恢复。复诊时泄泻已止，大便成形，肠鸣消失，胃纳好转，偶有神疲乏力之感，遂投以参苓白术散，健脾利湿，固本止泻。

4. 刘某，男，46 岁，2001 年 5 月 6 日初诊。

病史：患者 2001 年 3 月份发现大便带血，夹有黏液，4 月做乙状结肠镜检查，见肠壁充血水肿，诊断为慢性结肠炎。刻诊：近日大便每天 2～3 次，左腹疼痛，神疲乏力，多眠，纳呆。舌质暗，苔薄腻，脉滑细。

西医诊断：慢性结肠炎。

辨　　证：脾气失健，湿热壅肠。

治　　法：调气健脾，清肠化湿。

方　　药：异功散合痛泻要方加味。

党参 12g，白术 10g，茯苓 15g，炙甘草 6g，防风 6g，陈皮 10g，木香 6g，白头翁 10g，白芍 10g，马齿苋 30g，生薏苡仁 30g。水煎服 5 剂。

5 月 12 日二诊：左下腹疼痛，大便每日 2 次，黏液减少，夜寐不安。前方加夜交藤 30g、合欢皮 15g。水煎服 5 剂。

5 月 18 日三诊：大便质软成形，左下腹仍觉隐痛，三诊方去白头翁，加神曲 15g，改木香为 10g，继服 5 剂。

5 月 24 日四诊：大便每日 1 次，尚带少量黏液，左下腹偶有轻微压痛，食欲渐增，睡眠尚可，再守原意。

方药：党参 12g，白术 10g，防风 6g，陈皮 10g，青皮 10g，白芍 30g，木香 6g，生薏苡仁 30g，马齿苋 30g，赤石脂 15g，焦山楂 15g，炙甘草 6g。继服 5 剂，病愈。

【按】刘某，腹泻 2 月余，神疲乏力，证属脾气虚弱为主。由于脾不健运，湿从内生，流注肠中，郁而化热，以致大便带血，夹有黏液，此如虚中夹实之象。腹痛隐隐，系肝失疏泄，横逆乘脾之故。方中用党参、白术、茯苓、甘草益气健脾，白芍、陈皮、防风抑肝扶脾，辅以白头翁、马齿苋清肠化湿，木香行气止痛，生薏苡仁健脾利湿止泻。复诊时见夜寐不安，加夜交藤、合欢皮养心安神。焦山楂、神曲消食和胃，使脾能健运，肝气渐和，肠中湿热得以下行，因而腹痛泄泻渐止，体力逐步恢复。鉴于舌质暗，神疲脉细，既属阳气已亏，血行不畅，又有久泻耗伤营液之象，故用药偏重于甘平微温，略佐苦燥，不能急于求功，常须守法守方，多服才能见效。

5. 郭某，男，55 岁，2012 年 9 月 10 日初诊。

病史：患者自诉腹泻 5 年，曾诊为溃疡性结肠炎。反复发作，经中西药治疗，效果不显。每日大便 5 次，腹痛即泻，泻后舒适，服四神丸后症状稍有缓解。刻诊：每日大便 3 次，呈稀薄便，腹中冷痛，喜温喜按，体质瘦弱，苔白脉细。

西医诊断：溃疡性结肠炎。

辨　　证：脾肾虚寒。

治　　法：温补脾肾，涩肠止泻。

方　　药：真人养脏汤加味。

诃子15g，肉豆蔻10g，当归10g，木香6g，炙罂粟壳6g，白术15g，党参15g，炙甘草6g，肉桂3g，石榴皮10g，生薏苡仁30g。灶心土120g煎汤代水熬服，5剂。

9月16日二诊：每日大便2次，腹中冷痛缓解，纳食尚可，苔白脉细，守法继服。

方药：诃子15g，肉豆蔻10g，当归10g，肉桂3g，木香6g，白术15g，白芍15g，炙罂粟壳4.5g，秦皮10g，赤石脂18g，禹余粮18g，党参15g，炙乌梅10g，炙甘草6g。水煎服5剂。

9月23日三诊：患者大便每日1行，软而成形，腹中温和，二诊方加制附子10g，继服5剂。

9月30日四诊：泄泻已止，为巩固疗效，以温中补肾法。

方药：诃子15g，肉豆蔻10g，太子参15g，补骨脂12g，山奈10g，制附子10g，当归15g，肉桂6g，焦白术24g，白芍15g，炒麦芽30g，神曲15g，禹余粮15g，淫羊藿10g。3倍量，蜜制为丸，每丸9g，日2次，温开水送服。

【按】郭某，腹泻已久，脾肾虚寒，不能固摄。方中炙罂粟壳涩肠止泻，同温肾暖脾之肉桂引火归原；肉豆蔻温肾暖脾而涩肠；石榴皮、诃子涩肠止泻；党参、白术健脾益气。由于患者久泻，伤及阴血，故以当归养血和营，白芍、炙甘草缓急止痛；广木香调气导滞而止痛；生薏苡仁健脾利湿，它性微寒而不伤胃，益脾而不滋腻，药性缓和，是一味清补利湿的药品；用灶心土120g煎汤熬药，取其以土补土，健脾涩肠之意，加强止泻和强健脾胃之功。腹泻止后为防复发，以温中补肾法，缓补为丸，益气固本，巩固疗效。

6. 韩某，女，40岁，2003年7月10日初诊。

病史：泻下不规律，日3~4次，有时精神紧张欲下坠大便，便中经常带有大量黏垢或少量脓血已3年。经肠镜检查：结肠部位水肿充血，下端有溃疡。刻诊：右下腹隐痛，便垢不爽，里急后重，肛门下坠感，便中有白黏冻样物带血丝。舌苔白腻，脉弦。

西医诊断：溃疡性结肠炎。

辨　　证：湿热壅滞大肠。

治　　法：清热利湿。

方　　药：印氏清理肠道方加味。

桃仁10g，杏仁10g，冬瓜子30g，生薏苡仁30g，槟榔6g，黄芩10g，广木香10g，赤芍30g，败酱草30g，马齿苋30g，牡丹皮10g。水煎服5剂。

7月16日二诊：药后大便日3行，少黏液，纳少腹胀，上方加鸡内金15g、炒莱菔子15g，水煎服5剂。

7月22日三诊：便垢、脓血均除，大便日2行，效不更方，二诊方再进5剂。

7月28日四诊：大便色黄质润，日1次，腹泻下坠已消失，食少，四肢乏力，舌苔白，质淡红，脉细缓。予以参苓白术散加味健脾渗湿，巩固疗效。

方药：党参15g，白术12g，茯苓15g，陈皮10g，山药15g，生薏苡仁30g，马齿苋30g，炒乌梅10g，炮姜10g，炙甘草6g。水煎服5剂，病愈。

【按】韩某，腹泻3年，经肠镜检查，诊为溃疡性结肠炎。笔者投以印会河教授抓主症之清理肠道方，凡便垢而不爽者，率先用此，效果良好。本例患者便垢不爽，出现脓血便及腹痛，这是湿热停蓄于大肠的表现。由于湿热在肠，虽已引起气滞，但血瘀未甚，故多见肠鸣后重。方中桃仁、杏仁开利肺与大肠之气血；生薏苡仁、冬瓜子、黄芩入肺与大肠经而燥湿清热；赤芍、牡丹皮引血而脓便自愈；马齿苋、败酱草清大肠之热而解毒；槟榔、广木香、炒莱菔子、鸡内金理气消胀，健胃助脾运。该患者服药5剂，大便次数减少，痛泻皆轻；服药15剂，便中黏液基本消失，便垢、脓血均除。后以参苓白术散加味，健脾渗湿，巩固疗效。观察半年，病未复发。临床我用该方治疗病机是湿热在肠，阻塞气机，故有肠鸣后重而便垢不爽或带黏液脓血，西医诊为结肠炎、结肠溃疡者，用之每获良效。

7. 姚某，男，43岁，2004年12月1日初诊。

病史：患者腹泻3年之久，每日黎明前肠鸣腹泻2~3次，排泄物水谷不化，腹部隐隐作痛，喜温喜按，食少倦怠，腰酸腿软，腹凉肢冷，体质消瘦，面色苍白。经结肠镜检，诊为结肠炎。舌淡，苔白，脉沉细。

西医诊断：结肠炎。

辨　　证：脾胃虚寒，肾阳不足。

治　　法：温中助阳，涩肠止泻。

方　　药：四神丸加味。

山药 15g，诃子 12g，石榴皮 10g，肉桂 10g，炒白术 15g，吴茱萸 10g，肉豆蔻 10g，五味子 10g，补骨脂 12g，生姜 6g，大枣 3 枚。水煎服 7 剂。

12 月 9 日二诊：黎明前腹泻已减至 1～2 次，饮食微增，大便较前已成形，上方加炒白芍 15g、炙甘草 6g，继服 7 剂。

12 月 27 日三诊：黎明前肠鸣腹泻 1 次，大便稀软，无不消化物，腹痛已止。

方药：山药 150g，诃子 60g，石榴皮 60g，肉桂 30g，煨肉豆蔻 30g，炒白术 150g，吴茱萸 18g，补骨脂 30g，炒薏苡仁 60g，生薏苡仁 60g，鸡内金 60g。共为细末，每服 5g，日两次，空腹白开水送下，忌食冷腻秽物，两月后五更泻再未出现。

【按】姚某，3 年来黎明泻即五更泻，便中完谷不化，常由脾阳虚而导致肾阳亦虚，肾阳即元阳，此阳一虚全身各处之阳无不悉虚，大便完谷不化，黏液混杂，是肾阳不能蒸化水谷，脾阳不运的一个重要见症，腹痛、腹冷、喜温均为脾肾阳虚、阴寒内盛所引起的"阴无阳无以化"的见症。方中四神丸温脾暖胃，固肠止泻；诃子、石榴皮涩肠止泻；肉桂温中助阳，引火归原；山药补而不滞，不热不燥，能补脾气而益胃阴，故为培补脾胃性质平和的药物；炒白术燥性有所减弱，功偏健脾补气，能补脾阳。因脾司运化，喜燥而恶湿，得阳始运，能升则健，脾阳升，肾阳温而泄泻自止。三诊后黎明泻即止，予以温补固涩法，蜜制为丸，继服 2 月余，脾肾功能恢复正常，半年后随访，黎明泻诸症再未出现。

臌　胀

【概述】

臌胀是以腹部膨胀如鼓，皮色苍黄，甚至青筋暴露为特征的一类病证。本病在祖国医学中记述颇早，如《灵枢·水胀篇》说："臌胀何如？岐伯曰：腹胀身皆大，大与腹胀等也。色苍黄，腹筋起，此其候也。"此后历代医家各有发展，名称不一。因其单见腹部胀大，故有"单腹胀"之称；有的腹胀如鼓，中空无物名曰"气臌"；有的中实有物，如木之藏蛊，皿之聚虫，名曰

"蛊胀"；或以病因而言，因气、因血、因食、因虫、因水而致者，又分别名曰气臌、血臌、食臌、虫臌、水臌等。凡此种种，名虽不同，其实都是《黄帝内经》所说的臌胀病。根据何梦瑶《医碥》的分析："气、水、血三者，病常相同。有先病气滞而后血结者，有先病血结而后气滞者；有先病水肿而后血随败者，有先病血结而后水随蓄者。"可见气、血、水三者，在臌胀的发生发展过程中，互相牵连，互相影响，它们只有主次之分，而无单独为病。本病病情复杂，大都久病体虚，正不抗邪，水湿内停，本虚表实，因此，在治病过程中应时时顾护正气，以补为常法，不可一味追求利水或攻水，临床上可攻补兼施，或先补后攻，或先攻后补，这是治疗本证的基本法则。

现代医学的门脉性肝硬化腹水、胆汁性肝硬化腹水、结核性腹膜炎、腹腔内肿瘤、晚期血吸虫病及其他引起肝脾肿大和腹水的一些病证，均属臌胀的范畴。

【病例】

1. 郑某，男，55 岁，2004 年 11 月 25 日初诊。

病史：患者腹胀明显 1 月余，下肢浮肿，小便不利，精神不振，食欲不佳，食后腹胀更甚，有长期饮酒史。舌质淡，苔白腻，脉弦滑。肝功能化验：TTT 16U，TFT（＋＋），GPT 180U，巩膜轻度黄染，腹部膨隆，有移动性浊音。

西医诊断：急性肝炎。

辨　　证：脾虚失运，湿浊壅结。

治　　法：健脾益气，利水除胀。

方　　药：五苓散加味。

黄芪 30g，茯苓 30g，泽泻 30g，白术 10g，猪苓 10g，茵陈 24g，柴胡 10g，当归 10g，白芍 12g，大腹皮 15g，车前子 15g，牛膝 6g，腹水草 10g。水煎服 7 剂。

12 月 3 日二诊：药后精神好转，小便增多，下肢浮肿减轻，但腹胀不减。上方加制附子 10g，改茵陈为 15g，水煎服 7 剂。

12 月 12 日三诊：腹胀减轻，精神好，食欲佳，二诊方加生薏苡仁 30g，继服 14 剂。

12 月 28 日四诊：腹水消退，腹胀得解，肝功能好转。TTT 6U，TFT

（＋），GPT 40U。遂以调理肝脾之法，以巩固疗效。

方药：黄芪15g，党参10g，茯苓12g，白术10g，柴胡6g，山药12g，丹参24g，白芍10g，当归10g，莱菔子12g，枳壳10g，炒麦芽30g。水煎服7剂。

【按】郑某，嗜酒过度，饮食不节，膏粱厚味损伤脾胃，脾虚则运化失职，湿浊壅聚于中焦，肝失条达之性，气血运行受阻而郁滞，气滞湿阻而成臌胀，治以健脾益气、利水除胀之法。方中重用黄芪，它不仅补气升阳，而且还可利水退肿，配合五苓散更好地温阳化气、利水渗湿。重用泽泻，取其甘淡性寒直达膀胱而利水渗湿；茯苓、猪苓之淡渗，增强利水蠲饮之功；加白术健脾气而运化水湿；柴胡、当归、白芍有逍遥散之意，即柴胡疏肝解郁，当归、白芍养血柔肝，加强了白术、茯苓健脾祛湿之功。如此配伍，既补肝体，又助肝用，气血兼顾，肝脾并治，立法全面，用药周到。茵陈清热利湿退黄，大腹皮、车前子、腹水草行气宽中、利水消肿。复诊时下肢浮肿减轻，但腹胀不减，加制附子药性刚燥，走而不守，能上注心阳以通脉，中温脾阳以健运，下补肾阳以益火，温里扶阳，内助膀胱气化而腹胀大减。精神好，食欲佳，先后服药30余剂，腹水消退，腹胀得解，肝功能正常，后以调理肝脾之法，巩固疗效。

2. 吕某，男，43岁，2000年4月15日初诊。

病史：患者腹胀腹痛1年余，近1个月腹胀加剧，其胀如鼓，按之坚硬，纳少，胸膈脘痛。苔薄，脉细。

西医诊断：肠功能紊乱。

辨　　证：脾阳不运，湿浊凝聚。

治　　法：温运化浊。

方　　药：附子干姜汤加味。

党参12g，干姜6g，白术10g，乌药10g，焦山楂15g，桂枝6g，小茴香4.5g，淫羊藿10g，附子6g，炙甘草6g。水煎服5剂。

4月22日二诊：腹胀痛稍减，纳增，夜寐不安，苔白脉细。胃不和则卧不安，守方加大腹皮15g，水煎服5剂。

4月29日三诊：腹胀再减，但腹痛肠鸣加剧。仲景云："腹中寒气，雷鸣切痛，胸胁逆满，呕吐，附子粳米汤主之。"且温阳理气，散寒止痛。

方药：制附子10g，党参12g，半夏10g，防己10g，生薏苡仁15g，乌药

10g，吴茱萸 10g，槟榔 10g，降香 15g，葶苈子 10g。水煎服 5 剂。

5 月 5 日四诊：腹胀痛均减，纳可，睡眠亦好，苔白脉滑，此脾肾阳虚，水饮渐化，仍守前方出入。

方药：制附子 10g，党参 12g，半夏 10g，乌药 10g，大腹皮 15g，降香 15g，葶苈子 10g，防己 10g，吴茱萸 6g，砂仁 10g，莱菔子 15g。水煎服 5 剂。

5 月 12 日五诊：腹胀肠鸣消失，腹部坚硬已柔和，纳增痛除，畏寒肢冷已瘥，仍以温阳化饮、理气调中以善其后，继服上方 5 剂，病瘥。

【按】吕某，腹胀痛 1 年余，近 1 月来腹膨坚满胀痛，钡餐摄片可疑是广泛性肠粘连，尤以右上腹部较甚，致使十二指肠移位郁积。审证求因本病源于劳倦过度而引起，腹胀腹痛且有畏寒肢冷，肠鸣辘辘有声。是为脾阳不运，湿浊凝聚。脾为太阴，湿为阴邪，治宜温运化浊。方中党参、白术益气健脾，附子、干姜温里回阳，振奋脾阳，化气行水，以消臌胀；乌药、小茴香理气止痛，调中和胃；淫羊藿性味辛温，补命门助肾阳，脾肾互补，气化正常而温阳化湿，湿浊去而腹胀自消。三诊时以附子粳米汤加减温阳理气，散寒止痛。服药 25 剂，腹胀痛消除。

《灵枢·胀论》谓五脏六腑皆各有胀。诸胀者，皆因厥气在下，营卫留滞，寒气逆上，正邪相攻，两气相搏乃合而为胀。故凡治胀病，必须识别脏腑之所属、邪气之盛衰。五脏六腑之胀，属热者少，属寒者多，属虚者少，属实者多，辨证必须明确，治疗才能获效。本例之胀，属脾阳不足是矣。

3. 李某，男，63 岁，2002 年 7 月 10 日初诊。

病史：患者早期肝硬化 3 年，经中西药治疗病情稳定。今年 5 月感胸胁憋困，胸背不适，脘腹臌胀。B 超检查示：肝脾肿大、腹水。肝功能 TTT 10U，ALT 80U，白蛋白 24g/L，腹部腰围 90cm，脐突，下肢轻度浮肿，尿少，大便干结，精神不振。苔黄腻，舌质暗，脉沉弦。

西医诊断：早期肝硬化、腹水。

辨　　证：气血瘀滞，三焦不利。

治　　法：疏肝肃肺，活血利水。

方　　药：印氏化瘀通气排水方加味。

柴胡 10g，郁金 10g，桃仁 10g，土鳖虫 10g，紫菀 10g，桔梗 10g，红花 10g，川楝子 12g，丹参 30g，赤芍 30g，生牡蛎 60g（先下），大腹皮 15g，当归 15g，莱菔子 15g，川椒目 6g，葶苈子 12g。水煎服 7 剂。

7 月 18 日二诊：下肢浮肿、腹胀明显减轻，食欲渐增，大便畅，尿量多，上方加冬瓜皮 30g，水煎服 7 剂。

7 月 27 日三诊：腹水进一步减少，下肢浮肿消退，胸胁憋困缓解。

方药：柴胡 10g，丹参 30g，赤芍 30g，郁金 12g，生牡蛎 60g，川楝子 15g，桃仁 10g，土鳖虫 10g，紫菀 10g，桔梗 10g，大腹皮 15g，冬瓜皮 30g。水煎服 7 剂。

8 月 6 日四诊：腹胀基本消失，大便成形，余无不适，三诊方去冬瓜皮、大腹皮，加茯苓 30g、泽泻 30g，继服 7 剂。

8 月 15 日五诊：患者精神振作，食欲好转，臌胀消，腹水无，可野外散步，肝功能检查：TTT 5U，ALT 30U，白蛋白 40g/L，球蛋白 30g/L。守法继服，以巩固疗效。

方药：柴胡 10g，丹参 30g，赤芍 30g，当归 15g，生牡蛎 60g，郁金 12g，川楝子 12g，桃仁 10g，紫菀 10g，桔梗 10g，土鳖虫 10g，炒白术 30g，焦三仙各 15g，泽泻 30g，生薏苡仁 30g。灶心土 120g 煎汤代水熬服，10 剂而愈。

【按】李某，肝硬化 3 年，3 个月前相继出现腹胀、腹大，肝功能不正常。笔者选用印会河教授治疗臌胀的"抓主症"化瘀通气排水方，临床疗效很好。水臌是由气臌发展而来的，需在化瘀通气方基础上加泻肺利水、开利三焦的川椒目、葶苈子，通过治血、治气、治水以达水消臌减之功。方中当归、丹参、赤芍、桃仁、红花理血活血，祛瘀通络；柴胡、郁金、川楝子疏肝理气，解郁消胀；生牡蛎、土鳖虫化久瘀，消癥散积；桔梗、紫菀宣肺气，通利三焦以开气道，消腹胀；川椒目、葶苈子、大腹皮通利水道，开利三焦，使水行胀消。复诊时加冬瓜皮 30g，以利行水消胀。三诊时腹水大减，下肢浮肿消失，故去当归、川椒目、葶苈子；四诊时，腹胀基本消失，去冬瓜皮、大腹皮加茯苓、泽泻健脾利湿而不伤阴；五诊化验肝功正常，臌胀消，腹水全无。患者服药 50 余剂，病症消除，身体康复。患者 12 年后因脑出血而病故。本方经多年临床观察，累起沉疴，愈病数例。

4. 王某，男，50 岁，2010 年 6 月 12 日初诊。

病史：患者腹胀闷 2 年余，与饥饱无关，夜间胀甚，伴有左胁肋胀痛，肠鸣便溏，体胖乏力，舌淡苔白微腻，脉弦细。肝功能、心电图检查均正常，

B 超检查示：脂肪肝。

西医诊断：脂肪肝。

辨　　证：湿困瘀阻，三焦不利。

治　　法：疏肝开肺，健脾利湿。

方　　药：化瘀通气方加味。

柴胡 10g，当归 15g，丹参 30g，赤芍 30g，泽泻 30g，茯苓 30g，生薏苡仁 30g，郁金 15g，川楝子 15g，生香附 10g，青皮 10g，桃仁 10g，土鳖虫 10g，紫菀 10g，桔梗 10g，白术 12g。水煎服 10 剂。

6月25日二诊：腹胀明显减轻，精力渐增，舌质暗，苔白腻，继服上方 10 剂。

7月9日三诊：腹胀消失，大便成形，二诊方改白术为 30g，继服 10 剂，巩固疗效。

【按】王某，中年男性，素体肥胖，嗜食肥甘厚味，致脾健失运，湿困瘀停，三焦气化不利而腹胀。右胁胀痛，肠鸣便溏，均为肝脾不和之征。治宜疏肝郁、开肺气、利三焦，佐以健脾利湿。治疗本病重在治湿，然后始及其余。方中柴胡、当归、丹参、赤芍、郁金、川楝子、青皮、桃仁疏肝理血；桔梗、紫菀开肺气，利三焦以开气道而消腹胀；土鳖虫化久瘀，消积块；白术、茯苓、泽泻、生薏苡仁健脾以利湿。此四药用量大，针对的就是湿。白术苦温燥湿，能补脾阳；茯苓药性缓和，益心脾，利水湿，补而不峻，利而不猛；泽泻甘淡渗湿，有泻无补，利水而不伤阴；生薏苡仁功能健脾渗湿，其性微寒而不伤胃，益脾而不滋腻，是一味清补利湿的药品。患者服药 20 余剂，腹胀消失。

积　聚

【概述】

积聚是指腹内结块，或胀或痛的一类病证。前人曾将其分为积证和聚证。积是指结块坚硬，固定不移，痛有定处，多为有形，病属血分；聚是结块或聚或散，聚散无常，痛无定处，多为无形，病属气分。但两者常相互影响，气聚可影响血行，血瘀又可导致气滞，临床上也多见先因气聚，久而血瘀成积，故多以积聚并称。古代医籍中尚有癥瘕之名，最早见于《中藏经》，实则属于积聚之类。《诸病源候论》说："其病不动者，直名为癥。若病虽有结瘕而可推动者，名之为瘕。瘕者假也，为虚假可动也。"由此可见，癥与积都有形可征，坚硬不移；瘕与聚皆有聚散无常的特点，故癥与积，瘕与聚名虽异而实则同。

祖国医学关于积聚的记载颇多，内容丰富，名称各异。积聚的特点是腹内结块，故凡腹内有包块形成者，不论是气聚或是血积，不论是功能性或是器质性者，均属积聚范畴。现代医学的肠功能紊乱、胃肠或腹腔肿瘤、肝脾肿大、肾下垂、肠系膜淋巴结核等均属于积聚范畴。

【病例】

1. 狄某，男，35 岁，1987 年 9 月 15 日初诊。

病史：患者胁肋胀痛半年余，并伴有食欲不振，时而恶心，周身乏力，自觉右上腹有肿块，口舌干燥，小便黄，大便干。舌质暗有瘀点，苔薄黄，脉弦。肝功能化验：TTT 15U，TFT（＋＋＋），GPT 160U。望之面色晦暗，蜘蛛痣（＋），肝大（肋下 2 指），轻度触痛，脾大（肋下 1 指）。

西医诊断：急性肝炎。

辨　　证：湿热壅阻，瘀血成积。

治　　法：清利湿热，活血化瘀。

方　　药：茵陈蒿汤合舒肝和胃丸加味。

茵陈 30g，栀子 10g，大黄 6g，当归 12g，丹参 30g，柴胡 10g，赤芍 30g，片姜黄 10g，郁金 10g，川楝子 10g，生薏苡仁 30g，生牡蛎 60g。水煎服 5 剂。

9 月 21 日二诊：服药 5 剂，大便偏稀，肝区痛减轻，食欲略增，上方减大黄为 1g，继服 5 剂。

9 月 27 日三诊：肝区痛减，食欲增加，舌脉同前。二诊方加三棱 6g、莪术 6g、枳壳 10g、炒麦芽 24g。水煎服 5 剂。

10 月 3 日四诊：病情稳定，肝大未及，脾缘及边，苔薄白，脉弦。复查肝功能正常。三诊方去大黄、片姜黄，加白术 15g。水煎服 10 剂。

10 月 15 日五诊：患者精神好，食欲增，肝功正常，肝脾未触及，改逍遥丸以善其后。

【按】狄某，素日饮食不节，损伤脾胃，运化失常，肝胆湿热留恋不去，瘀血滞留成积。如《卫生宝鉴》说："凡人脾胃虚弱或饮食失常，或生冷过度，不能克化，致成积聚结块。"肝胆郁滞，气机不利，则胁肋胀痛；肝胃不和则食欲不振，恶心乏力；气滞不疏，瘀血内结，则肝脾肿大。舌暗、蜘蛛痣为气滞血瘀之象。治宜清利湿热，活血化瘀。方中重用茵陈蒿，以其最善清利湿热，退黄疸；栀子通利三焦，导湿热下行，引湿热从小便而出；大黄泻热逐瘀，以散结块；当归、赤芍、丹参、片姜黄、郁金活血凉血，化瘀消积；柴胡、川楝子疏肝理气而治胁痛，生薏苡仁健脾利湿；生牡蛎软坚散结消癥。三诊时加三棱、莪术化瘀散结，炒麦芽消食和胃。服药25剂，肝功正常，肝脾肋下未触及，后以逍遥丸疏肝解郁，健脾和营而善后调养。

2. 杨某，女，42岁，2004年12月2日初诊。

病史：患者肝肿大2年，无传染性肝炎史。刻诊：脘腹胀，胁痛，纳减乏力，大便先结后溏，夜寐较差，化验肝功正常。舌苔薄腻，脉弦细。

西医诊断：早期肝硬化。

辨　　证：气滞瘀阻，肝脾同病。

治　　法：理气化瘀。

方　　药：桃红四物汤加味。

丹参30g，赤芍30g，当归10g，柴胡10g，桃仁10g，红花10g，青陈皮各10g，生地黄12g，广木香6g，香附10g，川楝子10g，延胡索10g，生牡蛎60g，川芎10g。水煎服5剂。

12月8日二诊：诸症同前，继服5剂。

12月14日三诊：服药10剂，腹胀神疲已减，睡眠佳，肝区尚有压痛。二诊方加生麦芽30g，水煎服5剂。

12月21日四诊：肝区偶有压痛，此为久病入络，营气阻痹。

方药：丹参30g，赤芍30g，延胡索10g，枳壳10g，当归10g，香附10g，王不留行15g，炙鳖甲15g，土鳖虫10g，生牡蛎60g，山药30g，焦山楂15g。水煎服5剂。

12月26日五诊：腹胀减，纳食增，精神振，蜘蛛痣及肝掌消退。

方药：丹参30g，赤芍30g，当归12g，桃仁10g，红花6g，香附10g，青皮10g，柴胡10g，生牡蛎50g，炙鳖甲15g，焦白术30g，土鳖虫10g，炒麦芽 30g。水煎服 10 剂，病愈。

【按】杨某，素日饮酒过度，损伤肝脾，肝郁气滞，脾不健运，导致肝肿腹胀，是气滞血瘀之象。舌苔黄腻，大便时结时溏，是脾胃虚弱，湿从内生所致。久病不愈，饮食减少，气血营养不周，故面黄形瘦，头晕且痛。方取桃红四物汤，以赤芍易白芍，养血、活血、逐瘀、止痛；青陈皮、广木香、香附、川楝子疏肝破气，散积化滞，行气开郁；延胡索、王不留行、丹参活血化瘀，行气止痛，还可养血安神；鳖甲、生牡蛎、土鳖虫软坚散结，化瘀定痛，而不伤肝阴；由于脾胃虚弱，故重用焦白术、山药健脾燥湿，培土扶正；焦白术补气的作用较弱，苦温燥湿，能补脾阳。因脾司运化，喜燥而恶湿，得阳始运，能升则健；山药补而不滞，不热不燥，能补脾气而益胃阴，故为培补脾胃性质平和的药物。患者服药 50 余剂，蜘蛛痣及肝掌消退，肝回缩至正常，精神恢复而上班。

3. 陈某，男，30 岁，2002 年 7 月 20 日初诊。

病史：患者 1998 年患急性病毒性肝炎，经中西药治疗而愈。但经常肝区隐痛，劳累后加重，于 2002 年 4 月感觉脾区亦痛。刻诊：两胁疼痛，四肢乏力，食欲不振，大便溏薄，五心烦热。肝下缘在锁骨中线肋沿下 1cm，质软；脾下缘于肋下约 0.5cm，质软，轻度触痛，右手掌可见蜘蛛痣，化验肝功能正常，血小板 120×10^9/L。舌苔白，脉沉滑。

西医诊断：慢性肝炎。

辨　　证：肝郁脾虚，气滞血瘀。

治　　法：健脾疏肝，理血和营。

方　　药：八珍汤加味。

党参 15g，苍白术各 10g，藿香 10g，茵陈 15g，丹参 30g，当归 10g，赤芍 30g，青皮 12g，茯苓 15g，白芍 15g，王不留行 15g，鳖甲 15g（先煎），生山楂 15g，生薏苡仁 30g，生牡蛎 30g。水煎服 10 剂。

8 月 2 日二诊：两胁疼痛稍缓，精神好转，余症同前，继服上方 10 剂。

8 月 14 日三诊：自觉症状明显好转，眠食及二便正常，四肢无力减轻，手足心热已退，肝脾区痛大减，二诊方去赤芍，加香附 10g，水煎服 10 剂。

8 月 27 日四诊：服药 30 剂，诸症大减，肝脾区痛明显好转，肝于肋下 0.5cm，脾未触及，复查肝功能正常，血小板 160×10^9/L。效不更方。

方药：党参 15g，苍白术各 10g，茵陈 10g，当归 12g，白芍 12g，香附 10g，生鳖甲 15g，生牡蛎 30g，王不留行 12g，红花 6g，生薏苡仁 30g，黄芪 15g，郁金 10g，川楝子 12g。水煎服 10 剂。再以上方配 3 剂量，蜜制为丸，调理 2 月，以善其后。

【按】陈某，5 年前患慢性肝炎而愈，今年 1 月自觉肝区隐痛，化验肝功能正常。症见四肢无力，食欲不振，大便溏薄，舌苔白，脉沉滑，证属肝郁脾虚，气滞血瘀；兼见蜘蛛痣，两胁胀痛，说明湿热未清，阻塞脉络，形成瘀滞。所以扶正之中重在健脾疏肝。方中党参、苍白术、茯苓健脾燥湿；当归、赤白芍、王不留行、山楂、丹参养血柔肝，活血化瘀而消痞块；青皮、香附行气化滞，疏肝解郁，气行则血易活，血活则瘀易去；生薏苡仁配合苍术、茯苓醒脾化湿；有肝掌，说明热伏血分，故用赤芍凉血活血，茵陈透血凉血；生牡蛎、鳖甲软坚散结，消痞止痛。患者肝炎后肝功能正常，而气虚血滞痞块形成，故重点在调肝脾扶正为主。服药 40 余剂，后改丸药调理善后，经过 3 个月的治疗，自觉症状改善，眠食二便正常，四肢乏力减轻，肝脾区痛已消失，肝脾肋下未能触及，缓图康复。

4. 赵某，女，56 岁，2010 年 4 月 10 日初诊。

病史：患者半年前因宅基地纠纷，和他人恩怨一时暴发，吵闹不息，虽经和合，但怨气难泄，长时间心情不遂。善太息，少神乏力，时有胁肋憋胀。近来自觉腹中似有鸡蛋大物上下攻窜胀痛，结块按之柔软，时聚时散，脘胁不适，与心情十分相关。经医院腹部 B 超检查，未发现器质性改变，苔薄白，脉沉弦。

西医诊断：肠功能紊乱。

辨　　证：肝气郁滞，气聚内结。

治　　法：疏肝解郁，行气散结。

方　　药：木香顺气散加减。

木香 10g，青皮 10g，陈皮 10g，柴胡 10g，香附 10g，当归 10g，川芎 6g，乌药 10g，降香 15g，厚朴 10g，白芍 15g，肉桂 3g，红花 6g，甘草 6g。水煎服 5 剂。

4 月 17 日二诊：胁肋胀痛减轻，余症同前，上方加川楝子 12g，水煎服 5 剂。

4 月 24 日三诊：服药 10 剂，配合心理疗法，患者精神好转，结块攻窜缓解，脘胁亦舒适，继服二诊方 5 剂。

5 月 2 日四诊：腹中结块消失，饮食欠佳，三诊方去川楝子、川芎，加佛手 12g、焦山楂 15g、生麦芽 24g。继服 7 剂，以巩固疗效。

【按】赵某，因肝气不舒，情志郁结而致病。情志不舒，肝气郁结，气机不利，故胁肋不适，气聚内结成形，固有包块而柔软，气机逆乱，则攻窜胀痛。气聚结成，气散结消，故而包块时有时无，脉弦为肝气郁结之征。治宜疏肝解郁，行气散结。方中木香、青皮、陈皮、柴胡、香附、乌药、厚朴疏肝理气，开郁散结；当归、川芎活血行气；白芍、甘草缓急止痛；肉桂辛温暖中。全方理气药为主，辅以活血之品使气散聚消而痛止。

5. 梁某，女，59 岁，2012 年 9 月 5 日初诊。

病史：患者素体阳虚，畏寒怕冷，脐周跳痛，腹部结块，固定不移，大便溏薄，舌淡苔白，脉沉紧，B 超检查肝、胆、脾、胰、腹腔无异常，血常规、肝功能化验均正常。

西医诊断：肠神经官能症。

辨　　证：寒痰凝积。

治　　法：温阳散寒，化痰去积。

方　　药：阳和汤加味。

熟地黄 18g，鹿角胶 10g，炮干姜 10g，肉桂 10g，吴茱萸 10g，麻黄 5g，白芥子 10g，青皮 10g，党参 15g，淫羊藿 10g，细辛 3g。水煎服 5 剂。

9 月 18 日二诊：诸症同前，上方去淫羊藿，加附子 6g、茯苓 30g、白术 12g，水煎服 7 剂。

9 月 28 日三诊：畏寒怕冷缓解，大便成形，腹部结块较柔软。

方药：茯苓 30g，白术 15g，白芍 15g，炮干姜 10g，麻黄 3g，白芥子 6g，青皮 10g，制附子 10g，肉桂 10g，熟地黄 15g，乌药 10g，沉香 6g，神曲 24g，炙甘草 6g。水煎服 7 剂。

10 月 8 日四诊：腹部结块已消，脐周跳痛亦愈，腹部柔软舒适，偶感腰困，配以右归丸温阳补肾，以善其后。

【按】梁某，年近花甲，素体阳虚，寒痰内生，起居失宜，感受寒气而致寒痰凝聚，壅塞脉络，故结块固定不移，或有疼痛。脾阳不振，阳气不能外达，故畏寒便溏。舌淡苔白，脉沉紧，均为寒痰之象，投阳和汤加味，温阳散寒，化痰去积。方中熟地黄大补阴血；鹿角胶生精补血；炮姜、肉桂、吴茱萸温阳散寒；麻黄、白芥子、甘草散寒凝而化痰滞；党参健脾益气；淫羊藿温阳暖中，补命火，助肾阳，祛风痰；青皮理气散结；复诊加附子、茯苓、白芍有真武之意，取其温阳利水而消痰浊。服药后症消，后以右归丸善后。

6. 王某，男，42岁，2002年5月10日初诊。

病史：患者左下腹有病块1月余。患者患慢性肝炎10年之久，近来腹胀，自觉平脐左侧腹部有块，如鸡蛋大小，无疼痛，晚上明显，生气及劳累时加重，时大时小，饮食尚可。肝右胁下1.5cm处可扪及，脾肋下未触及，面色晦暗。苔灰白腻，脉弦滑。

西医诊断：慢性肝炎。

辨　　证：肝气郁滞，瘀血阻络。

治　　法：调肝和中，理气活血。

方　　药：焦氏燮枢汤加减。

柴胡10g，黄芩10g，川楝子12g，白蒺藜12g，红花10g，片姜黄10g，炒莱菔子15g，香附10g，焦三仙各15g，土鳖虫10g。水煎服7剂。

5月19日二诊：药后自觉痞块缩小，舌质红，苔黄微腻，脉弦滑。于上方加重理气药，去片姜黄，香附改为12g，加厚朴10g、木香6g，继服7剂。

5月28日三诊：诸症均明显减轻，尚有睡眠不适，腹胀消失，纳食正常，二诊方加生薏苡仁30g，水煎服7剂。

6月8日四诊：腹胀消失，自觉腹部结块缩小，苔薄腻，脉弦滑。仍宗理气活血散结法。

方药：柴胡10g，黄芩10g，川楝子12g，红花10g，桃仁10g，香附12g，广木香10g，青皮10g，三棱10g，莪术6g，生牡蛎30g，煅牡蛎30g，炒麦芽30g。水煎服10剂，以善其后。

7月10日，患者从乡下赶来说："我服药后，腹胀、痞块诸症消失，肝功能正常，精力好，已上班。"

【按】王某，患慢性肝炎10年，近1个月来腹部出现块状物，余辨证立法，选用焦树德先生燮枢汤加减，服药后，症状消失。肝、胆二者相表里，一身上下其气无所不乘。清代沈金鳌说："肝和则生气发育万物，为诸脏之生化，若衰与亢则能为诸症之残贼。"其性条达而不可郁，其气偏于急而易怒，其病多为气郁而逆。肝主疏泄，情志不遂，致肝气郁结，以致腹中气聚，攻窜腹胀。气机不畅，脉络受伤，肝血瘀阻，气滞血瘀，日积月累，发为积聚，治当条达枢机，理气活血。以柴胡、黄芩调转阴阳升降之枢机，解心腹肠胃间积气；白蒺藜苦辛而温，疏肝之郁，下气行血；川楝子苦寒入肝，清肝热行肝气；红花、土鳖虫活血消癥；香附、木香疏肝解郁，其性宣畅，通行十二经脉的气分；片姜黄行血中气滞，治心腹结积；炒莱菔子理气消胀，配焦三仙共助消化而除胀满，运中焦而健脾胃。复诊加三棱、莪术、生煅牡蛎，加强了活血化瘀、散结消癥之能。诸药合用，使全身气机条畅舒达，又理血中气滞，使血循其经，消积除癥而使积聚包块消散。

心　悸

【概述】

心悸俗称"心跳""心慌"，为心中动悸不宁，惊慌不安的一种病候。一般因惊而发，心慌时作时止者谓之"惊悸"，病情较轻。若无外因，心中动摇不宁，悸无休止者，谓之怔忡。怔忡多为内因所形成，惕惕然心中不宁，其动也有时。怔忡者，心中惕惕然，动摇不舒，其作也无时。两者在程度上和发病情况有一定区别，但前人也有把两者混称的。如《张氏医通》说："悸即怔忡之谓。"《医学入门》也有"怔忡因惊悸日久而成"的说法。

现代医学的自主神经功能紊乱、心神经官能症、各种器质性心脏病、心肌炎以及某些心律失常，均属心悸的范畴。

【病例】

1. 李某，男，58 岁，2008 年 10 月 4 日初诊。

病史：患者两三年来，经常心悸气短，咳嗽吐痰，劳累后加重。近 1 个月来心悸、气短更甚，上三楼得歇两次，睡眠不能平卧，吐白黏痰，畏寒怕凉，口干不欲饮，纳呆，面部轻度浮肿。舌体胖，有齿痕，舌苔白腻，脉细而结代。左肺呼吸音减弱，心界扩大，心律不齐，心率 130 次/分，脉搏 80 次/分。胸透提示心脏普遍增大，两肺阴影增重。心电图示：心房纤颤，左右心室肥厚。

西医诊断：风湿性心脏病。

辨　　证：心阳不振，水气凌心。

治　　法：温阳利水。

方　　药：真武汤加味。

茯苓 30g，制附子 10g，白术 10g，生姜 6g，黄芪 24g，当归 10g，远志 10g，泽泻 30g，猪苓 10g，柴胡 10g，五加皮 10g，生龙牡各 30g，白芍 10g。水煎服 7 剂。

10 月 13 日二诊：心悸、气短、咳嗽明显减轻，吐痰亦少，心脏杂音如前，心律仍不齐。原方改泽泻为 10g，改附子为桂枝 10g。水煎服 7 剂。

10 月 25 日三诊：心悸、气短明显改善，不歇可以跑至三楼，咳嗽已平，仍心律不齐。仍以益气温阳，利水养心。

方药：茯苓 30g，桂枝 10g，白术 10g，白芍 10g，泽泻 30g，制附子 6g，太子参 24g，五味子 10g，麦冬 10g，当归 10g，夜交藤 30g，五加皮 10g，生龙牡各 30g，炙甘草 10g。水煎服 7 剂。此后以温阳利水，养心复脉法，共服药 30 余剂，心率 70 次/分，脉搏 65 次/分，心悸平，病情稳定，生活可以自理，恢复正常活动。

【按】李某，心悸、气短 2～3 年，证属心阳不振，水气凌心所致。水之所制在脾，水之所主在肾，脾阳虚则湿积而为水，肾阳虚，气化不利，则聚水而从其类。水湿聚而溢于肌肤，则四肢沉重；水气上冲，则或咳或呕，聚而不行则小便不利。清阳不升，则头眩短气，面部浮肿。故以助阳行水之法，俾阳气胜，水气消，则诸症自愈。方中附子大辛大热，温肾暖土，以助阳气；茯苓甘淡渗利，健脾渗湿，以利水邪；白术健脾燥湿，以扶脾之运化；生姜辛温，既助附子之温阳祛寒，又伍茯苓以温散水气；黄芪益气利水；当归、白芍养血安心；五加皮、龙牡、远志镇静安神；猪苓、泽泻利水渗湿；柴胡疏肝理气，调和诸药。全方配伍温阳利水，养心复脉。

2. 芦某，女，30 岁，2012 年 8 月 10 日初诊。

病史：患者心悸、失眠近 3 年，伴胁肋不适、呃逆，四肢酸困乏力，身冷恶寒，至今仍穿毛衣、毛裤，精神不振。二胎产后半年，仍面色萎黄，四肢肿胀。血常规、血沉、肝功能化验皆属正常，B 超：肝、胆、脾、胰无异常，心电图示：窦性心律不齐。舌质暗，舌体胖，苔白脉沉细。

西医诊断：心律失常。

辨　　证：气血亏虚，心失所养。

治　　法：补气养血，宁神定志。

方　　药：六君子汤加味。

黄芪 30g，党参 12g，白术 10g，茯苓 15g，当归 10g，白芍 10g，陈皮 10g，半夏 10g，柴胡 10g，香附 10g，生龙牡各 30g，远志 6g，石菖蒲 6g，制附子 10g，炙甘草 6g。水煎服 5 剂。

8 月 18 日二诊：畏寒怕冷感明显好转，心慌缓解，食欲增，睡眠佳，精神好，四肢浮肿消退，动则自汗出，守方再进 5 剂。

9 月 3 日四诊：心不悸动，睡眠亦佳，肿胀消，舌质暗，以益气养血，佐化瘀通络法。

方药：黄芪 18g，当归 10g，党参 12g，白术 10g，茯苓 12g，丹参 30g，红花 6g，炙甘草 10g，远志 10g，炒酸枣仁 24g，生龙牡各 30g，王不留行 12g，陈皮 10g，半夏 10g。隔日水煎服 10 剂，以巩固疗效。

【按】芦某，心悸失眠 3 年。然临证纯虚、纯实者并不多见，每以虚实夹杂而见于临床。本案由气血亏虚，心失所养而致。故以六君子汤益气健脾，白术、白芍、茯苓、附子又有真武之意，在于温通心阳，振奋脾阳；石菖蒲、远志交通心肾；生龙牡重镇安神，宁心定志。

3. 吴某，女，55 岁，1999 年 10 月 16 日初诊。

病史：胸闷心悸已 1 年余，近半年来早搏频繁。刻诊：心悸胸闷，睡眠时好时坏，四肢麻木，尤以下肢为甚。心电图示：心率 95 次/分，频发室性早搏。舌体胖，苔黄腻，脉结代。

西医诊断：冠心病。

辨　　证：胸阳痹阻，络脉瘀塞。

治　　法：温通心阳，理气化瘀。

方　　药：旋覆花汤加味。

丹参 30g，茜草 10g，瓜蒌 24g，旋覆花 10g（包），赤芍 30g，郁金 10g，桂枝 10g，降香 15g，炙甘草 6g，青葱管 15g。水煎服 5 剂。

10 月 22 日二诊：感觉口干，余症同前，原方去桂枝、降香，加佛手 12g，继服 5 剂。

10 月 28 日三诊：自觉心悸、胸闷、下肢麻木等症均减，心率 80 次/分。

方药：丹参 30g，茜草 10g，旋覆花 10g（包），瓜蒌 30g，薤白 10g，赤芍 24g，枸杞子 10g，降香 10g，麦冬 10g，郁金 10g，炙甘草 6g。水煎服 7 剂。

11 月 5 日四诊：胸闷已除，心悸基本消失，脉细而数，结代不明显。心电图示：窦性心动过速，早搏消失。继以上方加五味子 10g，再进 10 剂，以善后巩固。

【按】吴某，心悸胸闷已久，初诊时脉象结代，病由胸阳痹阻，气失宣通，络脉瘀塞，血流不畅所致。心主神志，心络瘀阻，心神失养，故睡眠时好时坏而多梦；心络瘀阻，心的搏动功能失常故脉络不齐。方中旋覆花、青葱管、瓜蒌、薤白以温通心阳，开胸中气痹，瓜蒌还可除痰开痹；丹参、茜草、赤芍、降香降气开胸中血痹；郁金理气解郁。旋覆花、郁金、降香、瓜蒌，此四味药有不同程度的"扩冠"或降血脂作用。二诊时患者口干，故去桂枝、降香之辛温，加佛手养胃和中。先后共服药 30 余剂，心悸胸闷基本消失，脉亦无结代。

4. 王某，男，51 岁，2004 年 12 月 3 日初诊。

病史：患者两年来心悸，时作时休，胸闷善太息，气短乏力，大便干结。舌质淡红，苔薄白，脉结代而弦。心电图示频发早搏。

西医诊断：心律失常。

辨　　证：心阳不振，气血失调。

治　　法：补益心气，理气通阳。

方　　药：甘麦大枣汤加味。

党参 15g，炙甘草 10g，桂枝 6g，赤芍 15g，当归 15g，小麦 30g，郁金 12g，丹参 30g，火麻仁 30g，香橼 10g，红枣 5 枚。水煎服 7 剂。

12 月 12 日二诊：药后心悸略减轻，大便顺畅，胸闷已瘥。再拟前法上方去火麻仁，加磁石 30g。水煎服 7 剂。

12 月 20 日三诊：心悸、胸闷较前减轻，二诊方继服 7 剂。

12 月 28 日四诊：心悸续见减轻，偶有胸闷，舌苔薄腻，脉弦，偶见结代。再以益气养心，活血通阳。

方药：太子参 24g，炙甘草 10g，桂枝 6g，赤芍 15g，当归 12g，丹参

30g，郁金 12g，旋覆花 10g（包），茜草 10g，茯苓 15g，降香 15g。水煎服 10 剂，诸症基本消失，诊脉未见结代。

【按】王某，心悸多属虚证，本例由于气血亏耗，心失所养，导致心阳不振，气机失调，故见心悸、气短、胸闷太息，脉来结代等症。方中用炙甘草汤合甘麦大枣汤，除去生地黄、阿胶等滋腻药，并佐以理气行血之品。以党参、炙甘草补益心气，当归、赤芍、丹参调养心血，桂枝温通心阳为主，小麦、大枣养心润燥而安神，郁金、香橼理气开郁而宣痹。依据阴血赖阳气以推动之原理，重点在于补心气和通心阳。心阳通，心气复则脉结代可以消失。合补养心血药以充盈血脉，使阳气有所依附而不致浮越，则心悸亦自止。患者胸闷太息，乃心气不足之象，非属湿阻气滞一类，虚实悬殊，必须加以鉴别。

5. 刘某，男，45 岁，2010 年 7 月 6 日初诊。

病史：患者 1 年来心悸、气短，胸中闷痛，烦躁眩晕。舌红，苔白微腻。心电图示：心动过速，右束传导阻滞。

西医诊断：冠心病。

辨　　证：气阴两虚，痰湿交阻，络脉不通。

治　　法：益气生津，活血化瘀，祛痰宽胸。

方　　药：生脉饮合旋覆花汤加味。

太子参 30g，麦冬 12g，五味子 10g，旋覆花 12g（包），茜草 10g，红花 10g，丹参 30g，川芎 6g，杏仁 10g，三七 3g（冲），降香 10g，鲜葱管 15g。水煎服 10 剂。

7 月 18 日二诊：烦躁眩晕大减，睡眠尚可，心悸缓解，上方再进 10 剂，水煎服。

7 月 30 日三诊：服药 20 剂，心悸平，能缓步登五楼，也不张口换气，胸闷痛消失。心电图示：窦性心律不齐。

方药：西洋参 6g，麦冬 10g，五味子 10g，旋覆花 10（包），茜草 10g，红花 10g，三七 2g（冲），橘络 6g，降香 10g，丹参 18g，杏仁 10g，茯苓 24g，川芎 6g，青葱管 15g。水煎服 10 剂以巩固疗效。

【按】刘某，由于劳伤心脾而致心悸气短，治以益气养阴以缓图其本。方中首推生脉散益气生津，养阴清肺。因为患者心气不足，可致肺乘脾侮，故清泻肺胃有利于心气的恢复，亦为治未病之良法。方中丹参、川芎、三七、红花、茜草活血通络，祛瘀生新以除痹痛；茯苓、杏仁、橘络、旋覆花健脾利湿，化痰降气，宽胸通痹；用青葱管温通心阳补而不滞，使阴阳建立新的平衡。治疗未病，不仅要求医者从五脏着手，已病防变，而且还要求充分重视摄生和调养，未病先防。若能起居有时，饮食有节，豁达乐观，适当锻炼，不仅可起到未病先防之效，而且也不失为是一种积极而有效的治疗手段。

6. 杨某，男，40 岁，2012 年 10 月 20 日初诊。

病史：患者素有肝病，阴液内耗。近 1 个月来心悸、胸闷加剧，干咳少痰，夜寐不安，梦多，精神不振。舌红，脉细而结代。心电图示：频发性交界性早搏。

西医诊断：频发性早搏。

辨　　证：心阴亏虚，血行不畅。

治　　法：养阴润肺，活血止咳。

方　　药：生脉散加味。

沙参 15g，麦冬 10g，五味子 10g，杏仁 10g，瓜蒌 24g，薤白 10g，当归 10g，红花 6g，桑白皮 15g，枇杷叶 10g，磁石 30g（先煎），炙百部 10g。水煎服 5 剂。

10 月 26 日二诊：心悸胸闷减轻，咳呛已瘥，口稍渴，舌红，脉结代，上方继服 7 剂。

11 月 4 日三诊：心悸、胸闷进一步缓解，早搏见少，仍守前法进退。

方药：生地黄 15g，沙参 15g，麦冬 10g，阿胶 10g（烊冲），炙甘草 6g，远志 6g，红花 6g，枇杷叶 10g，丹参 24g，生牡蛎 30g，白芍 10g，炒酸枣仁 15g，炙龟甲 15g（先煎）。水煎服 7 剂。

11 月 12 日四诊：迭进滋养心阴之剂，心悸、胸闷、咳呛均瘥，早搏亦止，复查心电图正常，舌红乏液，脉弦。心阴不足，不易骤复，守法继服。

方药：生地黄 24g，沙参 15g，麦冬 10g，阿胶 10g（烊冲），炒酸枣仁 15g，石斛 12g，丹参 15g，炙甘草 10g。水煎服 10 剂，以善其后。

【按】杨某，心悸、胸闷属心阴亏损，血行不畅为虚中夹实。仿用生脉散加活血之品，辨证确切，用药得当，疗效可靠。方中生脉散益气复脉，养阴生津；当归、红花养血活血，化瘀通络；素有干咳少痰，肺阴不足之候，故用瓜蒌、薤白通阳散结，行气祛痰；桑白皮、杏仁、炙百部、沙参、枇杷叶润肺化痰，宣降肺气而有助于心悸、胸闷的恢复。磁石功能重镇安神，潜阳纳气，前人说它能"追炎上之火以定志，引肺金之气以入肾"，无非是说明它有重镇潜纳的功效。复诊去磁石，加炙龟甲、生牡蛎养肝阴安心定志，阿胶、炙甘草养心阴，复脉生津以善其后。

7. 白某，男，50 岁，2010 年 8 月 5 日初诊。

病史：心悸半年余。刻诊：心悸、躁动，伴胸闷气短，乏力易疲劳，自汗。舌体胖大，舌质暗，苔白微腻。心电图示：心律失常。

西医诊断：心律失常。

辨　　证：气阴不足，痰浊瘀阻。

治　　法：滋补心阴，化痰活络。

方　　药：生脉散合四物汤加味。

西洋参6g（冲服），麦冬 12g，五味子 12g，炒酸枣仁 15g，熟地黄 15g，丹参 30g，茯苓 30g，当归 10g，赤芍 30g，夜交藤 30g，川芎 3g，石菖蒲 10g，远志 10g，炙甘草 10g。水煎服 7 剂。

8 月 14 日二诊：诸症基本得到控制，心悸缓解，胸脘有憋胀感，原方去生地黄、夜交藤，再服 7 剂。

8 月 23 日三诊：心悸平，诸症缓解，仍宗前法。

方药：太子参 15g，麦冬 10g，五味子 10g，炒酸枣仁 15g，石菖蒲 6g，远志 6g，丹参 20g，茯苓 15g，当归 10g，瓜蒌 24g，薤白 10g，降香 12g，炙甘草 6g。水煎服 7 剂以巩固疗效。

【按】白某，心律失常而致心悸不安，治以补心养阴、化痰通络。方中生脉散益气生津，敛阴止汗；生地黄、炙甘草养阴以宁心；炒酸枣仁、夜交藤养心安神以定志；菖蒲、远志化痰通络；当归、川芎、赤芍、生地黄、丹参四物汤之意，在于补血调血，活血化瘀以通络。之所以大量用茯苓，因茯苓药性缓和，功能益心脾，利水湿，补而不峻，利而不猛，既能扶正，又可祛邪，与补气药物同用则健脾渗湿。诸药合用共奏益气、养阴、祛痰、化瘀、通络、安神、宁心之功，使心律得以平稳，心悸诸症得解。

8. 郑某，男，51 岁，2008 年 11 月 10 日初诊。

病史：患者近两个月来经常自汗，心悸气短，动则更甚，头目晕眩，恶心呕吐痰涎，胸闷烦躁，睡眠不适。舌淡胖，苔白，脉沉。查心电图正常，血压 120/80mmHg。

西医诊断：神经衰弱。

辨　　证：心阳虚弱。

治　　法：温阳益气，宁心安神。

方　　药：桂枝甘草龙骨牡蛎汤加味。

桂枝 10g，茯苓 30g，白术 15g，生龙骨 30g，生牡蛎 30g，泽泻 15g，陈皮 10g，半夏 10g，黄芪 30g，炙甘草 10g，炒酸枣仁 18g。水煎服 7 剂。

11 月 18 日二诊：药后自汗明显减轻，心悸气短缓解，仍有畏寒肢冷，上方加制附子 10g（先煎），继服 7 剂。

11 月 27 日三诊：不活动一般很少自汗，心悸平，舌淡胖，苔白，脉沉细。仍宗上法。

方药：制附子 10g（先煎），西洋参 4g（冲服），炙黄芪 30g，煅龙骨 30g，煅牡蛎 30g，桂枝 6g，陈皮 10g，茯苓 30g，白术 10g，夜交藤 30g，合欢花 10g，半夏 10g，生薏苡仁 30g，炙甘草 6g。水煎服，此方连服 14 剂，告愈。

【按】郑某，阳虚不固则自汗出，心阳损伤则心悸气短，畏寒肢冷；阳虚饮犯阻滞气机，清阳不升，故见胸闷烦躁、头晕目眩、呕吐痰涎，舌胖苔白为阳虚之征。故以桂枝甘草龙骨牡蛎汤为主方，合参附汤而用之。方中桂枝配伍甘草，旨在"辛甘化阳"，重在温通。重用黄芪、茯苓意在益气补虚，配伍白术而健脾利湿；西洋参大补元气，附子温壮元阳，强心暖肾，二药相合，上温心阳，下补命火，中助脾土以生化；半夏长于燥湿化痰、和胃降逆，配伍陈皮理气醒脾，使气顺则痰降，气化则痰亦化；泽泻可渗湿利尿，与白术伍用，泽泻泻水气，白术补土气。谢海洲教授称此为"泽泻利水而决之于沟渠，白术培土而防之于堤岸"。

综观全方，标本兼顾，使元阳得壮，心阳得复，心气得补，心神得安，痰饮得消而心悸气短而愈矣！

胸 痛

【概述】

胸痛是指胸部发生疼痛的一种症状，临床可见于许多疾病。祖国医学有关胸痛的记载很多，如《素问·藏气法时论》："心痛者，胸中痛，胁支满，胁下痛，膺背肩胛间痛，两臂内痛。"《金匮要略》："胸痹之病，喘息咳唾，胸背痛，短气""胸痹不得卧，心痛彻背"等，这些症候的描述，虽有所差别，但都表现有胸痛的症候。故后世医家将心痛、真心痛、胸痹合为一证叙述。由于胸部包括心、肺两脏，故本病的发生多与心、肺功能失常有关。此外，其他疾患如痰饮、胃脘痛、心悸等也可引起胸痛。

现代医学的冠心病、气管炎、肺炎、非化脓性肋软骨炎、外伤等，均可临床出现胸痛诸证。

肺主气，心主血，心肺协调，气血才能正常运行。若素体胸阳不振，脏腑功能低下，阴阳气血失调，外邪乘虚侵袭，或饮食不当，思虑过度，痰湿痹阻，络脉失和，均可引起胸痛。

【病例】

1. 韩某，男，42岁，1989年6月10日初诊。

病史：患者自诉右胸疼痛，痛彻后背，胸憋气胀，每以长出气为快。嗳气、咳嗽，吐少量白黏痰，睡眠欠佳，食欲尚可，二便如常，发病已1年余，正常心电图。舌淡，苔白，脉沉紧。

西医诊断：肋软骨炎。

辨　　证：胸阳痹阻。

治　　法：温阳宣痹。

方　　药：瓜蒌薤白白酒汤加味。

瓜蒌24g，薤白12g，枳实6g，半夏10g，陈皮10g，生蒲黄10g，五灵脂10g，远志10g，降香15g，紫苏梗10g，生龙齿24g。水煎服7剂。

6月18日二诊：诸症同前，脉证无明显变化，原方加白酒为引，继服7剂。

6月28日三诊：胁痛减轻，诸症好转，二诊方继服14剂。

7月15日四诊：连服28剂，胸痛显著缓解，全身状况愈来愈好。近日因劳累过度，胸痛又复发，但痛点不定。睡眠好，吐痰少，二便如常，舌淡苔白，脉沉。仍以活血理气，通阳宣痹，佐以化痰散结为治。

方药：瓜蒌24g，薤白10g，枳壳10g，紫苏梗10g，赤芍15g，红花6g，桃仁10g，丹参24g，陈皮10g，生蒲黄10g，五灵脂10g，王不留行15g，海浮石15g，半夏10g。水煎服10剂，胸阳宣通，疼痛消失。

【按】韩某，肋软骨炎。关于胸痛亦即胸痹之证，始见于《金匮要略》，凡由胸中阳虚，阴邪上乘，气机不畅而致喘息咳唾、胸背痛、气短等症状者即是。《医宗金鉴》曰："胸痹之病，轻者即今之胸满，重者即今之胸痛也。"本例患者，素体阳气不足，肝气不舒，胸闷气胀，时欲太息，阴邪上乘阳位，痰涎黏滞，痹阻气机，则胸痛彻背，用仲景瓜蒌薤白白酒汤辛温通阳。加枳实、半夏、陈皮、紫苏梗理气化痰；蒲黄、五灵脂活血行瘀，散结止痛，以病久入络，单理气，不行血，药力不能达也。坚持服药30余剂而见功。之后又因劳累而胸阳不展，致使胸痛复发，肝郁痰凝，故在原方的基础上，用当归、赤芍、桃仁、红花、丹参活血化瘀；半夏、海浮石化痰散结，理气止痛，由于药证相符，故终获效。

2. 冯某，男，45岁，1991年8月3日初诊。

病史：患者左胸胁部灼痛1周，并向左肩放射，自觉全身发热，两上肢肌肉亦痛，呼吸则胸胁疼痛加重，不得平卧，疼痛以夜间尤甚，伴有口干、腹胀、尿赤、便干。舌青紫，有瘀斑，苔白腻，脉沉涩。胸、肺拍片无异常。

西医诊断：肋神经痛。

辨　　证：瘀血内停，气滞不舒。

治　　法：活血祛瘀，理气止痛。

方　　药：桃红四物汤加味。

当归15g，赤芍15g，川芎6g，桃仁10g，红花10g，香附10g，广木香6g，茯苓15g，泽泻15g，蒲黄10g，五灵脂10g，柴胡6g，甘草6g。水煎服5剂。

8月9日二诊：药后疼痛明显减轻，夜寐佳，现感左胁刺痛，手足发热，脉舌如前。上方加延胡索10g，继服5剂。

8月16日三诊：胸胁痛减轻，精神好转，唯感口干苦，二诊方去香附，加黄芩10g、川楝子6g。水煎服5剂。

8月23日四诊：胸胁痛基本消失，口干不苦，二便正常，舌苔薄白，脉沉弦。乃以疏肝理气法，以善其后。

方药：当归10g，白芍10g，柴胡6g，茯苓10g，薄荷6g，丹参15g，郁金10g，枳壳10g，青皮10g，木香10g，焦三仙各15g。水煎服5剂，诸症痊愈。

【按】冯某，由于气滞血瘀，胸脉瘀阻，故胸部针刺样灼痛，痛引肩背，气机不畅，则胸闷气短。舌紫暗有瘀斑，脉沉涩，疼痛以夜间为甚，皆为血瘀之候。方中当归、赤芍、桃仁、红花、川芎活血祛瘀，瘀血行则脉络通而胸痛自消；柴胡、香附、木香疏肝理气，宽胸和中，使气行血亦行。舌苔白腻是内有水湿停聚，故配以茯苓、泽泻健脾利湿；失笑散活血祛瘀，散结止痛，相须为用，通利血脉。气行血行，疼痛自止，后以逍遥散加味疏肝理气，以善其后。

3. 马某，女，32岁，2002年10月5日初诊。

病史：患者胸痛胀满10余天，发热恶寒，咳嗽吐痰，痰黏不爽，口燥咽干，甚则喘促。并自诉患支气管哮喘4年。舌苔黄厚，脉滑数。

西医诊断：支气管哮喘。

辨　　证：实热壅肺，络脉瘀阻。

治　　法：宣肺清热，活络止痛。

方　　药：麻杏甘石汤加味。

炙麻黄6g，杏仁10g，生石膏30g，黄芩10g，瓜蒌15g，赤芍15g，桃仁10g，桑白皮15g，葶苈子10g，地龙15g，茯苓15g，甘草6g。水煎服5剂。

10月12日二诊：发热恶寒消失，咳嗽痰少，胸痛缓解，上方加延胡索10g、片姜黄10g，继服5剂。

10月18日三诊：以上诸症均缓解，效不更方。

方药：炙麻黄3g，杏仁10g，生石膏24g，黄芩10g，枇杷叶10g，瓜蒌15g，赤芍15g，桃仁10g，桑白皮15g，地龙12g，枳壳10g，甘草6g。水煎服5剂，诸症悉平。

【按】马某，素有哮喘病史，今风热壅肺，邪正交争，故恶寒发热，热郁于肺，气失宣降，故咳嗽吐痰，甚则喘促。热壅肺络，气血瘀滞，故胸痛胀满，热伤津液，故口燥咽干，苔黄厚，脉滑数均为肺有实热之征。治以宣肺清热，活络止痛。方中麻黄、杏仁、茯苓、甘草宣肺止咳化痰；石膏、黄芩清肺热而解郁毒；桑白皮、瓜蒌、葶苈子宽胸理气，消化热痰；赤芍、桃仁、地龙祛瘀止痛，又可解痉镇咳。治疗始终抓住肺热络瘀之特点，以麻杏石甘汤加味而取效。

4. 张某，女，21岁，2000年6月7日初诊。

病史：患者素体健康，1周前因家事生气。现症胸痛，脘腹胀闷不舒，大便3日未行，前医予承气类方而便日4~5行则损伤脾胃，腹痛、胸胁抽痛不息，偶有咳嗽吐痰，夜寐尚安，胃纳欠佳，口淡乏味。舌苔薄黄，脉象濡滑。

西医诊断：胸胁神经痛。

辨　　证：肝胃不和。

治　　法：和中调气。

方　　药：二陈汤加味。

紫苏梗10g，陈皮10g，半夏10g，木香6g，白蒺藜10g，焦三仙各12g，佛手12g，川楝子12g，延胡索10g，茯苓10g。水煎服5剂。

6月14日二诊：胸痛减轻，胸闷腹胀亦缓解，大便日行1次。上方加枳壳10g，水煎服5剂，诸症消失。

【按】张某，因心情不遂而致胸痛胀闷，乃气机郁滞，肝胃不和之征。大便2日不行，即投承气类方，泻热通下，以致更伤脾胃，大便日行数次，纳谷无味。方用二陈汤燥湿化痰，理气和中；紫苏梗、木香、白蒺藜以疏肝理气；川楝子、延胡索理气通络而止痛；焦三仙、佛手以和胃畅中，选药以灵动之品为主，气机上下宣通而胸脘胀自愈。

5. 狄某，女，60岁，1989年11月2日初诊。

病史：患者胸胁胀痛，脘腹时觉跳动，跳动则神疲乏力，病已月余。舌质青，苔薄腻，脉弦细，胸腹部X光摄片，未见异常。

西医诊断：胃肠神经炎。

辨　　证：肝气犯胃，胃肠不和。

治　　法：顺气调肝，活血和胃。

方　　药：乌梅丸加味。

乌梅 10g，赤白芍各 15g，肉桂 3g，炙甘草 6g，旋覆花 10g（包），降香 10g，片姜黄 10g，细辛 3g，川楝子 10g。水煎服 5 剂。

11 月 8 日二诊：服药 5 剂，诸症同前，再守方进 5 剂。

11 月 14 日三诊：胸痛、脘腹跳痛已减轻，仍守上方出入。

方药：乌梅 10g，赤白芍各 15g，肉桂 3g，炙甘草 6g，旋覆花 10g（包），降香 12g，陈皮 10g，丹参 15g，广木香 6g。水煎服 5 剂，病愈。

【按】狄某，由于情志不舒，肝郁气滞，引肝气犯胃，胸胁胀痛，胃肠不和，故重点用乌梅、芍药酸以制肝；肉桂、细辛、木香辛以入血；炙甘草以和胃；并配丹参、赤芍、降香化瘀之品加以调治。对于肝胃不和而见胸胁胀痛，脘腹痞闷，走窜不定，口苦泛恶等症，该方是苦辛酸同用，治疗肝胃不和、寒热错杂等病症。

6. 姜某，女，40 岁，2001 年 6 月 1 日初诊。

病史：患者因家事纠纷突然昏厥，经抢救苏醒。现症胸中憋闷，胁肋胀痛，手足逆冷，不思饮食，大便溏泄，小便不利。舌淡红，苔薄腻，脉沉弦。

西医诊断：肋神经炎。

辨　　证：肝脾气滞。

治　　法：调和肝脾。

方　　药：四逆散加味。

柴胡 10g，白芍 15g，枳实 10g，炙甘草 6g，香附 10g，郁金 10g，木香 10g，青皮 10g，茯苓 10g，白术 10g，薄荷 3g。水煎服 5 剂。

6 月 7 日二诊：服药期间，在挚友的心理安慰下，患者情绪松弛，胸闷胀痛、手足厥冷缓解，上方加当归 10g，继服 5 剂。

6 月 13 日三诊：诸症皆除，精神饮食转佳，予以逍遥丸 2 盒，以善其后。

【按】姜某，由情志不畅，忿郁恼怒，肝郁结，故胸中憋痛，气机郁滞，阳气不得宣通，是以手足厥冷；肝气郁滞，横逆脾土，脾失健运，清阳不升，则不思饮食，便溏不爽。故以四逆散为主方，以调和肝脾为法。方中香附为"气病之总司"，能散一切气，解一切郁，与柴胡相须为用，疏肝理气解郁之力倍增；与白芍相合，动静相宜，共收疏肝理气、养血柔肝、缓急止痛之功。郁金辛开苦降，为行气解郁之要药，善于清心开窍，与香附、柴胡、白芍同用，增强疏肝解郁之功；青皮善疏肝破气，又能消积导滞；木香芳香浓烈，善开郁导滞，升降诸气，为行气止痛之要药，且能健脾消食，与香附配伍，增强疏肝理脾、行气止痛之力；白术为健脾燥湿、益气升阳之要药，与枳实相合，泻中有补，补而不滞，健脾消痞功效显著；与茯苓同用，一燥一渗，殊途同归，相辅相成，增强健脾除湿之功。诸药合用，共成调和肝脾之用而胸痛除。

7. 陈某，男，65 岁，2008 年 10 月 8 日初诊。

病史：患者患冠心病已 6 年，近 1 月来心胸憋闷，偶有胸痛，每因情志不畅而心绞痛，口服牛黄救心丸、硝酸甘油可缓解。近因生气诱发心绞痛，唇紫。舌质暗，苔薄腻，脉沉细偶有结代。

西医诊断：冠心病。

辨　　证：心血瘀阻，痰瘀互结。

治　　法：活血祛瘀，理气化痰。

方　　药：血府逐瘀汤加味。

当归 10g，川芎 6g，桃仁 10g，红花 10g，丹参 30g，降香 15g，赤芍 15g，郁金 10g，柴胡 10g，枳壳 10g，牛膝 10g，茜草 12g，香附 10g，三七粉 3g（冲）。水煎服 7 剂。

10 月 16 日二诊：药后精神见好，心胸闷痛明显减轻，偶有胸痛如刺。上方加瓜蒌 24g、薤白 12g，继服 7 剂。

10 月 25 日三诊：控制住情绪，未发作心绞痛。宗上法出入。

方药：当归 10g，川芎 10g，赤芍 15g，桃仁 10g，红花 10g，枳壳 10g，片姜黄 10g，柴胡 10g，茜草 12g，丹参 30g，降香 12g，瓜蒌 15g，薤白 10g，三七粉 3g，杏仁 10g，夏枯草 24g。水煎服 7 剂。效不更方，该方继服 14 剂，心胸闷痛、心绞痛近期观察未发作。

【按】陈某，属中医胸痹范畴。胸痛如刺，为心血瘀阻所致。心绞痛每因情绪激动而诱发，为气滞血瘀，不通则痛；舌暗脉结代均为血瘀阻络之征；心胸憋闷、舌苔薄腻，为夹有痰浊之象。病变部位在心胸，病机重点在血瘀，兼有气滞和痰浊，以血府逐瘀汤化裁。方中香附善行气分，又入血分，长于行气开郁，配柴胡增强疏肝解郁之功；与川芎伍用，共收行气活血之效。郁金为行气解郁，入血分以活血止痛，且能化痰湿以开心窍；片姜黄长于活血行气止痛，擅治血瘀气滞之胸胁疼痛；瓜蒌祛痰降浊，开胸散结；薤白辛散温通，通阳下气，为治胸痹之佳品；丹参、茜草活血化瘀，与桃、红、归、芍相合，既增强祛瘀之力，又无损血气；降香与香附行气开郁，配丹参可治冠心病；配三七伍用，加强了化瘀行滞、散血止痛之力。诸药相合，以活血祛瘀为主，理气化痰为辅，痰瘀并治。患者服药35剂，近期疗效满意，临证可继服多剂，巩固疗效。

8. 狄某，男，60岁，2010年10月8日初诊。

病史：患者患冠心病5年，阶段性常服丹参滴丸、维脑路通、硝酸甘油之类，病情稳定。近1周来左胸憋闷胀痛，入夜尤甚，睡眠质量差，畏寒口干，大便稀，面色萎黄，乏力气短。舌淡红，苔少白，脉虚而弦。

西医诊断：冠心病。

辨　　证：劳伤心气，浊阴上犯，气血阻滞。

治　　法：益气强心，温阳宽胸，活血通络。

方　　药：瓜蒌薤白半夏汤加味。

制附子6g，太子参24g，当归18g，红花10g，瓜蒌30g，薤白10g，桂枝3g，降香15g，茯苓15g，煅牡蛎30g，半夏10g，炙甘草10g。水煎服7剂。

10月17日二诊：左胸闷痛较缓，恶寒、艰寐、便稀亦稍好转，气促稍平，口干，舌淡红润，脉弦，仍守前方7剂。

10月25日三诊：胸闷痛渐减，动则气急，舌苔薄白。拟温补心脾，佐以理气。

方药：制附子9g，党参18g，炒白术15g，炙甘草6g，瓜蒌15g，薤白10g，香附10g，当归12g，补骨脂12g，红花8g，半夏10g，橘络6g，砂仁6g。水煎服7剂。

11月5日四诊：胸闷痛大减，三诊方继服7剂。

11月15日五诊：胸部舒适，便软转干，心电图检查正常，脉迟缓，舌红苔薄，此心脏损伤渐复，气血流行得畅，脾运亦好转，继以原法调理善后。

方药：制附子9g，党参15g，炒白术15g，薤白10g，瓜蒌15g，麦冬10g，五味子10g，当归10g，仙鹤草30g，降香10g，砂仁6g，炙甘草6g，大枣10枚。隔日水煎服1剂，连服10剂，诸症告愈。

【按】狄某，冠心病5年，患者面色萎黄，气短畏寒，大便不实，脉虚而眩，胸闷痛又好发于夜间。抓主要矛盾，辨证为劳伤心气，心脾气虚而血行失畅，除用瓜蒌薤白半夏汤加活血药而宽胸理气、活血祛瘀外，合用温补心脾的药物，贯穿于治疗的始终，获得良效。五诊中加入仙鹤草30g，则有利于他用，一般以凉血止血为主，而此处用仙鹤草是补虚养血。人们都知人参为补益之品，具有大补元气、生津止渴、安神益气之功，为治疗虚证之要药。但其性偏温，常有助热化燥之弊，从而使人参的应用受到限制，而仙鹤草的性味偏于微苦而凉，无助热化燥之弊，为参所不及，更适于我国南方炎热之地治疗劳伤脱力之证。谢海洲老先生在临床非常喜用此药，一般用量30g左右，治疗虚证的效果较佳，我也仿其用之，每获良效。

咯 血

【概述】

咯血是血由喉以下的呼吸道而来，经咳嗽而出的一种证候。或痰血相混，或痰中夹有血丝，或为纯血，间夹泡沫，或一咯即出，满口皆血，故前人称为嗽血或咳血。

咯血的发生多与肺有关，但其他疾病，特别是心脏疾患也可引起咯血。

现代医学的肺结核、肺炎、肺脓疡、支气管扩张、心力衰竭、血液病等，都能引起咯血。

从病因病理来看，外感风热燥邪，上犯肺系，肺失清肃，络脉受伤，以致血液外溢，随咯而出。或情志不舒，肝火犯肺，或肾水不足，阴虚火旺，均可上犯于肺，清肃失司，肺络受伤，或瘀血内阻，壅滞于肺，络脉破损而致咯血。总之，咯血的发生，主要为肺络受伤，血液外溢所致，其病在肺，证有外感、内伤和虚实之分。

【病例】

1. 武某，女，40岁，1990年7月6日初诊。

病史：患者去年发现浸润型肺结核，经口服异烟肼、乙胺酊醇、吡嗪酰胺、利福平，四联抗结核治疗，症状好转。近因劳累，休息不当，于昨天突然咯血，量多，色鲜红，胸闷痛，纳呆，吐痰不利，全身乏力，睡眠不适。苔黄腻，脉弦滑数。

西医诊断：肺结核。

辨　　证：痰火壅肺，热伤肺络。

治　　法：清肺泻火，凉血止血。

方　　药：自拟清肺凉血汤。

陈皮10g，连翘12g，黄芩10g，栀子10g，白及10g，瓜蒌24g，仙鹤草24g，阿胶珠10g，藕节10g，茯苓15g，百部12g，前胡10g，半夏10g，生甘草10g。水煎服5剂。

7月12日二诊：药后咯血大减，痰亦较利，胸部闷痛减轻，精神好转，仍睡眠差，纳呆，上方去前胡，加夜交藤30g，继服5剂。

7月18日三诊：咯血已止，睡眠较实，咳嗽及吐痰均少，苔薄稍黄。二诊方去仙鹤草、前胡、栀子，加炒麦芽30g，继服5剂。

7月25日四诊：咯血止，咳嗽停，唯感动则乏力。

方药：党参15g，白术12g，茯苓12g，陈皮10g，黄芩12g，杏仁10g，白及10g，阿胶珠10g，炙百部10g，半夏10g，瓜蒌15g，牡丹皮10g，炒麦芽30g，炙甘草10g。以健脾益气，润肺祛痰，巩固疗效。

患者服药20余剂，诸症悉平，后以此方加减，服药3月，重点治其肺痨。1年后随访，患者体质良好，再未咯血。

【按】武某，证为痰火壅肺，热伤肺络，迫血妄行而致咯血。患者1年前发现浸润型肺结核，经西药抗结核而愈，但因劳累过度，肺的肃降功能失调，热伤肺络，肺气不宣，上逆而致咳嗽，吐痰夹血，治以清肺泻火、凉血止血法。方中连翘、黄芩、栀子清肺泻火，除三焦毒热；白及、仙鹤草、藕节、阿胶珠凉血止血，其仙鹤草用量之大，是为凉血止血、补虚养血而用。上海某草药店出售的一种治疗肺结核体虚乏力、吐血咳嗽的草药中，主要成分就是仙鹤草，说明本药是治疗虚损劳伤的一味佳品。方中二陈汤燥湿化痰，理气和中；瓜蒌、百部、前胡宣肺化痰。复诊时咯血大减，仍眠差纳呆，故加夜交藤、炒麦芽以养心安神，和胃调中。当患者咯血止，咳嗽停，以扶脾益肺法而善其后。

2. 王某，男，38岁，1988年9月5日初诊。

病史：患者素有慢性支气管炎，常有咳嗽吐痰之证。昨起咳嗽痰中带血，胸闷痛，身热，大便干。肺部拍片示慢性支气管炎，化验血沉、血尿常规均正常。苔薄，脉弦细。

西医诊断：慢性支气管炎。

辨　　证：肝火犯肺，灼伤肺络。

治　　法：清肺平肝，和络止血。

方　　药：泻白散合黛蛤散加味。

桑白皮 15g，地骨皮 12g，仙鹤草 30g，麦冬 10g，侧柏叶 10g，枇杷叶 10g，白茅根 30g，青黛 6g（包），蛤粉 12g（包），阿胶珠 10g，竹茹 10g，大黄 3g，甘草 10g。水煎服 7 剂。

9 月 13 日二诊：药后咯血止，胸痛身热缓解，大便软，舌脉如前，上方去竹茹加郁金 10g，继服 7 剂。

9 月 22 日三诊：咯血已止，胸闷痛也减轻。

方药：桑白皮 15g，地骨皮 10g，仙鹤草 24g，沙参 15g，麦冬 10g，侧柏叶 10g，枇杷叶 10g，白茅根 24g，青黛 6g（包），蛤粉 15g（包），阿胶 10g（烊冲），瓜蒌 18g，葶苈子 10g。水煎服 7 剂，以善其后。

【按】王某，素有慢性支气管炎，反复咯血，肺阴已虚，气失清肃，肝火偏旺，阴虚火扰，灼伤肺络，炼液为痰，故常见咳痰带血，胸痛身热。方中用泻白散清肺热，麦冬养肺阴，黛蛤散平肝火，佐以枇杷叶、竹茹润肺止咳化痰。因患者肺络损伤，此次咯血甚多，故方中又用仙鹤草、侧柏叶、白茅根凉血止血，用阿胶珠滋阴润肺止血养血。对于肺燥咯血之证，常须清肺润燥与平肝降火两法同用，方能见效。使火降而咳渐愈，肺气得清，络血不致外溢，则咯血可止。服药后病情虽控制，还须宣肺清热继续治疗，以防复发。

3. 李某，男，40 岁，2000 年 6 月 5 日初诊。

病史：患者干咳少痰 3 年。3 天前突然痰中带血，色鲜红量较多，咽喉干燥，五心烦热，胸胁隐痛。经 X 线胸片示：支气管扩张。舌红，少苔，脉细数。

西医诊断：支气管扩张。

辨　　证：阴虚内热，灼伤肺络。

治　　法：滋阴降火，润肺止血。

方　　药：百合固金汤加味。

百合 24g，生地黄 18g，玄参 12g，白及 12g，白芍 12g，麦冬 10g，沙参

15g，浙贝母 10g，仙鹤草 24g，阿胶珠 10g，侧柏叶 10g。水煎服 7 剂。

6 月 14 日二诊：咯血减少，痰中仍带有点鲜血，胸胁隐痛缓解，上方加藕节 10g，继服 7 剂。

6 月 23 日三诊：咯血止，二诊方加地骨皮 10g、炙乌梅 10g，继服 7 剂，以巩固疗效。

【按】李某，干咳少痰 3 年，近日突然痰中带血，鲜红量多，经 X 线胸片提示，支气管扩张。由于咳嗽日久，肺燥阴虚，阴虚津伤，虚火上炎，故咽喉干燥，火逆气阻，肺失清肃则干咳。热伤脉络，血溢于肺，故而咯血。虚火扰心，则心烦心悸。气逆血阻则胸胁刺痛。阴虚内热则潮热、五心烦热。舌红少苔脉细数，皆阴虚内热之象。方中百合、麦冬、浙贝母、沙参润肺生津，化痰止咳；生地黄、玄参、白芍滋阴清热以凉血；白及、仙鹤草、侧柏叶宁络止血，诸药相合，共奏滋阴清热，润肺止血之效。

综观全案立法用药，先以百合固金汤为主方，辅以沙参麦冬汤化裁，重在滋阴清热、润肺止咳、补肺止血。

识药选方
尽在码中
☆ 打 基 础
☆ 学 知 识

衄 血

【概述】

凡血不循经，引起鼻、齿龈、耳、舌以及皮肤等部位出血的病证，统称为衄血。因其出血部位的不同，故有不同的名称。如鼻腔出血的称为鼻衄，齿龈出血的称为齿衄，皮下出血的称为肌衄等。

早在《黄帝内经》中已有"阳络伤则血外溢，血外溢则衄血"的记载，张仲景在《伤寒论》中特别强调"衄家"。

忌汗，以防更伤其阴。《金匮要略》有"从春到夏衄者太阳，从秋至冬衄者阳明"之说，认为衄血皆属阳经之病，提出泻火之法。以后《张氏医通》认为："久衄、暴衄，有宜补宜泻之悬殊。"进一步阐明了衄血的辨证与治疗方法。

现代医学的再生障碍性贫血、尿毒症等引起的鼻衄，齿龈炎、慢性肝炎或过敏性紫癜引起的皮肤出血等，均属于衄血的范畴。

【病例】

1. 韩某，女，17岁，2000年6月5日初诊。

病史：鼻衄血3月余，每20多天复发鼻出血，伴有眩晕、心悸、口渴、大便干、小便黄赤，面色㿠白，口唇舌质色赤，皮肤灼热，月经正常，牙龈肿痛。苔黄燥，脉细数。

西医诊断：齿龈炎。

辨　　证：热邪上犯，灼伤阳络。

治　　法：养阴清热，凉血止血。

方　　药：犀角地黄汤加味。

水牛角15g，生地黄30g，麦冬12g，玄参10g，牡丹皮10g，白芍15g，黄芩10g，栀子10g，藕节15g，仙鹤草24g，甘草10g。水煎服5剂。

6月12日二诊：衄血止，眩晕、心悸、口干渴已解，脉转缓滑，诸症悉减，此系阴生火平络脉复，仍守前方去黄芩，加生侧柏叶10g，继服7剂而愈。

【按】韩某，为温邪犯肺，"肺开窍于鼻"，热邪上扰清窍，灼伤络脉，因而衄血不止，失血过多则心悸气短；"肺与大肠相表里"，肺津伤则便秘、口渴，舌苔黄燥为热伤津涸之征。治疗大法以养阴清热、凉血止血为宜，即"壮水之主以制阳光"之义。方中重用藕节、仙鹤草取其甘寒解热，除烦止渴，凉血散瘀止衄，止血而不留瘀；生地黄、麦冬、玄参益阴壮水制火凉血；加牡丹皮、白芍滋阴清热，凉血化瘀；黄芩、栀子清三焦之热邪；水牛角清心凉血，解毒止血。在衄血止，诸症悉除时，去苦寒之黄芩，加生侧柏叶苦涩微寒，凉血止血，收敛络脉，以防复发。

2. 王某，女，18岁，2003年6月10日初诊。

病史：患者半年多来，鼻、齿龈经常出血，肢体若遇外界拍打易出现瘀斑。近日发现下肢紫斑，小出血点，伴头晕、心悸、睡眠多梦，周身酸软乏力，皮肤粗糙，面色㿠白颧赤，口唇舌质淡红，苔白微黄，脉细数。化验检查：血红蛋白10g，白细胞6.4×10^3/L，中性粒细胞64%，淋巴细胞35%，单核细胞1%，血沉3mm/h，血小板140×10^9/L，西医诊为过敏性紫癜。

西医诊断：过敏性紫癜。

辨　　证：肝肾阴亏，灼伤血络。

治　　法：滋阴潜阳，凉血止血。

方　　药：自拟藕节地黄汤。

藕节 30g，大小蓟各 30g，生地黄 30g，玄参 15g，龟甲 15g（先煎），煅龙牡各 30g，麦冬 10g，仙鹤草 15g，紫草 10g，炒麦芽 15g，甘草 15g。水煎服 7 剂。

6 月 18 日二诊：衄血止，诸症颇减，上方继服 7 剂。

6 月 27 日三诊：诸症悉除，下肢紫癜消退，唯午后发热，此系肝肾阴精已复，肝阳微旺，血虚有热之证，仍守原方，加重生血养阴之剂。

方药：生地黄 30g，玄参 15g，麦冬 12g，当归 10g，白芍 12g，藕节 30g，大小蓟各 30，煅龙牡各 30g，山药 30g，石斛 10g，党参 15g，鸡内金 15g，白术 12g，甘草 10g。水煎服 10 剂，气血生化有源，衄血止，紫斑消，诸症已愈，半年后随访未见复发。

【按】王某，该患者为五志过极，耗伤精血，肝肾阴亏，阴虚生内热，孤阳独炽，营血络脉被灼之故，肌表络伤则肌衄，鼻齿络伤则衄血。正如《张氏医通》认为"衄血种种，各有所从，不独出于鼻者为衄也。"方用藕节、生地黄清热凉血，散瘀止血；麦冬、玄参益阴生津而制阳；龟甲滋阴降火，引火归原而通任脉，龙骨、牡蛎、大小蓟以滋阴潜阳，凉血止血；配伍仙鹤草、紫草增强凉血解毒之效。此方有效贵在藕节、大小蓟，味甘性寒能解热凉血，散瘀止血。单用生藕节和生地黄也有临床疗效。

3. 翟某，男，63 岁，2004 年 12 月 3 日初诊。

病史：患者 1 年来皮肤衄血，反复不已，伴有头晕目眩，神疲乏力，食欲不振，面色苍白。血、尿常规，血沉正常。舌质淡，少苔，脉虚弱。

西医诊断：维生素缺乏症。

辨　　证：脾气亏虚，气不摄血。

治　　法：益气摄血。

方　　药：归脾汤加减。

黄芪 30g，党参 15g，白术 10g，茯苓 10g，当归 10g，山药 15g，阿胶珠 12g，鸡血藤 18g，仙鹤草 24g，甘草 6g，大枣 10 枚。水煎服 5 剂。

12 月 10 日二诊：服药期间未发现皮肤出血，余症同前，上方继服 5 剂。

12 月 16 日三诊：精神好，头晕目眩轻，二诊方改山药为 30g，继服 5 剂。

12 月 23 日四诊：精神佳，皮肤未见出血，仍心悸气短，睡眠不适。三诊方加炒酸枣仁 18g、远志 10g、石菖蒲 6g，继服 5 剂。

12 月 29 日五诊：睡眠尚可，心悸气短也基本消失，仍以益气摄血，巩固疗效。

方药：黄芪 30g，党参 15g，白术 10g，茯苓 12g，当归 12g，山药 30g，阿胶 10g，鸡内金 15g，仙鹤草 18g，鸡血藤 15g，炒酸枣仁 24g，石菖蒲 10g，远志 10g，炙甘草 10g。3 剂，研末蜜丸，每丸 9g，早晚各服 1 丸而缓图滋补。半年后随访，患者体质恢复，未见肌衄现象。

【按】翟某，皮肤出血，血、尿化验正常。本例为肌衄，临床比较少见。根据脉证分析，患者年过花甲，皮肤反复出血，神疲纳差，证属脾气亏虚，气不摄血，血不循经，外溢肌肤，故见皮肤出血。脾气虚弱，纳运失常，故头晕目眩，神疲乏力。气血亏损，失于外荣，故见面色苍白。舌淡少苔，脉虚弱为气虚之征。抓住脾虚这一主证，取归脾汤加味，益气摄血。方中黄芪、党参、白术、茯苓、山药、甘草、大枣健脾益气；当归、鸡血藤、阿胶珠、仙鹤草补血止血。复诊时肌衄止，唯心悸、眠差，故加炒酸枣仁、远志、石菖蒲养心安神、定志。全方共奏益气摄血之效。

尿　血

【概述】

凡小便中混有血液，或伴有血块，或小便全为血液者统称为尿血。

本病在《黄帝内经》中称为溲血、溺血，如《素问·气厥论》说："胞移热于膀胱，则癃溺血。"《四时刺逆从论》说："少阴有余，……涩则病积溲血。"《金匮要略》最早提出"尿血"二字，如该书《五脏风寒积聚病》篇谓："热在下焦者，则尿血。"概括地提出了尿血的病因和病位。

现代医学之血液病，如血小板减少性紫癜、过敏性紫癜、血友病及多种泌尿系疾病。如急性肾盂肾炎、肾结核、肾癌、膀胱癌等，均可发生血尿。

尿血的发生，多因热扰血分所致。相火妄动，纵情快欲，房事不节，肾阴亏耗，以致心虚内热，损伤血络，而致尿血。热结下焦，火热之邪，结于下焦或心火亢盛，移热于下，致热邪蓄结于肾及膀胱，热扰血分，损伤脉络而致尿血。再如饮食不节，劳伤过度，损伤脾肾，或体虚久病，脾肾虚弱，脾虚则中气不足，失于统摄，肾虚则下元空虚，封藏失职，固摄无力，以致尿血。总之，尿血的病位在于肾与膀胱，其病理主要为热伤血络，但心肝之火亦能下移膀胱，损伤脉络，致营血妄行而尿血。

【病例】

1. 白某，男，38 岁，2008 年 8 月 5 日初诊。

病史：患者嗜酒，贪食辛辣肥甘，小便短赤，小腹胀痛，尿常规红细胞（＋＋）经常出现，时有小便频急，灼痛之感。舌红，苔黄腻，脉滑数。

西医诊断：血尿。

辨　　证：湿热下注，灼热血络。

治　　法：清热利湿，凉血止血。

方　　药：小蓟饮子加味。

小蓟 30g，大蓟 30g，白茅根 30g，车前草 10g，生地黄 30g，牡丹皮 10g，炒蒲黄 10g，黄柏 10g，栀子 10g，滑石 15g，生甘草 10g。水煎服 7 剂。

8 月 13 日二诊：药后小便通利，尿频、灼热感减轻，白茅根减量，仍有小腹胀痛，舌红，苔薄黄，脉紧数。

方药：小蓟 15g，大蓟 15g，白茅根 24g，车前草 10g，通草 6g，炒蒲黄 10g，生地黄 15g，黄柏 10g，栀子 10g，牡丹皮 10g，乌药 10g，草薢 12g，滑石 15g，川楝子 10g，甘草 6g。水煎服 7 剂。

8 月 22 日三诊：效不更方，二诊方继服 7 剂。

8 月 30 日四诊：尿常规正常，红细胞（－），小便通利，无尿频、灼热感，尿色淡黄，尿臊气重，小腹胀痛基本消除，舌红苔薄黄，脉弦。宗上法不变，继服 7 剂，巩固疗效。

方药：小蓟 15g，白茅根 15g，车前草 12g，通草 6g，生地黄 15g，黄柏 10g，苍术 10g，栀子 10g，牡丹皮 10g，炒蒲黄 10g，乌药 10g，滑石 15g，甘草 6g。水煎服 7 剂。忌辛辣肥甘酒热之品。

【按】白某"血尿"，与患者过食肥甘酒热之品有关。湿热下注，灼伤血络，故以血尿为主症；湿热阻滞，膀胱气化不利，故有尿频、灼痛、小腹胀痛之感；舌红苔黄腻、脉滑数亦为下焦湿热之证。治宜清热利湿，凉血止血，而以凉血止血为主。故以小蓟饮子合十灰散化裁。方中大蓟味甘微寒，性主下行，凉血止血作用广泛，为治血热妄行之要药；小蓟尤以清热凉血，消瘀行滞为其长，二蓟相须为用，可谓珠联璧合，相得益彰，凉血止血之力倍增，且有消瘀行滞之功。白茅根甘寒多液，善走血分，为凉血止血、清热利尿之佳品；车前草长于利无形之湿热，又善走血分，凉血止血，而偏于清热解毒。二者相须为伍，可增强清热利湿，通淋止血之功。牡丹皮善入血分，苦寒以清血热，辛散以行瘀，功能凉血祛瘀，具有凉血不留瘀、活血而不动血之特点；与生地黄相须为用，共奏凉血止血不留瘀，滋阴清热之效；与栀子相使为用，既增强清热凉血之功，又有清热利湿、导热下行之效。苍术辛味主散，苦温燥湿运脾，以除生湿之源；黄柏苦寒沉降，燥湿清热直达下焦，以清下焦湿热为长。二味组合，清热燥湿之功显著。通草甘淡，以淡渗利湿为主，通利而不伤阴，与"六一散"等利水通淋药同用，具有通利而不伤阴之效。乌药善行下焦之气，长于温通利气止痛；川楝子苦寒沉降，偏于清肝火除湿热，消胀止痛。二者相合，寒温相宜，既增强行气消胀止痛之力，又防苦寒过盛之弊。草薢泌清浊，利湿热，治小便混浊。

综观全案，立法用药，以小蓟饮子为主方合十灰散化裁，重在凉血止血，辅以二妙散、六一散等利水通淋之剂，导湿热外出以除其根。全方具有凉血止血不留瘀、利水通淋不伤阴之特点。

2. 崔某，女，17岁，2004年12月6日初诊。

病史：急性肾小球肾炎已两月余，眼睑浮肿已退，现面色苍白，腰酸困且痛，倦怠纳少，尿淡红，口干。尿检：蛋白（＋＋），红细胞45～50个/HP，白细胞0～1个/HP。舌质淡红，脉沉细。

西医诊断：急性肾小球肾炎。

辨　　证：阴虚内热，络脉受损。

治　　法：滋阴凉血，佐以益气。

方　　药：六味地黄丸加味。

生熟地黄各15g，山药15g，山茱萸10g，茯苓12g，牡丹皮10g，黄柏6g，大小蓟各30g，党参15g，泽泻12g，琥珀1g（冲服），白茅根30g。水煎服5剂。

12月12日二诊：尿赤稍淡，腰酸困也好转，口干已除，面色依然，神怠乏力，此血热已减，肾脏气阴两伤未复，仍守前法，上方加制何首乌 12g、制黄精 10g，继服 7 剂。

12 月 20 日三诊：尿检：蛋白（＋），红细胞 15 个/HP，较上次已减少，纳食稍增，精神亦佳，腰酸困缓解，尿赤渐清，血热虽减未清，肾脏亏损未复，仍守前方增损。

方药：生熟地黄各 15g，山药 15g，山茱萸 12g，茯苓 12g，牡丹皮 10g，黄柏 6g，大小蓟各 30g，党参 15g，玄参 10g，麦冬 10g，黄芪 15g，当归 6g，琥珀 1.5g（冲服）。水煎服 7 剂。

12 月 28 日四诊：尿检已正常，面有光泽，纳食再增，精神较佳，仍感腰酸不适，继服上方 10 剂，以扶正固本，巩固疗效。

【按】崔某，尿血一证，痛者为淋，不痛者为尿血。尿血虽多因于火，但有虚实之分，实者多暴起，尿色鲜红，尿时常感热涩；虚者多缠绵，尿色淡红，每无涩滞之感。本例为急性肾小球肾炎，尿血连绵不愈近 2 月，尿色淡红，面㿠腰酸，脉沉细，乃虚火所致。故用六味地黄丸滋养肾阴而清虚火，掺入大小蓟、白茅根以清热生津、凉血止血，服药 1 月尿血得愈，治病必求其本也。

便 血

【概述】

凡血从大便而下，不管是在便前下血、便后下血，或单纯下血者，统称为便血。

在《灵枢·百病始生篇》谓："阴络伤则血内溢，血内溢则后血。"《金匮要略》有远血、近血之分。张景岳以便血之先后判断其出血部位，指出"血在便后来者，其来远，远者或在小肠，或在胃。"又说："血在便前来者其来近，近者或在大肠，或在肛门。"后世医家又以血色之清浊，而有肠风、脏毒之称，如《证治要诀》："血清而色鲜者为肠风，浊而黯者为脏毒。"

现代医学之小肠、结肠、直肠、肛门等部位的疾病，如溃疡性结肠炎、肿瘤、痔疮、肛门裂等所致之出血，以及出血性疾病或上消化道出血之黑便，均属本病范畴。

本病多因脾虚不能统摄，或湿热下注大肠，损伤阴络所致。劳倦过度，损伤脾气，脾虚则失统摄之权，使血无所归而致便血，或膏粱厚味，饮酒嗜辣，热郁肠道，灼伤阴络，而为便血。显然，便血的病位在于胃和大肠，其病理表现有虚实之分。

【病例】

1. 高某，男，35 岁，2005 年 3 月 15 日初诊。

病史：患者胃痛史 5 年，2000 年胃镜诊断为：十二指肠球部溃疡。长期以来口服西药治疗，病情稳定。今年春节饮食不节，饮酒后致胃脘疼痛，随即吐咖啡样物，继而疼痛减轻，次日排柏油样黑便 3 次，精神不振，不思饮食，面色苍白少华，口干苦。脉沉涩。

西医诊断：十二指肠球部溃疡。

辨　　证：胃火灼盛，损伤络脉。

治　　法：清胃敛阴，益气摄血。

方　　药：黄连解毒汤加减。

黄连 6g，黄芩 10g，生地黄 12g，地榆炭 24g，仙鹤草 30g，阿胶珠 10g，麦冬 12g，黄芪 24g，白及 12g，乌贼骨 30g，炙甘草 6g，焦栀子 10g。水煎服5 剂。

3 月 21 日二诊：胃痛止，仍恶心但未吐，纳不香，大便日 2 行，便咖啡样物。上方加藕节 12g、诃子 12g，继服 5 剂。

3 月 27 日三诊：恶心止，胃脘痛减轻，大便色正常，大便潜血（-），仍宗上法。

方药：黄芪 30g，白芍 15g，白及 10g，乌贼骨 18g，黄连 4.5g，黄芩 6g，仙鹤草 18g，阿胶 10g（烊冲），诃子 10g，浙贝母 10g，砂仁 10g，炒麦芽24g，炙甘草 10g。水煎服 14 剂，症状消失，食纳增，能参加田间劳动。

【按】高某，平素胃火较盛，复因肥甘酒酪，助火伤络而致胃出血。出血较多，有气随血脱之象。方中主以黄连解毒汤泻火解毒而止血；辅以生地黄、地榆炭、仙鹤草凉血泄热而止血；白及护胃止血，藕节、诃子凉血收敛止血；佐以黄芪、麦冬、阿胶益气养血以防损伤气血，炙甘草调和诸药。全方伍用，共奏清热、凉血、益气、养血、摄血之功。

2. 王某，男，50 岁，1990 年 8 月 7 日初诊。

病史：患者平素体消，纳少乏力，胃脘不适，胃酸多，近 2 月间断性出现黑色大便，面色㿠白少华，大便潜血（＋＋＋），上消化道造影未出现溃疡病灶。精神不振，腰酸尿频，口干不欲饮。舌淡，苔白，脉虚细无力。

西医诊断：胃神经官能症。

辨　　证：脾肾阳虚，气不摄血。

治　　法：补脾温肾，益气摄血。

方　　药：温补摄血方。

太子参 30g，黄芪 30g，山药 15g，焦白术 15g，黄芩 10g，制附子 10g，白及 12g，乌贼骨 30g，吴茱萸 6g，诃子 10g，煅龙骨 30g，蒲黄炭 10g。灶心土 120g 煎汤代水熬服，7 剂。

8 月 16 日二诊：食欲增，精神尚好，效不更方，再服 7 剂。

8 月 25 日三诊：大便为棕黄色，饮食尚好，面色红润，头不晕，大便潜血（－），仍宗上方加减出入。

方药：黄芪 30g，白术 15g，山药 15g，生薏苡仁 30g，乌贼骨 15g，诃子 10g，白及 10g，砂仁 10g，陈皮 10g，生龙骨 30g，黄芩 10g，炙甘草 6g。灶心土 120g 煎汤代水熬服，又服 10 剂，大便黄而成形，胃脘舒适。

【按】王某，慢性消化道出血，审证求因为素体虚弱，生活不规律，致脾肾阳虚，气不摄血。是方以太子参、黄芪益气摄血；白术、山药、灶心土培土以摄血；制附子温肾阳以摄血；蒲黄炭、白及活血止血；煅龙骨收敛而止血；黄芩清气凉血，以佐制热性药之温燥；乌贼骨又名海螵蛸，具有收敛止血作用；诃子一药，酸收而苦降，敛肺以止血；炙甘草既温中又调和诸药。全方共奏补脾温肾、益气摄血之功。是方补而不滞，温而不燥，实为治疗慢性便血之良方。

3. 狄某，男，56 岁，2004 年 12 月 8 日初诊。

病史：患者嗜好醇酒，1 周来大便紫黑、量多，日 3 次，面色苍白，肢冷汗出。苔黄腻而垢浊。胃镜检查示：上消化道出血病灶。脉虚而弦。

西医诊断：上消化道出血。

辨　　证：湿热伤胃，络脉受损。

治　　法：攻补兼施，和胃止血。

方　　药：葛花解酲汤加味。

方药：葛花 10g，党参 30g，茯苓 12g，陈皮 10g，炒黄连 3g，仙鹤草 30g，侧柏叶 10g，炒槐花 15g，地榆炭 15g，木瓜 12g，生薏苡仁 30g，枳椇子 10g。水煎服 5 剂。

12 月 14 日二诊：昨晚黑便 1 次，量不多，脘腹无不适，守方继服 5 剂。

12 月 20 日三诊：大便 2 日未解，舌苔色淡，腻渐化，脉虚弦。仍宗益气血、化湿热，佐以舒筋通络。

方药：葛花 6g，党参 30g，当归 10g，生薏苡仁 30g，炒枳壳 6g，仙鹤草 30g，白术 12g，半夏 10g，陈皮 10g，茯苓 12g，砂仁 6g。水煎服 5 剂。

12 月 26 日四诊：大便潜血（－），纳食亦增，中脘稍觉不适，苔腻已化，脉虚细。此湿热虽化未清，脾胃损伤渐复，再拟调脾胃而化湿浊，继服上方 5 剂，病愈。

【按】 狄某，伤酒为病，可有寒化、热化之分。本病例由于酒湿从热化，湿热内盛，脾胃络伤而便血，所以用葛花解醒汤除去白豆蔻仁、青皮、白术、生姜辛燥之品，改用黄连、侧柏叶、槐花、仙鹤草清热止血之药，加枳椇子增强解酒毒之效力；党参益气健脾，茯苓、生薏苡仁健脾利湿。既不用降逆止血，也不用温脾止血，而用醒酒化湿、清热止血法，收到效验。

贫　血

【概述】

贫血是多种原因引起的一种证候，祖国医学统称为"血虚"，属于"萎黄""黄胖病""虚劳"等范围。因其常发生出血，故与"血证"也有一定关系。

祖国医学文献中虽无贫血这个名词，但对有关各型贫血证候的认识和描述还是十分丰富的。如《灵枢·决气篇》："血脱者，色白，夭然不泽，其脉空虚"，《素问·平人气象论》："安卧脉盛，谓之脱血"，《素问·腹中论》："病名血枯，此得之年少时，有所大脱血。"可见我国早在公元前已对严重贫血和失血后贫血的脉象有所认识。明朝戴思恭说："诸失血后，多令面黄……但黄不及耳目。"明确地将慢性失血造成的面色萎黄与黄疸相区别。关于缺铁性贫血，《黄帝内经》中已有类似的描述。到了宋代，医家已认识到贫血是一种独立的疾病。历代书籍中的"黄肿""黄胖""食劳疳黄""积黄"等都是指此而言。到了明代，关于缺铁性贫血的论述更多，进一步阐明了它的病因病理，提出了正确的辨证论治。关于营养性贫血的描述，散见于《难经》的"五损"、《金匮要略》的"虚劳诸不足"。

从以上描述可知，祖国医学关于贫血的认识和防治经验是极其丰富的，是我们应该探讨和挖掘的重要内容之一。

现代医学的失血性贫血、缺铁性贫血、溶血性贫血及再生障碍性贫血，均属于贫血范畴。

【病例】

1. 杨某，女，40 岁，2001 年 8 月 12 日初诊。

病史：患者乏力困倦 3 个多月，精神萎靡，四肢软弱，食欲不振，心悸失眠，月经量多，持续 10 余天方净。面色萎黄，慢性病容，口唇、指甲淡白。化验血红蛋白 75g/L，红细胞 2.8×10^{12}/L。舌苔薄白，脉细数无力。

西医诊断：失血性贫血。

辨　　证：脾气虚弱，心血亏损。

治　　法：补气养血。

方　　药：人参养荣汤加味。

黄芪 30g，党参 15g，当归 10g，白芍 10g，茯苓 10g，白术 10g，鸡血藤 18g，阿胶 10g（冲），柴胡 6g，熟地黄 15g，棕皮炭 15g，炙甘草 10g，生姜 6g，大枣 5 枚。水煎服 7 剂。

8 月 20 日二诊：药后病情显著好转，精神较佳，食欲亦增，宗上法继服 7 剂。

8 月 28 日三诊：月经干净，唯感腰困，乃以上方加减进退。

方药：黄芪 18g，党参 12g，白术 10g，茯苓 12g，当归 10g，白芍 10g，熟地黄 12g，何首乌 12g，枸杞子 12g，阿胶 10g（冲），丹参 18g。继服 14 剂，贫血纠正，复查红细胞 4.3×10^{12}g/L，血红蛋白 120g/L。再以归脾丸缓图善后。

【按】杨某为心脾两虚而致贫血。心主血，脾统血，脾虚则纳运失常，故而食欲不振。气血来源不足，不能充养肌肤，故面色苍白或萎黄，口唇爪甲淡白。气血亏虚，脏腑失养，因而倦怠乏力。血虚而心失所养，则心悸，气短是气虚则肺无所主而致；心血不足，神不守舍而失眠，血虚伤及冲任，故月经量多，经期失调。治宜补气养血，方中黄芪、党参、白术、茯苓、甘草以补气；当归、白芍、熟地黄、鸡血藤以补血；阿胶、棕皮炭以止血；生姜、大枣调和营卫以养血，服药 28 剂，临床症状得到纠正，红细胞上升至 4.3×10^{12}/L，血红蛋白 120g/L，后以归脾丸缓图巩固疗效。

2. 李某，男，45 岁，2006 年 6 月 10 日初诊。

病史：患者心悸气短，失眠多梦，面色㿠白无华，下肢轻度浮肿，疲乏无力，有时腰腿疼，病史 10 年之久，时轻时重。刻诊：面色㿠白，颧赤唇青，形体消瘦，表情苦闷，精神疲惫，语声低微，贫血面容。X 线胸片提示：心界扩大，左心室扩大。舌淡，少苔。

西医诊断：风湿性心脏病。

辨　　证：心血虚损。

治　　法：益气生血。

方　　药：生脉散加味。

党参 24g，麦冬 12g，五味子 12g，当归 12g，白芍 10g，枸杞 12g，钩藤 15g，小麦 30g，炙甘草 10g，生龙骨 30g，生牡蛎 30g，大枣 5 枚。水煎服 7 剂。

6 月 18 日二诊：心悸减轻，睡眠较好，上方加苏木 6g、石菖蒲 6g、远志 6g，继服 7 剂。

6 月 27 日三诊：心悸平息，睡眠尚可，纳食亦增，二诊方继服 7 剂。

7 月 7 日四诊：服药 20 余剂，精神转佳，面色㿠白带有红晕，口唇红润，自觉心安，脉搏弦细，不见间歇，三诊方继服 20 剂。

7 月 20 日五诊：服药 40 余剂，精神好，眠可食增，体重增长 1 千克，面容色润，尔后坚持 1 年服生脉饮口服液，体力恢复，能参加田间劳动。

【按】李某，为饮食失节，饥饱不调损伤脾胃之气，不能化生精微，气血来源不足，内不能和调于五脏六腑，外不能洒陈于营卫经脉，日久表里皆虚，罹感六淫风湿之邪。病邪内侵，迁延失治，耗伤气血，荣卫流通失调，病势日深，以致血液归心受阻，心失血养，血行不畅，以致肺气不宣而瘀血。方中党参甘平益气生津，补脾肺气虚；麦冬味甘微苦寒，养阴清热；五味子酸温，涩精生津，收敛心肺之气而安神；龙骨、牡蛎平肝益阴，潜阳固精；钩藤清热平肝；当归补血活血；白芍敛阴柔肝，补血通经；枸杞子滋补肝肾；甘草和中补脾胃；小麦、大枣养心安神。服之诸症好转后，加石菖蒲、远志、苏木开心孔利九窍，强志益精，补肝益心安神，活络脉而复心脏之机能则愈。患者连服 40 余剂，诸症消失，体力微复。本例虽属心血虚，根据"虚者补之""损者益之"治疗大法，必须五脏同治，精充血足，心得血养，脏腑功能调和而渐愈，贫血诸症得以康复。

3. 高某，男，13 岁，1991 年 8 月 1 日初诊。

病史：患儿 9 岁时在省某医院诊为再生障碍性贫血，服中药 3 年，病情稳定，能上学。近 1 个月自觉神疲乏力，烦躁，呈贫血面容，活动则气短，食欲不振，出虚汗，时有低热。化验血红蛋白 90g/L，血小板 10×10^9/L。舌淡，苔白，脉细弱。

西医诊断：再生障碍性贫血。

辨　　证：肝肾阴虚，气血亏损。

治　　法：滋阴补肾，益气养血。

方　　药：大补元煎加味。

党参 15g，生地黄 12g，熟地黄 12g，女贞子 12g，枸杞子 12g，当归 10g，旱莲草 12g，龟甲 15g（先煎），鳖甲 15g（先煎），制何首乌 12g，白芍 10g，桑椹 10g，茯苓 10g，生黄芪 24g。水煎服 10 剂。

8 月 15 日二诊：上方服后食纳渐增，精神转佳，上方继服 30 剂。

9 月 18 日三诊：服药 40 剂，体力渐增，二诊方去生地黄，减黄芪为 18g，加大枣 7 枚。隔日 1 剂，水煎服 30 剂。

11 月 20 日四诊：化验血小板 130×10^9/L。三诊方加鹿角霜 12g、紫河车 15g，配 3 倍量，蜜制为丸，每丸 6g，日 2 次，每次 1 丸，服丸剂 3 月余，患者步履轻健，爱好活动，贫血康复，恢复学业。

【按】高某，9 岁患小儿再生障碍性贫血，间断性服中药 3 年，病情稳定，精神振作，各项化验指标趋于正常。今年 1 月前自觉神疲乏力，嗜睡纳差，体质瘦弱，面色㿠白无华，化验血小板 10×10^9/L，血红蛋白 90g/L，病有复发。中医讲五脏相关，气血同源，在病理上可互相影响。肾虚阴亏，肝失濡养，则肝肾阴虚。肝肾同源，精血互相影响，肝肾不足则阴血亏虚，血虚不能上荣，故而面白无华；肝肾虚则头晕目眩，肾阴不足则阴虚内热，故颧红、五心烦热；阴虚火旺则低热盗汗；肾水不能上济于心，故而烦躁不适；治宜滋养肝肾，补益阴血；方以大补元煎为主。方中生熟地黄、女贞子、枸杞子、旱莲草滋补肾阴，当归、白芍、何首乌补养肝血，加党参、黄芪补脾益气，增强了当归、白芍、何首乌养血生血之效；龟甲、鳖甲养阴清热，滋水潜血，补肾健骨；桑椹子滋阴补血，益肾填精。全方补气而不滞，滋阴而不腻，养血活血，共奏补肾填精，益气生血之效。但此类疾病根深蒂固，获效缓而难。该患者服药80余剂，继服丸药3月余，通过缓图滋补，咬定青山不放松地治疗，使气生血足，贫血康复。

水　肿

【概述】

凡体内水液潴留，泛溢肌肤，引起头面、眼睑、四肢、腹部以及全身浮肿的，均可称为水肿。

本病在祖国医学中记载颇早，《黄帝内经》称为"水"，《素问·阴阳别论》说："三阴结谓之水。"说明水肿的发生与肺、脾、肾有关，并分为风水、皮水、涌水。《金匮要略》称之为"水气"。按病因脉证分为风水、皮水、正水、石水、黄汗；又按五脏的证候分为心水、肝水、肺水、脾水、肾水。元代朱丹溪将水肿概括为阴水、阳水两大类。

人体水液的代谢，主要是依赖肺气的通调、脾气的转输、肾气的开阖、三焦的决渎，从而使膀胱气化畅行，小便通利，保持水液平衡。若外感风邪水湿，或内伤饮食劳倦，造成肺气不宣，不能通调水道；脾为湿困，运化不健；肾气亏虚，开阖不利；膀胱气化失常，均能引起水湿泛滥而成水肿。

现代医学认为，水肿是多种疾病所产生的一种症状。急性肾炎、慢性肾炎、心脏病、肝硬化、营养不良及内分泌紊乱所出现的水肿，都属于本病范畴。

【病例】

1. 孙某，女，45岁，2001年6月5日初诊。

病史：患者体形肥胖3~4年。患者1年来体重增加明显，达80kg，省级某医院诊断为水潴留性肥胖症。平时尿多则肿减，疲劳则加剧。刻诊：面目浮肿，肢软乏力，上下肢亦肿。化验尿常规正常，B 超检查肝、胆、脾、胰未见异常。舌苔薄腻边暗。

西医诊断：尿潴留肥肿症。

辨　　证：脾肾两虚，水湿积聚。

治　　法：益脾温肾，发汗利水。

方　　药：越婢汤合五皮饮加味。

麻黄 9g，生石膏 18g，生甘草 6g，生姜皮 10g，大腹皮 10g，桑白皮 12g，陈皮 10g，仙灵脾 15g，白术 15g，黄芪 15g，防己 10g，赤小豆 30g。水煎服 7 剂。

6 月 14 日二诊：药后得汗，浮肿减轻，但尿少，舌脉同前，水湿有从汗解之象，前方去赤小豆，加车前子 30g（包），泽泻 30g，水煎服 7 剂。

6 月 23 日三诊：浮肿、体重又减轻，但头晕倦怠，舌苔薄，舌边红，此水湿渐化，郁热渐退，但久病正虚，再拟防己黄芪汤加味，扶正化湿。

方药：炙黄芪 18g，汉防己 12g，生白术 10g，茯苓 18g，泽泻 30g，仙灵脾 12g，桑白皮 15g，车前子 30g（包），川椒目 6g，生甘草 10g。水煎服 7 剂。

7 月 2 日四诊：体重又减，肤胀较松，脘腹亦舒，但恶寒，四肢欠温，腰膝酸痛，此正亏肾阳式微，水湿积聚已久，难以骤化，拟黄芪防己汤合真武汤温阳化水。

方药：炙黄芪 15g，汉防己 10g，炒白术 10g，制附子 6g，茯苓 12g，白芍 10g，仙灵脾 12g，草薢 12g，大腹皮 10g，杜仲 12g，巴戟天 10g，赤小豆 30g。水煎服 10 剂。

7 月 15 日五诊：尿量增多，体重降至 70kg，仍守上法四诊方加泽泻 30g、仙茅 12g。继服 10 剂。尔后又隔日 1 剂，再服 20 余剂，患者病情康复。

【按】孙某，水潴留性肥胖症，皆因患者体内水液运行发生障碍，水湿停聚泛滥而成水肿。人体内正常水液运行，依靠肺气之协调、脾气之转输、肾气之开阖。故肺、脾、肾三脏功能障碍，乃是水肿形成的关键。治疗有开肺发汗、健脾行水、益肾利尿等法。临床应用，须视病情，可一法独进，也可数法合施。本病例前阶段全身性悉肿，夹热而兼正虚，故仿用治风水之越婢汤合防己黄芪汤和五皮散。越婢汤发汗利水；防己黄芪汤益气祛风，健脾利水；五皮散利湿消肿、理气健脾。三方合一，加强了发汗利水、健脾消肿的功效。中阶段热化而存肾阳虚的表现，遂投真武汤合防己黄芪汤；后期阶段加入杜仲、仙茅、巴戟天温阳补肾之力更强而益肾利尿。慢性病常有先热后寒，或先寒后热，或寒热错杂，或虚中夹实，必须详察细审，辨证施治。这种病疗程较长，作用较缓，所以患者服药后浮肿缓消慢散。

2. 赵某，女，35 岁 1998 年 10 月 5 日初诊。

病史：患者有慢性肾炎史，经常出现浮肿。现症眼睑、面部浮肿，尿色淡黄，腰酸腿困，周身乏力，下肢亦轻度凹陷，食欲不振。舌淡，苔黄腻。尿常规：蛋白（＋＋＋）、红细胞 10～20 个/HP、颗粒管型 0～1 个/HP。

西医诊断：慢性肾小球肾炎。

辨　　证：湿热毒盛，血热瘀阻。

治　　法：凉血解毒，利尿消肿。

方　　药：益肾汤加味。

当归 15g，赤芍 30g，丹参 30g，川芎 6g，桃仁 10g，红花 10g，益母草 30g，蒲公英 30g，白茅根 30g，土茯苓 30g，车前子 12g（包），紫花地丁 30g，大腹皮 15g，杜仲 15g。水煎服 7 剂。

10 月 14 日二诊：患者腰困乏力均减轻，舌淡苔薄黄，尿常规：蛋白（＋＋），红细胞 3～6 个/HP，上方继服 7 剂。

10 月 22 日三诊：药后腰痛消失，眼睑浮肿亦退，下肢不肿，精神好，仍守前法。

方药：生黄芪 30g，当归 15g，丹参 30g，桃仁 10g，红花 10g，蒲公英 30g，泽泻 30g，土茯苓 30g，益母草 30g，赤芍 15g，牛膝 10g，川芎 6g。水煎服 7 剂。

10 月 30 日四诊：浮肿消退，尿常规未见异常，三诊方加焦白术 30g，嘱其连服 10 剂，以补中州而固疗效。

【按】赵某，湿热毒盛，血热瘀阻。湿热不去，浮肿难消，蛋白尿似清气不升而下流，浊阴不降而留滞，致使水道堵塞，蛋白外漏。本病因之来势急剧，变化极速，与风善行而速变之性相合，故名风，伴发水肿，则曰水，属风水型肾炎。方中当归、赤芍、丹参、川芎、桃仁、红花、牛膝、益母草使瘀化而血行，气通而血和，活血化瘀改善了患者血液高黏、高凝的状态，可进一步改善肾功能，消除尿蛋白；以蒲公英、紫花地丁、土茯苓、白茅根清热解毒，清利湿热，使升降有序，有利于蛋白尿的治疗。配车前子甘寒滑利，性专降泄，有通利小便、渗湿泻热、利水消肿之用；大腹皮行气宽中，利尿消肿。复诊加泽泻甘淡渗湿，利水泄热，其利水而不伤阴；加焦白术，功偏健脾补气，因脾司运化，喜燥而恶湿，得阳始运，能升则健。全方相伍，共奏凉血解毒、利水消肿之效。

3. 曹某，男，46 岁，2002 年 6 月 7 日初诊。

病史：患者面浮、足肿 1 周，化验尿常规正常，现症尿频，神疲面萎，腰酸困，睡眠不安，大便 2～3 天 1 行，胃纳一般，胃脘隐痛胀气，时有烧灼感。舌淡胖，苔薄腻，脉濡缓。

西医诊断：浮肿。

辨　　证：脾胃气虚，健运失职。

治　　法：健脾益气，和胃消肿。

方　　药：香砂六君子汤加味。

太子参 24g，白术 12g，茯苓 15g，木香 10g，砂仁 6g，陈皮 12g，半夏 10g，佛手 15g，炒酸枣仁 30g，生薏苡仁 30g，冬瓜皮 30g，甘草 6g。水煎服 7 剂。

6 月 16 日二诊：面、足浮肿基本如前，尿频量少，腰酸神疲，大便日 1 次，胃脘胀痛略见减轻。舌质淡红而胖，苔薄腻，脉缓。此脾肾两虚，气化不利。拟以健脾益肾而助气化。

方药：党参 15g，白术 10g，茯苓 12g，仙灵脾 10g，补骨脂 10g，木香 10g，川续断 12g，乌药 6g，冬瓜皮 30g，泽泻 30g，甘草 6g。水煎服 7 剂。

6 月 25 日三诊：浮肿略退，尿频亦减，胃脘胀缓解，二诊方去乌药，加黄芪 15g、当归 10g，继服 7 剂。

7 月 4 日四诊：患者近来浮肿尽退，精神已振，睡眠尚可，胃纳甚佳，腰酸亦减。

方药：黄芪 30g，党参 15g，白术 10g，茯苓 15g，仙灵脾 10g，补骨脂 10g，木香 6g，泽泻 30g，当归 6g，炙甘草 6g，大腹皮 10g。水煎服 7 剂，以善其后。

【按】曹某，面浮、足肿由于脾肾两虚所致，脾虚则健运无权，肾虚则气化不利。凡浮肿明显而小便反频之症,重在健脾益肾,脾气旺则水湿自化,肾气足则气化自利。方以香砂六君子汤为主,健脾和胃,理气消肿,生薏苡仁、冬瓜皮健脾利水而消肿。在复诊时加入补肾之仙灵脾、补骨脂后,见效较著。若专用淡渗利湿之剂,则尿愈频而气化愈衰,致蹈舍本逐末之弊。患者服药 28 剂,浮肿尽退,精神振作。

4. 牛某,女,38 岁,2008 年 7 月 6 日初诊。

病史:患者素体肥胖,身高 1.6m,体重 70kg,旬日来全身肌肤胀急,轻度浮肿,化验尿常规正常。刻诊:心电图正常,胸腹胀满,口干烦躁,身重而困倦,小便短赤,月经推迟、量少。舌苔黄腻,脉沉数。

西医诊断:内分泌紊乱。

辨　　证:水湿内停,壅于肌肤。

治　　法:泻下逐水,疏风发表。

方　　药:疏凿饮子加味。

防己 10g,泽泻 15g,猪苓 10g,茯苓皮 30g,木通 6g,大腹皮 12g,赤小豆 30g,滑石 15g,冬瓜皮 30g,车前子 12g(包),羌活 10g,秦艽 10g,川椒目 10g,大黄 10g。水煎服 5 剂。

7 月 12 日二诊:小便增多,大便稀热,肌肤胀急感缓解,口干烦热,上方减大黄为 3g,继服 5 剂。

7 月 18 日三诊:浮肿大减,二诊方改泽泻为 24g,加白茅根 24g、益母草 30g,继服 5 剂,巩固疗效。

【按】牛某,湿热型体质,湿重于热,由于水湿内停,壅于肌肤,故浮肿而胀急。湿热熏蒸,气机升降失常,故胸腹胀满,口干烦热。湿热熏蒸而困脾,故身重而困倦。湿热下注,膀胱输化失职,则小便短赤,苔黄腻脉沉数为湿热内郁之征。化验血尿常规、心电图均正常,西医诊为内分泌紊乱。故治以泻下逐水,疏风发表,以疏凿饮子加味治之。方中大黄泻热通便以逐水,茯苓皮、猪苓、泽泻、椒目淡渗利湿,使在里之水从二便而去;羌活、秦艽善走皮肤,疏风发表,使在表之水从肌肤而泄。滑石、木通利湿清热,防己、赤小豆、冬瓜皮、车前子、白茅根利水消肿,大腹皮行气利水,益母草调经利水。诸药合用疏表攻里,内消外散,利其小便,湿热得下。有如疏江凿河,使壅盛于表里之水湿迅速分消,而水肿自消。

淋 证

【概述】

淋证是指小便频数，短涩不利，滴沥刺痛，小腹拘急，痛引脐中的一类病证。

《黄帝内经》虽已有淋证的病名，但无详细的描述。有关本病证候的记载，最早见于《金匮要略》一书，并认为淋证是"热在下焦"。《诸病源候论》一书将本病分为石淋、劳淋、血淋、气淋、膏淋五淋，并指出："诸淋者，由肾虚而膀胱热故也。"后世医家认为本病除因下焦积热外，尚有因七情及肾虚而致者，使之对本病的认识更为全面。

现代医学中的泌尿系感染、泌尿系结石、泌尿系结核、前列腺炎、乳糜尿、膀胱肿瘤等，均属本病范畴。

【病例】

1. 张某，女，27 岁，2004 年 12 月 5 日初诊。

病史：患者 3 天来尿急、尿频、尿黄量少，小腹隐隐作痛，大便干结，脐下腹部有压痛。尿检：白细胞（＋），余（－）。舌淡边红，苔黄腻，脉滑数。

西医诊断：泌尿系感染。

辨　　证：膀胱湿热。

治　　法：清热利湿，通淋止痛。

方　　药：八正散加味。

木通 10g，车前子 15g（包），萹蓄 10g，熟大黄 5g，滑石 15g，生甘草 10g，栀子 10g，瞿麦 10g，石韦 10g，冬葵子 15g，黄柏 10g，柴胡 30g，五味子 10g。每日 1 剂，水煎服 5 剂。

12 月 13 日二诊：药后腹痛止，尿频、尿急症状亦改善，继服上方 5 剂。

12 月 19 日三诊：尿频急基本缓解，二诊方加萆薢 15g，牛膝 10g，更服 5 剂。上述诸症消失，复查血、尿常规，已恢复正常。

【按】张某，女性，泌尿系感染，证属膀胱湿热下注，治以清利湿热，通淋止痛，方取八正散加味治之。以八正散为基础，加黄柏、柴胡、五味子而成。方中滑石、木通滑利窍道，清热渗湿，利水通淋；萹蓄、瞿麦、石韦清热渗湿，利水通淋；栀子清泄三焦，通利水道；生甘草清热解毒，缓急而治阴中作痛；冬葵子利水通淋。著名中医学家印会河教授衷中参西，谓："尿道炎是尿道受到细菌等感染而发生的炎症，主要由于大肠杆菌逆行感染所致，根据报道，柴胡30g、五味子10g，二药合用，对大肠杆菌之感染于泌尿系者，有良好的抑制作用。每遇此疾，即加用柴胡、五味子，以求抑制并杀灭大肠杆菌，对一部分尿路感染，可有良好的效果。"

2. 周某，女，21岁，2008年9月10日初诊。

病史：患者1个月来小便涩痛、尿频尿急，尿液混浊。尿常规：红细胞3个，蛋白（＋）。腰酸困乏力，尿痛多在尿后为甚，大便干结。舌红苔黄，脉弦数。

西医诊断：尿道炎。

辨　　证：膀胱湿热，瘀结癃闭。

治　　法：清利湿热，祛瘀散结。

方　　药：八正散合当归贝母苦参丸。

木通10g，车前子15g（包），萹蓄10g，大黄10g，滑石15g，甘草10g，瞿麦10g，栀子10g，当归15g，川贝母10g，苦参10g，黄柏10g，夏枯草15g。水煎服5剂。

9月16日二诊：小腹隐痛缓解，小便较前清利，上方加琥珀2g（冲），水煎服5剂。

9月22日三诊：尿频、尿急改善，小便不痛，仍守上法。

方药：木通6g，车前子12g（包），萹蓄10g，瞿麦10g，石韦10g，栀子10g，冬葵子15g，夏枯草15g，当归10g，浙贝母15g，苦参10g，甘草10g。水煎服5剂，诸症悉除。

【按】周某，病属湿热壅滞膀胱，其治疗重点在于通，即清热利湿，通利小便。方中八正散清热通淋，加黄柏苦寒沉降，清泄下焦湿热；当归养血润燥；浙贝母清热开郁下气，以复肺之通调；苦参清热燥湿而能通淋涩；夏枯草清肝火散郁结以通淋。全方既有行瘀消肿散结之效，又具引火从小便而出之功，全方共奏清热利湿、祛瘀散结之效。

3. 王某，女，35岁，2009年7月10日初诊。

病史：患者 1 个月来小便频涩，滴沥不畅，尿道热痛，面赤身热，口唇舌质深红，苔白厚腻微黄，精神苦闷，脉沉数。尿常规检查：红细胞 20 ~ 30 个/HP，白细胞 4 ~ 6 个/HP，蛋白（＋＋）。

西医诊断：肾炎。

辨　　证：湿热淋证。

治　　法：清热利尿，通调水道。

方　　药：导赤散加味。

生地黄 15g，木通 10g，甘草 6g，竹叶 10g，萹蓄 10g，石韦 10g，海金沙 12g，白茅根 30g，大小蓟各 30g，瞿麦 10g，金银花 15g。水煎服 5 剂。

7 月 16 日二诊：小便通畅，涩痛缓解，上方改金银花为 30g，继服 5 剂。

7 月 23 日三诊：尿频、尿痛消失。尿检：红细胞 1 ~ 2 个/HP，以二诊方去瞿麦，加蒲公英 30g，继服 5 剂。

7 月 30 日四诊：尿检正常，三诊方改蒲公英为 15g、大小蓟为 15g，加山药 30g、熟地黄 15g，水煎服 5 剂，以巩固疗效。

【按】王某，该患者为湿郁化热引起的湿热淋证。究其原因，因七情郁结，肝失疏泄条达，阻滞脾运，湿邪不化，渗注下焦化热，耗伤膀胱津液，气化功能失调，湿热及肾，络脉损伤，排泄受阻之故。在导赤散中加金银花、瞿麦以助清热凉血之力；大小蓟凉血止血，海金沙利水通淋。诸症消失后，三诊加蒲公英清热解毒祛湿，甘草和中；四诊加山药滋补脾胃，熟地黄填精益髓，补肾而获痊愈。

4. 李某，男，68 岁，2002 年 5 月 14 日初诊。

病史：患者小便不通 2 周，近日依靠导尿管维持，西医诊为前列腺炎。刻诊：小便不通利，少腹胀闷，头晕心烦，颜面黄赤，口唇红干，表情苦闷，行动屈腰。舌质深红，苔白厚中黄，脉沉数有力。

西医诊断：前列腺炎。

辨　　证：湿热下注，膀胱不利。

治　　法：清热利尿，通调水道。

方　　药：八正散合导赤散。

木通 10g，车前子 12g，萹蓄 10g，瞿麦 10g，滑石 15g，甘草 10g，竹叶 10g，白茅根 30g，石韦 10g，大小蓟各 30g，生地黄 15g，海金沙 12g。水煎服

5 剂。

5 月 20 日二诊：小便较通，去掉导尿管 1 法。腹胀缓解，舌苔微退，脉仍沉数，虽然便通尿利，三焦气化渐复，但湿热之邪未净，仍守前方加土茯苓 30g，继服 5 剂。

5 月 27 日三诊：小便通利，色淡黄，脉转缓滑，黄腻苔退，为巩固疗效，二诊方再进 5 剂而愈。

【按】李某，为湿热注膀胱所致。《灵枢·五色篇》记载，颜面"黄赤为风"。根据实践，面色黄赤病人，多属湿热蒸发之色。如此例患者，面色明显黄赤，舌苔白厚中黄，脉数小便不通，皆属湿热之象，毫无风象。故采用清热利尿法，以清湿热之邪。方中生地滋阴生水，以助肾功；木通、甘草通调水道而泄茎中之火；萹蓄、竹叶、海金沙、土茯苓清热利尿，除湿通络；大小蓟、白茅根凉血利尿，使湿热尽除则愈。用生地黄者防止利尿伤肾阴之弊。

癃 闭

【概述】

癃闭是指排尿困难，甚则小便不通的一种疾患。所谓"癃"是病势较缓，小便点滴不畅；所谓"闭"是指病势较急，小便不通，欲解不得之意。

现代医学之膀胱结石、膀胱肿瘤、前列腺肥大、神经性排尿障碍以及尿道外伤或炎症所致尿潴留，均属本病范畴。

【病例】

1. 郑某，男，50 岁，2004 年 12 月 5 日初诊。

病史：患者小便淋漓不尽 2 年，上月突然排尿困难，西医检查诊断为前列腺肥大。刻诊：膀胱胀痛，排尿不爽。舌质红，苔黄燥，脉弦细。

西医诊断：前列腺肥大。

辨　　证：前阴癥积，痰瘀互结。

治　　法：散肿消坚，疏肝散结。

方　　药：印氏疏肝散结方。

柴胡 10g，当归 15g，赤芍 15g，丹参 30g，生牡蛎 60g（先煎），玄参

10g，贝母 10g，夏枯草 15g，海藻 12g，昆布 12g，海浮石 15g，川牛膝 10g，茯苓 30g，黄柏 10g。水煎服 7 剂。

12 月 14 日二诊：患者膀胱胀痛减轻，余症同前，上方改当归 30g、赤芍 30g，继服 7 剂。

12 月 21 日三诊：排尿较通畅，二诊方去黄柏，加冬葵子 15g，水煎服 7 剂。

12 月 28 日四诊：尿畅量多，且能控制，继服 7 剂，巩固疗效。3 个月后随访，再未出现癃闭症状。

【按】郑某，前列腺肥大致癃闭。印会河教授认为，现代医学所述的前列腺部位，正为中医足厥阴肝经的经脉循行所过之处，故将其归属于足厥阴肝经。因前列腺组织不断增生肥大，压迫尿道所引起的癃闭证候，亦可视作肝经郁积所致。治疗当针对肝经结肿，疏理消散之。疏就是舒肝，疏泄肝气；散就是散开结聚。方中选用当归、赤芍、丹参活血化瘀；生牡蛎、玄参、贝母化痰散结；夏枯草清肝经郁热，消肿块；海藻、昆布散结；海浮石化痰散结；牛膝引药下行，直达病所；茯苓、黄柏健脾利湿，清利下焦湿热。以上诸药通过柴胡疏肝解郁、引经之作用，直达肝经。故服此方后，癥积得消，经脉疏通，尿路通畅，癃闭之证乃由此而愈。

2. 赵某，男，70 岁，2010 年 10 月 7 日初诊。

病史：患者原有前列腺增生病史，现症尿频，尿后余沥不尽，尿道涩痛，排尿无力，腰膝酸痛。舌淡，苔薄，脉沉细。

西医诊断：老年前列腺增生。

辨　　证：肾气不固，湿热下注。

治　　法：益精固肾，佐以清利。

方　　药：五子衍宗丸加味。

菟丝子 15g，枸杞子 15g，五味子 15g，覆盆子 10g，黄柏 12g，川牛膝 10g，生薏苡仁 30g，茯苓 15g，泽泻 18g，草薢 15g，通草 6g。水煎服 5 剂。

12 月 14 日二诊：药后尿道涩痛减轻，夜尿 3～4 次，上方继服 5 剂。

10 月 21 日三诊：尿道涩痛消失，小便清长，尿频尿后余沥，腰酸无力，舌淡红苔薄，脉沉细。继以滋补肝肾，益精固摄。

方药：菟丝子 15g，枸杞子 15g，五味子 10g，覆盆子 10g，车前子 10g（包），黄柏 10g，知母 10g，川牛膝 12g，肉桂 1g，泽泻 15g，炮甲珠 10g，皂角刺 10g，生甘草 6g。水煎服 10 剂。

11 月 2 日四诊：服药 20 余剂，尿频、尿后余沥明显减轻，小便清长，腰膝活动自如，继服上方 10 剂，半年后随访，疗效巩固。

【按】赵某，以肾虚精亏、肾气不固为主证，故以五子衍宗丸为主方，益精固肾；久病浊瘀内结，湿热下移膀胱，则小便涩痛不利，故佐以滋肾通关丸，清利下焦湿热，助膀胱气化。方中黄柏苦寒沉降，长于泻肾家之火，清下焦湿热；知母苦寒泻火，甘寒养阴，下泻肾火，滋阴润燥。两药相合滋阴清热润燥，泻火解毒除湿，清火以保阴，乃正本清源之法。肉桂峻补命门，为温补肾阳之要药，又能引火归原，与黄柏伍用，相反相成，温阳化气而不生邪热，清热燥湿而不寒凝，共收化气行水之功；茯苓、生薏苡仁相须为用，既增强渗湿健脾之功，又有清热利湿之效；泽泻功专利水道，渗水湿，尤长于行水，且能泻相火以保真阴，与车前子同用，增强清热利湿之功，与通关丸相合，清利下焦湿热作用显著增强；穿山甲性善走窜，活血化瘀，软坚散结，功专行散，且能透经络而直达病所，与皂角刺相须为用，活血化瘀，软坚散结之力倍增；牛膝善入肝肾，走而能补，性善下行，能补肝肾、壮腰膝、消瘀血，引血下行，以导热外出；萆薢气薄，善走下焦，功专利湿化浊。全方共奏益精固肾、清热利尿之效，而癃闭诸证消失。

3. 张某，女，19 岁，2013 年 5 月 12 日初诊。

病史：患者平素无任何不适，1 周前突然排尿不畅，左侧腰部胀痛，每次小便须数分钟方能排净，口干口苦，大便干结，小便黄少。B 超检查示：右肾输尿管结石。舌质红，苔黄，脉弦数。

西医诊断：泌尿系结石。

辨　　证：湿热下注，水结为石。

治　　法：利尿排石。

方　　药：印氏三金排石汤加味。

海金沙 30g，大叶金钱草 30g，鸡内金 15g，石韦 12g，冬葵子 15g，车前子 15g（包），大黄 6g，煅鱼脑石 30g，木香 10g，琥珀 3g（冲服），生甘草 10g。水煎服 5 剂。

5 月 18 日二诊：诸症同前，上方改大叶金钱草为 50g，继服 5 剂。

5 月 24 日三诊：腰及少腹部已不痛，尿量增多，大便亦不干，排尿后尿道仍痛，二诊方去大黄，水煎服 5 剂。

5 月 30 日四诊：昨晚排尿特别刺痛，可能是结石排出之故，今 B 超检查，结石阴影已消失。效不更方，以善其后。

方药：海金沙 15g，鸡内金 15g，炒麦芽 30g，冬葵子 10g，广木香 6g，石韦 10g，泽泻 15g，川牛膝 6g，生甘草 6g。水煎服 5 剂。患者参加高考完毕，6 月 10 日 B 超检查，一切正常。

【按】张某，学生，体壮结实，患右肾输尿管结石。投以印氏治疗泌尿系结石之三金排石汤，立竿见影。三金排石汤既有清热利水之效，又有排石化石之功，用治输尿管结石，药症相投，标本皆治。方以石韦散为基本方，加海金沙、川金钱草、鸡内金而成。方中海金沙、金钱草、石韦清热利湿，活血化瘀，为治结石之佳品；鸡内金善化结石；车前子、冬葵子通淋利尿；木香行气排石；鱼脑石化瘀排石；琥珀化瘀止痛；大黄通润大便，有利排石；生甘草、川牛膝引药下行。诸药合用增强利尿排石之力。

首以大量海金沙、金钱草之类，用量达 50g 以上，服药 15 剂，自觉强烈尿痛而结石排出，后减半量而用之，以善后巩固。

4. 张某，男，30 岁，2003 年 4 月 12 日初诊。

病史：患者素体结实，是一位施工架子工，整天高空作业，无有不适。1 周前突然出现一次血尿而来就诊。经县医院 B 超检查示：0.8cm×0.5cm 结石一块。当即我提议去省级医院激光排石。患者通过第一次碎石后，结石小 0.2cm，大夫要求他半月后再施第二次排石，估计 3～4 次方可排尽。病家返回后要求服中药排石。B 超示：结石直径约 0.6cm。口干苦，排尿不尽而涩痛。舌苔黄厚腻，脉弦数。

西医诊断：膀胱结石。

辨　　证：湿热蕴结下焦。

治　　法：清热利尿、排石。

方　　药：三金排石汤加味。

金钱草 50g，海金沙 30g，鸡内金 15g，海浮石 15g，泽泻 15g，石韦 10g，萹蓄 10g，瞿麦 10g，大小蓟各 30g，木通 6g，车前子 12g（包），木香 6g，降香 12g，琥珀 3g（分冲）。水煎服 10 剂。

4 月 25 日二诊：诸症同前，仍守上法，继服 10 剂。

5月8日三诊：药后小便增多，涩痛较前缓解。二诊方去大小蓟，再进10剂。

5月20日四诊：服药30剂，复查肝胆B超，结石直径呈0.45cm，并有下移趋势，仍守前法。

方药：金钱草50g，海金沙30g，鸡内金24g，海浮石15g，泽泻30g，石韦12g，萹蓄12g，木通6g，车前子15g（包），广木香10g，牛膝10g，炒麦芽24g，乌药10g，王不留行15g。水煎服10剂。

6月5日五诊：患者要求口服中药研末，故配以药末冲服。

方药：黄芪50g，鸡内金80g，金钱草120g，海金沙120g，泽泻50g，石韦30g，车前子30g，萹蓄30g，瞿麦30g，川牛膝20g，广木香20g，炮甲珠20g，乌药30g，丝瓜络30g，青皮30g，白芍30g，生地黄30g，茯苓30g，白术30g，木通20g，冬葵子30g，萆薢30g，生薏苡仁30g，甘草30g。共研极细末，每次口服6g，日2次，坚持服药80天。B超复查示：结石阴影全无。患者休息半年后，2004年春又恢复工程干活，至今15年过去，体力壮实，坚持一线工作。

【按】张某，年方30岁，身体壮实，湿热型体质。突发现膀胱结石，因石之大，治疗上有点胆怯，建议其激光碎石治疗。经一次碎石0.2cm，要住院输液，开支较大，患者是乡下人，种地出身，考虑经济问题，再三要求服中药治疗。据证分析，认为是湿热蕴结下焦，日久成石，治以清热解毒、利尿排石法。始终重用"三金"，配合诸利尿解毒理气之品而取效。

对于这种疑难病症，只要抓主症辨证确切，治疗上就要持之以恒，"定方、定药、甚至定量"，患者服药40剂，症状改善，结石小而下移了。"咬定青山不放松"地再继服中药粉剂80天，尔后再次复查B超，结石消失。患者经常与我联系，据述其精神好，体力壮，该病再未复发。

腰　痛

【概述】

腰痛是指一侧或两侧腰痛而言，是临床常见的一种症状。《黄帝内经》指出："腰者肾之府，转摇不能，肾将惫矣。"说明腰痛与肾有密切关系。发生腰痛的原因，不外乎外感、内伤两方面。感受寒湿，湿热之邪，阻滞脉络，气血运行不畅，由外邪侵犯腰部之经络、肌肉、筋骨而致腰痛。或年老体弱，久病体弱，或禀赋不足，或房劳过度，致使肾精亏损，不能濡养经脉而发生内伤腰痛。至于跌仆闪挫，损伤筋脉，以致气滞血瘀，亦可致发腰痛。此虽属伤科范畴，但必须详为鉴别，若属他病影响，而伴随腰痛者，他病去则腰痛自除。腰痛可见于许多疾病，如肾脏病、腰部肌肉风湿、腰肌劳损、脊柱或骨髓病变、泌尿生殖系疾患、局部外伤及许多内科疾病如结核、高血压等均可引起腰痛。

【病例】

1. 马某，女，42 岁，2010 年 9 月 18 日初诊。

病史：患者腰痛 1 月余，发病急骤，腰髋疼痛逐渐加重，活动受限，月经提前，白带多，色黄味臭。8 月份提重物有腰扭伤史，X 线腰椎正侧位片无异常。舌尖红，苔薄白。

西医诊断：腰肌扭伤。

辨　　证：血瘀湿滞，脉络瘀阻。

治　　法：活血祛瘀，除湿止带。

方　　药：自拟通络除湿方。

独活 10g，秦艽 10g，当归 10g，川芎 10g，牛膝 10g，桃仁 10g，红花 10g，制乳没各 6g，黄柏 10g，椿根皮 15g，车前子 10g（包），芡实 30g，木瓜 15g。水煎服 5 剂。

9 月 24 日二诊：腰痛减轻，腰能下弯，白带减少，唯两下肢发木，上方加续断 15g，继服 5 剂。

9 月 30 日三诊：腰痛大减，能弯曲，白带极少，二诊方去椿根皮，加生薏苡仁 30g、狗脊 30g，继服 5 剂。

10 月 7 日四诊：腰已不痛，弯腰活动自如，效不更方。

方药：独活 12g，秦艽 10g，当归 10g，牛膝 10g，桃仁 10g，红花 6g，茯苓 12g，生薏苡仁 30g，续断 15g，木瓜 15g，芡实 15g。水煎服 5 剂，腰部俯仰如常，白带亦消失，腰痛已愈。

【按】马某，扭伤而致腰痛，伴有白带多，味腥臭。此络脉瘀阻，不通则痛，加之湿热熏蒸而使腰痛加剧。治以活血祛瘀，除湿止带。方中独活、秦艽祛风止痛；当归、川芎、桃仁、红花、乳香、没药活血化瘀，通络止痛；椿根皮、车前子、芡实除湿止带；木瓜舒筋活络，和胃化湿；牛膝活血祛瘀通经络，补肝肾强筋骨；狗脊补肝益肾，强筋骨祛风湿，治腰痛。患者服药20余剂，白带止，腰痛愈。

2. 韩某，男，41岁，2004年7月10日初诊。

病史：患者半年前因冬雪路滑而跌跤，腰背部仆闪受伤，当时未发现明显不适。1周后腰背定痛拒按，俯仰屈伸不利，经县医院摄腰椎片，均未见异常，腰骶部压痛明显，口干不欲饮。舌红，少苔，脉弦。据其痛位不移、刺痛样、痛点拒按之特点，证属外伤瘀血所致。

西医诊断：软组织损伤。

辨　　证：外伤瘀血，气滞作痛。

治　　法：行瘀活血，理气止痛。

方　　药：复元活血汤加味。

柴胡10g，天花粉15g，当归30g，炮甲珠10g，桃仁10g，红花10g，续断15g，骨碎补12g，自然铜15g（先煎），土鳖虫10g，大黄3g，青皮10g，甘草10g。水煎服5剂。

7月16日二诊：患者服药2剂，疼痛加重，5剂尽而疼痛缓解，这是瘀血推而动之的作用。上方加片姜黄10g、五灵脂10g、炒蒲黄10g，继服5剂。

7月23日三诊：腰痛缓解，按压少痛，活动自如，二诊方继服5剂。

7月30日四诊：腰痛大减，平时少痛，只有按压腰部，方觉疼痛。仍守前法。

方药：柴胡10g，天花粉15g，当归30g，炮甲珠10g，桃仁10g，红花10g，水蛭10g，土鳖虫10g，川芎6g，赤芍30g，大黄3g，骨碎补12g，续断12g，鸡血藤30g，丹参30g，甘草10g。配3剂量，研末蜜丸，每丸9g，日服2次，缓图取效。

【按】韩某，外伤腰痛，临床凡遇外伤瘀血作痛者，类多用此，疗效一般甚好。复元活血汤出自李东垣《医学发明》，是一首活血化瘀的好方子。患者因雪地摔跤而软组织损伤，所谓岔气了，是由于气血瘀积于后胸尽处的软骨边缘，因而痛定不移。方中柴胡疏肝气，气行则血行；天花粉生津液以助活血，并除烦解渴；当归、桃仁、红花、炮甲珠活血行瘀，特别是穿山甲能搜剔经络之间的瘀血；川芎为血中之气药，以助化瘀通经；大黄通腑逐瘀；续断、骨碎补补肾壮腰止痛；自然铜、土鳖虫散瘀止痛；甘草缓急止痛，调和方中逐瘀药的猛性，使力量持续，能缓缓地消逐，因为瘀血为有形之物，不是猛泻所能去的。加片姜黄凉血活血，理气止痛。正是"去者去，生者生，痛自舒而元自复矣"。

3. 武某，男，45岁，2010年11月5日初诊。

病史：患者开汽车20年，腰困痛3年，劳累后加重，平日弯腰亦痛，卧位减轻，性功能低下，尿频便溏。腰椎摄片无异常。舌淡红，苔薄白，脉沉细。

西医诊断：腰肌劳损

辨　　证：肾虚腰痛。

治　　法：补肾壮腰。

方　　药：安肾丸加减。

山药15g，淫羊藿15g，桑寄生15g，制附子6g，茯苓12g，桃仁10g，小茴香6g，全蝎5g，续断15g，补骨脂12g，胡芦巴12g，骨碎补15g，巴戟天10g，乌药10g。水煎服7剂。

11月14日二诊：药后腰困痛稍有缓解，可弯腰活动，继服前方7剂。

11月23日三诊：腰痛大有缓解之势，口干不欲饮，二诊方加盐黄柏10g，再服7剂。

12月3日四诊：患者服药20余剂，腰困痛解，能做开车运输工作，但劳累后腰困，继以补肾壮腰法。

方药：熟地黄60g，山药60g，山茱萸40g，泽泻40g，牡丹皮40g，茯苓40g，淫羊藿50g，桑寄生60g，续断60g，杜仲50g，胡芦巴40g，骨碎补40g，巴戟天40g，黄柏40g，枸杞子40g，制附子40g，狗脊60g，菟丝子50g，蜈蚣10条，鸡血藤60g，小茴香20g，乌药30g。共研细末，炼蜜为丸，每丸9g，早晚各服1丸。3个月后，腰困痛痊愈。

【按】武某，腰痛为腰肌劳损所致。腰为肾之府，肾主骨生髓，肾精不足，则骨髓无以濡养，故腰部酸痛，腿软无力。过劳则伤精，故劳累则腰痛更甚。阳虚不能温养四肢，故手足不温，小便清长，大便溏薄，舌淡、脉沉细为阳虚之象。方以安肾丸加味。胡芦巴、淫羊藿、巴戟天、制附子、小茴香温阳补肾；山药、茯苓健脾滋阴利湿；续断、补骨脂、骨碎补、桑寄生补肾强筋骨；全蝎能平息肝风而解痉挛，祛风通络以止痛，又能散结解毒以疗疮肿，它的镇痉、止痛、解毒三种功效中，以镇痉、止痛为最佳，这就是用全蝎之意，意在止痛。

4. 张某，男，31 岁，2008 年 9 月 13 日初诊。

病史：患者毕业后长时间坐办公室写材料，近来腰困痛较甚，不能深度弯腰，腰痛喜温，按之痛减。舌淡，苔黄腻，脉弦细。

西医诊断：腰肌劳损。

辨　　证：肾虚湿滞。

治　　法：补肾强腰。

方　　药：印氏补肾强腰方。

狗脊 30g，续断 12g，杜仲 12g，牛膝 10g，桑寄生 30g，赤白芍各 15g，生薏苡仁 30g，木瓜 12g，补骨脂 10g，鲜猪腰子 1 个（回民可用羊肾代）。先将猪腰子切开，去肾盂白色部分，洗净，先煮 20 分钟，取汤代水煎药，每日 1 剂，2 次煎服。水煎服 7 剂。

11 月 14 日二诊：药后腰困减轻。

方药：当归 15g，赤芍 30g，狗脊 30g，生薏苡仁 30g，木瓜 15g，牛膝 10g，杜仲 12g，续断 15g，桑寄生 30g，补骨脂 10g，桂枝 6g，核桃仁 10g，鲜猪腰子 1 个（回民可用羊肾代）。煎服法同前。7 剂。

11 月 23 日三诊：腰困大大缓解，转侧弯腰自如，夜晚口干，脉弦。守二诊方加山药 15g、知母 10g、黄柏 10g、枸杞子 12g、菟丝子 12g、车前子 10g，配 4 剂量，共研为细末，炼蜜为丸，早晚各服 1 丸，缓图扶正固本，巩固疗效。

【按】张某，系肾虚骨弱而腰痛不举。肾虚腰痛一般不见器质性病变，其痛属虚，故无压痛和敲击痛。印老认为瘀血腰痛固定不移，按之痛甚，肾虚腰痛，痛而不举，得按及敲击方能痛缓，故自拟补肾强腰方。方中杜仲、续断、狗脊、牛膝、桑寄生诸药在多种中医古籍记载，均有强腰膝、益精气、治腰痛之功；《本草纲目》载有"牛膝乃足厥、少阴之药"，可协同诸药直达病所，历代补肾方中多用猪、羊肾煮汤煎药，一者补肾虚劳损诸症，一者为引导之意。张某病理检查无异常，但从腰喜按乃知肾虚骨弱，故取补肾强腰而效。

5. 郭某，男，56岁，2005年6月7日初诊。

病史：患者确诊为脊髓空洞症近20年。1993年印会河教授曾以地黄饮子加味，服药40余剂，后汤改丸服3月余，症状缓解，能自理生活起居，精神好，饮食尚可。今年春节后，患者自觉运动无力，右臂肌肉轻度萎缩，步履摇晃不稳，肌肤有麻木感，偶有言语吐字不清，肥胖型体质，纳谷香。舌质红，瘀斑、边有齿痕，苔薄白，脉沉细无力。

西医诊断：脊髓空洞后遗症。

辨　　证：肝肾阴虚，精髓不足。

治　　法：滋补肝肾，益髓健脑。

方　　药：地黄饮子、金匮肾气丸、生脉散、龟鹿二仙胶合方。

熟地黄60g，山药30g，山茱萸30g，牡丹皮20g，泽泻30g，肉桂10g，制附子30g，茯苓30g，石菖蒲20g，远志20g，五味子30g，西洋参60g，肉苁蓉30g，巴戟天30g，龟甲胶30g，鹿角胶30g，丹参90g，鹿角霜40g，紫河车粉50g，黑蚂蚁30g，黄柏30g。共为细末，炼蜜为丸，每丸9g，早晚空服。

10月5日二诊：患者服药3月余，精神状态良好。

2017年冬，因患者肺炎咳嗽，我去其家中出诊，他已卧床3年了，不能行动，生活亦不能自理，但思维说话还是很有条理的，体态臃肿，纳食尚可，患病30多年了，症情维持还是较可以的。

【按】郭某，患脊髓空洞症已30年。脊髓空洞症是脊髓神经受到损害而出现的疾病，常和上下肢的活动有关。1993年8月印会河教授以温补肝肾之河间地黄饮子加味。方中熟地黄、肉苁蓉、肉桂、制附子补肾壮阳；山茱萸、巴戟天、五味子养肝敛气；远志、石菖蒲、茯苓益心气以治语言不利；龟鹿二仙胶滋阴补肾，益髓填精；丹参养血活血通络，实属寓消于补之法也。患者服药后，临床症状大有改善。宗"精不足者补之以味"之旨，加入血肉有情之品紫河车粉、黑蚂蚁补肾阳、益阴精、充骨髓、健筋骨；鹿角霜壮元阳，益精血，强筋骨，通血脉；"形不足者温之以气"，故以西洋参大补元阳之气。诸药合用，则为阴阳气血交补之剂，共奏填精补髓、益气壮阳之效。尤以方中之补肾药，具有益髓填精，促进生长和发育的作用，能促进萎缩的肌肉功能恢复。

2005 年患者自觉运动无力，右臂肌肉萎缩，步履不稳，偶有言语吐字不清。笔者以温补肝肾、益髓健脑法，施以地黄饮子、金匮肾气丸、生脉散、龟鹿二仙胶多个合方加减，炼制蜜丸，服药半年，能外出散步，由于其体形太胖，动则易出汗，但始终纳食好，脾胃健，故身体各方面功能又有恢复。患者每隔 3～4 年，笔者以河间地黄饮子、左右归丸加味，蜜制丸药调理而临床症状稳定。

2017 年冬，患者因肺炎咳嗽，我去家中诊治。他已卧床 3 年，生活不能自理，吃饭靠人喂养，但大脑思维很好，坐起与人交谈很有条理。患者发病 30 年，通过中药慢调缓治，病情基本稳定。这进一步证明，如此"抓主症"，定方、定药、甚至定量，咬定青山不放松，制以丸药缓中求效，使患者生活质量改善。

6. 高某，男，42 岁，2002 年 8 月 7 日初诊。

病史：患者右侧腰髋疼痛半年，近 1 个月加重，劳累后更甚。X 线拍片诊断为：第 3～4 腰椎间盘突出，椎管狭窄。刻诊：腰髋活动疼痛加重，呈痛苦病容。舌苔黄腻，脉小弦。

西医诊断：腰椎间盘突出。

辨　　证：湿热壅滞，络脉痹阻。

治　　法：燥湿醒脾，补肾通督。

方　　药：四妙散加味。

苍术 12g，黄柏 12g，生薏苡仁 30g，川牛膝 10g，独活 10g，续断 15g，木瓜 15g，秦艽 10g，桑寄生 15g，鸡血藤 30g，泽泻 30g，茯苓 30g，地龙 12g，桃仁 10g，土鳖虫 10g，生香附 10g。水煎服 7 剂。

8 月 16 日二诊：药后疼痛缓解，上方继服 7 剂。

8 月 25 日三诊：疼痛减轻，舌苔少腻，此湿热现象已去，以活血化瘀，补肾壮骨为法。

方药：丹参 30g，赤芍 30g，桃仁 10g，红花 10g，三棱 10g，莪术 10g，香附 10g，独活 10g，秦艽 10g，防风 10g，细辛 4g，地龙 10g，当归 24g，怀牛膝 10g。水煎服 7 剂。

9月2日四诊：腰痛基本消失，能俯仰转侧，屈伸自如，偶有腰困。嘱其早服野木瓜丸1粒，晚服壮腰健肾丸1粒，服丸药1月，腰痛愈。

【按】高某，湿热熏蒸，气血运行不畅，"不通则痛"。方中苍术、黄柏清热燥湿，薏苡仁、茯苓、泽泻健脾利湿；川牛膝、木瓜强筋骨，利关节；土鳖虫、地龙以化久瘀而通经络；续断、桑寄生补肾强筋骨；生香附理气止痛，秦艽、独活祛风止痛，木瓜解痉止痛，鸡血藤、桃仁活血通督止痛。四诊时患者服药21剂而腰痛止。后以野木瓜丸和壮腰健肾丸口服，巩固疗效。

7. 王某，男，40岁，2010年5月10日初诊。

病史：患者腰痛2年余，隐约而现。最近腰痛甚，不敢屈伸，口唇暗，形体消瘦，精神苦闷。舌质深红，舌苔白，脉沉缓、尺涩。CT片示：腰椎骨质增生。

西医诊断：腰椎骨质增生。

辨　　证：风寒湿邪侵袭经络，筋骨阻塞之骨痹证。

治　　法：补血温经，活络止痛。

方　　药：乌桂桃红四物汤加减。

当归18g，川芎10g，赤芍30g，熟地黄15g，乌梢蛇18g，桂枝10g，秦艽10g，制乳没各6g，丹参30g，苏木10g，木瓜15g，狗脊30g，甘草6g。水煎服7剂。

5月18日二诊：腰痛稍有减轻，上方继服7剂。

5月27日三诊：腰痛大减，能弯转屈伸，二诊方加土鳖虫10g，水煎服7剂。

6月5日四诊：腰痛消失，精神佳，纳食可，仍有气血不充之象。

方药：鹿角50g，人参60g，紫河车粉45g，血竭20g，木瓜45g，乌梢蛇50g，僵蚕40g，全蝎30g，地龙30g，蜈蚣20条，葛根50g，制没药30g，杜仲50g，淫羊藿50g，鸡血藤50g，香附30g，独活30g，三七30g，金雀根30g。共研细末，早晚各服6g，药尽病愈，能够上班。

【按】王某，为风寒湿之邪，深入筋骨，留恋不去，阻滞气血循行，日久形成骨痹证。故采用补血通络、温经散寒之乌桂桃红四物汤加减。其中加制乳香取其苦温补肾，辛温通十二经，祛风伸筋，活血调气；制没药苦平入十二经散结气通滞血；丹参破宿血生新血；苏木行血去瘀，使邪去血充，荣卫循行调和则愈。木瓜酸涩入肝脾经,可利湿温肝而舒筋止痛;狗脊补肝肾而强筋骨,治腰脊酸痛;桂枝辛甘温煦,温通经脉,能通达阳气而止痛;乌梢蛇性味甘平,具有疏风通络、定惊止痛之功,全方合用补血温经,活络止痛。为巩固疗效,四诊改汤为丸剂,在补气的前提下,加重补肾通督的力量,重用了虫类药,祛风贯穿始终。患者服中药 21 剂,四诊改汤为丸,继服 3 个月。当药物积蓄到一定的药力,方可发挥作用,多年痼疾告愈。

8. 狄某,男,42 岁,2013 年 5 月 10 日初诊。

病史:患者长期在井下从事采煤工作,上肢关节游走性疼痛,特别是腰膝冷痛明显,阴雨天加重,恶风寒,关节无红肿。舌质黯淡,苔薄白,脉沉弦。

西医诊断:风湿性关节炎。

辨　　证:肾阳不足,风湿壅滞。

治　　法:温肾壮阳,祛风除湿。

方　　药:仙灵脾散加味。

仙灵脾 15g,威灵仙 15g,肉桂 6g,川芎 10g,制附子 6g,狗脊 30g,巴戟天 15g,苍耳子 10g,防风 10g,乌梢蛇 24g,桑寄生 30g,当归 12g。水煎服 7 剂。

5 月 19 日二诊:关节游走疼痛减轻,仍腰膝冷痛,上方继服 7 剂。

6 月 27 日三诊:腰痛诸症均缓解,宗前法处方。

方药:仙灵脾 24g,制附子 10g,狗脊 30g,桑寄生 30g,杜仲 10g,威灵仙 10g,当归 10g,巴戟天 10g,川芎 10g,防风 10g,乌梢蛇 24g,白芍 18g,甘草 6g。水煎服 7 剂。

7 月 5 日四诊:药后腰膝冷痛大减,气候变化疼痛亦不明显了,舌质淡,苔薄白,脉沉弦细。三诊方改白芍为 30g,继服 10 剂。

7 月 18 日五诊:服药 31 剂,腰膝冷痛已止,效不更方。

方药:仙灵脾 18g,制附子 10g,狗脊 30g,续断 15g,木瓜 15g,白芍 30g,鸡血藤 30g,防风 6g,乌梢蛇 15g,威灵仙 12g,川芎 6g,甘草 6g。水煎服 7 剂告愈。

【按】狄某,阳虚阴盛体质,久处阴寒风冷之井下,内外合邪故加重其寒。寒为阴邪,其性凝滞,阻滞气机,不通则痛。故《素问·痹论篇》曰:

"痛者，寒气多也，有寒故痛也。"患者以走窜疼痛为主症，风气胜也。风为阳邪，轻扬开泄，故风邪致病易犯阳位；风性主动，善行而数变，故病变见于上肢关节疼痛，以游走不定为特点。腰为肾之府，肾阳不足，复感寒邪，则腰膝冷痛，阴雨天加重，关节无红肿，寒则血脉凝涩，故见舌淡黯，脉沉弦细为阳虚阴盛之征。治宜温肾壮阳固其本，祛风散寒治其标。方以仙灵脾散为主，加附子、肉桂相须为用，温阳散寒，蠲痹止痛；巴戟天柔而不燥，温阳助火，且有祛风湿，壮筋骨之功；狗脊补而能走，温而不燥，走而不泄，为祛风湿补肝肾，壮筋骨强腰膝，祛风湿之力卓著；乌梢蛇性善走窜，亦善行而无处不到，内通经络，透骨搜风，外达肌肤，故能引诸药直达病所。然温肾壮阳，辛温走窜之品恐有伤阴之弊，故佐以当归、白芍滋阴养血，缓急止痛；苍耳子辛苦温，有祛风化湿的作用，配合当归、木瓜，可除痹痛而解拘挛；炙甘草功能补中益气，缓急止痛，配伍白芍则酸甘化阴，增强缓急止痛之效；防风气薄性升，为风药之润剂，风病之要药，配合威灵仙，刚柔并济，既增强上肢痹痛之效，又有升举清阳之功。"治风先治血，血行风自灭"，故使以川芎活血行气，祛风止痛，与当归、鸡血藤润燥相合，共收活血、养血、行气三者并举，祛风通络止痛之力显著增强。患者服药38剂，多年痼疾告愈。

遗　精

识药选方
尽在码中

☆ 打 基 础
☆ 学 知 识

【概述】

遗精是指精液不固而自遗的一种症候，《金匮要略》名为失精。后世有梦遗和滑精之分；有梦而遗者为梦遗；无梦而遗或清醒时精液自流者为滑精。两者都是由肾虚精关不固所引起的。张景岳说："梦遗、滑精总皆失精之病，虽其证有不同，而所致之本则一。"

应当说明，未婚成年男子或婚后分居者偶有遗精，为精满自溢，属正常生理现象。若三五天一次或一日数次者，甚或白昼精自滑出者则为病态。古书有白淫一病，实为滑精之重症。

现代医学之神经衰弱、前列腺炎、精囊炎等所引起之遗精，均属本病范畴。

【病例】

1. 赵某，男，18 岁，1998 年 5 月 6 日初诊。

病史：患者今年高考学习紧张，精神有压力，2 个月来遗精频发。最近病情日渐加重，每隔 2 日即遗 1 次，精神恍惚，睡眠不适，心慌多梦，口干烦躁，腰困乏力，劳热盗汗，思想不集中，记忆力减退，小便频数。舌红，少苔，脉弱。

西医诊断：神经衰弱。

辨　　证：相火偏亢，肾虚不固。

治　　法：滋阴降火，补肾固精。

方　　药：知柏地黄丸加味。

生地黄 15g，山药 12g，山茱萸 10g，泽泻 15g，牡丹皮 10g，知母 10g，黄柏 10g，金樱子 12g，芡实 18g，五味子 10g，生龙骨 30g，生牡蛎 30g。水煎服 5 剂。

5 月 12 日二诊：睡眠安稳，腰困减轻，口不干，精神佳，期间遗精 1 次。改上方芡实为 30g，继服 5 剂。

5 月 18 日三诊：本周未遗精，大便稍稀，二诊方去知母、黄柏，加焦白术 18g，再进 5 剂。后以金锁固精丸调理而愈。

【按】赵某，时届高考，学习紧张，用脑过度而致神经衰弱。由于心火亢盛，不能下交于肾，肾阴不能上济于心，阴亏火旺，扰动精室，故而阳事易举，遗精滑泄；阴血不足，心失所养则心悸失眠，精液耗损，元气亏虚则倦怠乏力；肾阴虚则生内热，故口干舌燥、舌质红，脉细数。元阳虚衰，气血不能上荣于面，故而面色苍白，神疲乏力。证以知柏地黄丸滋阴降火，主治阴虚火旺而致的骨蒸劳热、虚烦盗汗、腰背疼痛、遗精等证。方中金樱子补肾涩精，五味子涩精止泻，芡实益肾固精，生龙牡收敛固涩。复诊中重用芡实固精止遗，后以金锁固精丸，善后调理而愈。

2. 高某，男，46 岁，2003 年 3 月 7 日初诊。

病史：患者素有滑精现象，近来频繁滑精，每周 2 次，时有头晕耳鸣，神疲乏力，腰膝酸软，小便频数。舌淡，苔白，脉沉细。

西医诊断：神经衰弱。

辨　　证：肾精亏虚，肾气不固。

治　　法：补肾填精，固涩止遗。

方　　药：金锁固精丸加味。

沙苑子 15g，菟丝子 15g，五味子 10g，覆盆子 10g，枸杞子 15g，车前子 10g（包），煅龙骨 30g，煅牡蛎 30g，芡实 15g，山药 15g，莲须 6g，锁阳 12g。水煎服 7 剂。

3 月 15 日二诊：服药期间再未滑精，余症同前。上方加金樱子 10g、女贞子 10g，继服 7 剂。

3 月 24 日三诊：服药 14 剂，期间未现滑精，精神佳，腰困减，**余症基本消除**，时有尿频现象。宗上法改汤为丸。

方药：杜仲 30g，沙苑子 30g，菟丝子 30g，五味子 30g，覆盆子 30g，枸杞子 30g，车前子 30g，煅龙牡各 50g，芡实 30g，山药 30g，莲须 20g，金樱子 30g，女贞子 30g，锁阳 30g，蜈蚣 10 条，淫羊藿 30g，知母 15g，黄柏 15g，肉苁蓉 30g。共研细末，炼蜜为丸，每丸 9g，早晚各服 1 丸。

【按】高某，由于肾失封藏而引起，以滑精为主症，兼有早泄尿频、尿后余沥等症，均为肾精亏损，肾气不固，肾阳虚损之候。"年四十而阴气自半"，"髓海不足，则脑转耳鸣"，故见头晕耳鸣、神疲乏力、腰膝酸软诸症，舌淡苔白，脉沉细亦为肾虚之象。治以补肾填精、固涩止遗之法。方以金锁固精丸为主方合五子衍宗丸化裁，以收全功。方中菟丝子、沙苑子入肝肾两经，两药相须为用，平补肝肾，滋阴助阳，固精止遗之力倍增。五味子酸温质润，涩中寓补，滋补肾阴，纳气固精；覆盆子甘酸微温，可补可敛，善补五脏之阴而益精气，敛耗散之气而生津液，且强身而无燥热之偏，固精而无凝涩之害，为补肾填精之佳品。二者相须为用，增强涩中寓补之力，共收滋阴补肾、固精止遗功效。枸杞子长于益精血、补肝肾、养肝明目、平补阴阳，而滋阴之功胜于助阳；与菟丝子、五味子、覆盆子同用，共收补肾益精，固涩止遗之功；车前子味甘气寒，入肝走肾，具有双向调节作用，入肝能清肝热，入肾可强阴益精。"五子"共成补肾填精、滋阴助阳、平补肝肾、固精止遗之效。金樱子味酸而涩，功专固敛，善敛肾气，固精关，止遗滑；芡实味甘而涩，补中祛湿，补而不燥，利不伤阴，且药性平和，长于固肾涩精，健脾除湿，两药相须为用，增强补肾涩精之力。山药为气阴双补之要药，寓于诸药之中，增强补肾固精功效。莲须、煅龙骨、煅牡蛎性涩收敛，专以涩精为用；

淫羊藿性味辛温，功能补命门助肾阳；肉苁蓉性温而柔润，功能补肾助阳，润肠通便，有阳中求阴之意。诸药合用，既能涩精液之外泄，又能补肾精之不足。但本方究以固涩为主，故遗精滑泄已止，后以补肾之品，以汤改丸，补虚固肾以治本。

3. 冯某，男，17 岁，2008 年 6 月 15 日初诊。

病史：患者自幼有手淫习惯，遗精已有 3 月余。刻诊：每周梦遗 2 次，梦中多与女性交往。伴心烦多梦，头目眩晕，精神恍惚，记忆力减退，食欲不振。舌红，少苔，脉细数。

西医诊断：神经衰弱。

辨　　证：心肾阴虚，水火不济。

治　　法：交通心肾，滋阴降火。

方　　药：交通心肾方加味。

黄连 6g，阿胶珠 10g，肉桂 1g，生地黄 30g，麦冬 10g，黄柏 10g，丹参 15g，夜交藤 30g，合欢花 12g，金樱子 15g，五味子 15g，煅龙牡各 30g，山茱萸 10g，远志 6g，石菖蒲 6g。水煎服 7 剂。

6 月 23 日二诊：药后心情较前平静，睡眠质量改善，专心学习，记忆力差，上方去肉桂，继服 7 剂。

7 月 2 日三诊：精神佳，睡眠好，服药期间仅梦遗 1 次。患者要求改汤为丸口服，因服药已见效，水火相济。

方药：黄连 20g，黄柏 20g，知母 20g，生地黄 30g，熟地黄 30g，麦冬 30g，炒酸枣仁 30g，桑椹 30g，锁阳 30g，山茱萸 30g，石菖蒲 20g，远志 20g，柴胡 20g，金樱子 30g，丹参 30g，竹叶 20g，莲须 30g，生龙骨 30g，生牡蛎 30g，砂仁 30g，阿胶 30g。共研细末，炼蜜为丸，每丸 9g，早晚各服 1 丸。丸者缓也，以善其后。

【按】冯某，为有梦遗精。《景岳全书》曰："因梦而出精者，谓之梦遗。梦遗者有情有火，有因情动而梦者，有因精动而梦者，情者当清其心，精动者当固其肾。"《医宗金鉴》云："不梦而遗心肾弱，梦而后遗火之强。"梦遗者多见青壮年，本案例为未婚学生，正值青春发育期，因沾染手淫习惯而伤阴，又因看黄色书刊而火动，遂致心肾阴亏，君相火动，水火不济而成梦遗。方以生地黄、麦冬、阿胶、五味子、山茱萸、金樱子滋养心肾之阴；黄连、黄柏、石菖蒲、远志、生龙牡以潜降君相虚火之品，达心肾交通，水火既济。后改汤为丸加味，取丸者缓也之意，缓图收功，以善其后。

阳 痿

【概述】

阳痿是指阴茎不能勃起，或举而不坚，影响正常性生活的一种病证。《黄帝内经》称本病为"阴痿"，张景岳说："阴痿者，阳不举也。"说明阴痿即是阳痿。历代医家认为本证的发生多与肝、肾、阳明三经有关，因肾为生殖之本，肝主筋，阳明主宗筋，而前阴为宗筋之会，三者之中尤以肾最为重要，盖"肾开窍于阴，若劳伤于肾，肾虚不能荣于阴器，故痿弱也。"（《诸病源候论》）一般以肾阳亏虚，命门火衰为多。临床上除极少数有器质性病变外，绝大多数为功能性改变，故对患者多做思想工作，说明病情，解除顾虑，使其对病情有一正确认识，加以适当治疗，是完全可以恢复的。至于发热、过劳等引起一时性的勃起障碍，或因糖尿病所致之阳痿，随着原发疾病的治疗和体质的恢复，也多能随之而愈。

【病例】

1. 韩某，男，28岁，1998年3月15日初诊。

病史：患者睾丸隐痛1年余，时发时止，每因劳累而引发。由于婚后恣情纵欲，近2个月来出现阳事不举，清晨也勃起不硬，伴有头晕腰酸、怕冷神倦。苔薄白，脉弦细。

西医诊断：性神经衰弱。

辨　　证：肾阴肾阳亏损。

治　　法：调补阴阳。

方　　药：金匮肾气丸加味。

制附子10g，知母10g，黄柏10g，熟地黄30g，山药12g，山茱萸10g，泽泻15g，牡丹皮10g，茯苓12g，巴戟天15g，淫羊藿10g，蜈蚣2条，生地黄15g，枸杞子15g，羊睾丸一对（焙干冲服）。水煎服7剂。

3月24日二诊：睾丸隐痛消失，清晨阳事稍可勃起，但举之不硬，畏寒怕冷亦见好转，上方继服7剂。

4月3日三诊：阳事已举，夫妻关系和合，舌红脉细，此肾精不足矣，继以补肾填精。

方药：熟地黄24g，砂仁10g，山药15g，山茱萸10g，制何首乌15g，枸杞子15g，当归12g，五味子6g，巴戟天15g，泽泻15g，蜈蚣2条，淫羊藿10g，菟丝子15g，羊睾丸1对（烘干冲服）。水煎服20剂。

【按】韩某，为恣情纵欲，肾脏阴阳两亏。大凡年轻已婚患者，多因房事过度，肾精不充而发为本病。治之不可滥用壮阳药，误用壮阳之品，犹如竭泽而渔，或可图快一时，必遗后患。宜重用熟地黄、山药、山茱萸、枸杞子、龟甲、鹿角胶等补肾填精，且要忌房事3个月以上，每能获效。蜈蚣辛温，入肝经，能兴阳起废，开瘀通络，启精窍而治阳痿。羊睾丸乃血肉有情、阴阳平补之品，对肾精不足之阳痿有确凿疗效，凡病阳痿者皆可用之。患者服药14剂，阳事已举，加重补肾填精之品，继服20剂，病愈。

2. 刘某，男，35岁，2008年7月6日初诊。

病史：患者阳痿2年，急躁易怒，心烦不安，夜间咽干口苦，屡服补肾壮阳药，其效不显。舌质红，苔薄黄微腻，脉滑数。

西医诊断：神经衰弱。

辨　　证：肝郁气滞，络脉不通。

治　　法：疏肝理气，活络起痿。

方　　药：四逆散合抗痿灵加味。

柴胡10g，白芍15g，蜈蚣2条，枳实10g，黄柏12g，知母10g，女贞子10g，旱莲草15g，红花10g，砂仁10g，淫羊藿10g，甘草6g。水煎服7剂。

7月18日二诊：药后情绪稳定，夜间口干苦消失，上方继服7剂。

7月26日三诊：药后已有晨勃，有性冲动，但勃而不坚，二诊方加菟丝子15g、山茱萸15g。水煎服7剂。

8月5日四诊：共服药21剂，已能进行正常的性行为，但射精快，仅能维持3分钟，嘱其守前方再服14剂，期间忌房事。

【按】刘某，本例阳痿，乃情志不遂，肝郁气滞而病。又屡服补肾壮阳剂，致阴伤火动，渐至肝经涩滞不畅。方中四逆散疏达肝气；知母、黄柏育阴降火；柴胡、白芍、蜈蚣为抗痿灵组方，以治阳痿；蜈蚣、红花活血通络以启宗筋；少佐砂仁、甘草，疏防阴柔之品之滞，又助后天脾胃生机；女贞子滋养肝肾，以滋阴为主；淫羊藿补命门，助肾阳，与女贞子一以滋阴，一以助阳，使药性保持相对平衡，从而达到肝疏、热清、阴生、痿振之效。

3. 李某，男，25岁，2000年5月14日初诊。

病史：患者2年来嗜好饮酒，年轻人聚在一起，往往饮而超量，久而久之出现阳事不举，性功能减退。因患者年底准备结婚，此情此景实属紧张，故而求医问诊。刻诊：性功能低下，晨起阳物勃起不硬，心烦意乱，夜寐不眠，有梦遗精现象，阴部湿痒出汗。舌苔黄厚腻，脉沉缓。

西医诊断：神经衰弱。

辨　　证：下焦湿热，宗筋失养。

治　　法：清热利湿，佐以补肾。

方　　药：龙胆泻肝汤加味。

柴胡10g，当归12g，木通10g，栀子12g，龙胆草10g，黄芩10g，蛇床子10g，车前子12g（包），泽泻30g，菟丝子15g，淫羊藿10g，生地黄12g。水煎服5剂。

5月20日二诊：纳食香，胃口渐增，舌苔腻而薄黄，继服上方5剂。

5月27日三诊：精神好，睡眠尚可，期间没有梦遗，晨起有性冲动，勃起较前有力度。守法重以补肾。

方药：柴胡10g，龙胆草10g，黄芩10g，生地黄12g，泽泻15g，车前子10g（包），木通6g，当归12g，巴戟天12g，菟丝子15g，淫羊藿15g，覆盆子15g，蛇床子12g，栀子10g。水煎服10剂。

6月10日四诊：晨起阴茎可勃起，有硬度，心情舒畅，三诊方加蜈蚣2条、白芍10g，继服10剂，诸症消失。

【按】李某，因过食肥甘，嗜饮酒酪，湿热壅盛，致使肝脉不利，宗筋失养，而成阳痿。方以龙胆草大苦大寒，专泻肝胆之火，善清下焦湿热，泻火除湿两擅其功；黄芩、栀子苦寒泻火，清热燥湿，黄芩清少阳于上，栀子泻三焦于下，以助龙胆草泻火燥湿；泽泻、车前子、木通渗泻湿热，使肝胆湿热从小便而出；然肝为藏血之脏，肝经实火易伤阴血，故用生地黄、当归滋阴养血以柔肝，使祛邪而不伤正；肝体阴而用阳，性喜条达而恶抑郁，故用柴胡疏肝胆之气，并引诸药归于肝经，且柴胡与黄芩相合，既解少阳之热，又加强清上之力，濡润宗筋；在利湿的同时，配伍淫羊藿补肾壮阳，强筋健骨，祛风除湿以起痿；菟丝子补肾益精，补而不峻，温而不燥，滋而不腻，为平补肝肾之要药；车前子入肝走肾，肝肾同补；覆盆子固肾涩精，起阳痿；蛇床子温肾壮阳，善治阴囊湿痒；巴戟天补肾壮阳，强筋健骨，祛寒除湿；全方清利而不伤阴，补阳而不敛邪，湿去热清，阳道通矣。

失　眠

【概述】

失眠又称"不寐"，轻者不易入睡，睡而易醒，醒后不能再睡，或时睡时醒，睡眠不稳，重者可整夜不眠。《黄帝内经》与《金匮要略》均有所论述。此病常伴头晕、头痛、心悸、健忘等。

现代医学中的神经衰弱、神经官能症及许多慢性病中出现失眠者也常见之。总之，失眠的发生与心、脾、胃、肝、胆、肾诸脏腑有关，特别是和心、肾二脏关系最为密切，因为阴阳互相协调，维持着正常的睡眠。若心肾不交，阴阳不济，致阴阳失调而发生睡眠障碍。

【病例】

1. 王某，女，20岁，1989年4月10日初诊。

病史：患者失眠、头痛半年余，每晚仅能睡1小时左右，精神反感兴奋，纳呆嗳气。舌质淡，苔白，脉弦细。

西医诊断：神经衰弱。

辨　　证：肝阳上亢，胃失和降。

治　　法：平肝潜阳，和胃安神。

方　　药：平肝安神方加味。

石决明15g，珍珠母30g，钩藤15g，菊花10g，丹参15g，赤芍15g，夜交藤30g，合欢花10g，竹叶10g，小麦30g，炙甘草6g，合欢皮10g，蔓荆子15g，枳壳10g。水煎服5剂。

4月17日二诊：头痛减，夜寐3~4小时，梦多，嗳气，舌脉同前，继服5剂。

4月24日三诊：睡眠续有进步，能入睡4个小时，胃纳亦佳，仍宗前法。

方药：石决明15g，珍珠母30g，钩藤15g，丹参18g，枳壳10g，夜交藤30g，合欢花、皮各15g，竹叶10g，石菖蒲6g，远志6g，葛根15g，小麦30g，炙甘草6g，大枣3枚。水煎服10剂而愈。

【按】王某，系高校学生，由于埋头读书，有时废寝忘食，用脑过度形成严重失眠。证属肝阳上亢，胃失和降，用平肝潜阳、和胃安神法。方中石决明、珍珠母凉肝泄热，镇心安神；钩藤、菊花清肝热而平肝息风，以平降肝阳而促进睡眠；见其舌质淡而带青，故用丹参、赤芍以祛瘀通络；夜交藤、合欢花养心安神而增进睡眠；枳壳理气和胃；蔓荆子散风热，清头目；竹叶清心除烦；甘麦大枣汤养心安神，和中缓急，亦补脾气以和胃安神，改善睡眠。患者服药20剂，睡眠7~8小时，精力充沛，学业良好。

2. 曹某，男，2008年10月6日初诊。

病史：患者失眠已1年余，症状逐渐加重，眼下每晚睡3小时，头晕耳鸣、健忘，记忆力减退。舌质红有裂纹，薄白苔，脉细弱。

西医诊断：神经衰弱。

辨　　证：心肾不足，阴虚阳亢。

治　　法：育阴潜阳，交通心肾。

方　　药：六味地黄丸加减。

生地黄15g，山茱萸10g，山药12g，茯神10g，泽泻15g，牡丹皮12g，玄参10g，麦冬10g，远志6g，石菖蒲6g，生牡蛎30g，珍珠母30g，夜交藤30g，合欢花10g。水煎服7剂。

10月14日二诊：症状同前，继服7剂。

10月22日三诊：睡眠有好转，但未入睡而有鼾声，头昏脑涨，口干欲饮，此阴虚火旺，心肾不交，痰热内蕴，前方加化痰之品。

方药：生地黄15g，山茱萸10g，牡丹皮10g，泽泻12g，茯神12g，玄参10g，麦冬10g，珍珠母50g，生牡蛎30g，海浮石15g，生半夏10g，黄芩10g。水煎服7剂。

10月29日四诊：寐尚安宁，入睡5小时，鼾声大减，三诊方去山茱萸、泽泻，加川贝母6g，继服7剂。

11月6日五诊：夜寐尚可，头晕心烦，舌质红有裂纹，此阴虚未复，痰热未清，四诊方加胆南星6g，水煎服5剂。

11月11日六诊：睡眠好，精神亦佳，舌质红有裂纹，脉弦细，再以滋阴清肝，以善其后。

方药：生地黄15g，玄参10g，白芍10g，栀子10g，胆南星6g，竹茹12g，半夏10g，陈皮10g，夜交藤30g，合欢花10g，丹参15g。水煎服5剂而愈。

【按】曹某，由于用脑过度，阴虚阳亢，心肾不交，引起睡眠不安。用六味地黄丸滋阴补肾；配伍玄参、麦冬、远志、菖蒲，滋阴凉血，交通心肾；夜交藤、合欢花养心安神；珍珠母、生牡蛎育阴潜阳，镇惊安神。患者鼾而不寐乃痰热内蕴，肺气不利，夹肝火上逆所致。故在六味丸的基础上选用黄芩、竹茹、胆南星、半夏、川贝母等清热化痰之品而提高睡眠质量。由于方证合拍，长时间不寐之症，服药40余剂，睡眠明显进步而能正常入睡。

3. 钱某，女，30岁，2004年12月2日初诊。

病史：患者1年来夜不安寐，惊悸时作，胸闷腹部作胀，偶感腹冷，口淡内热，二便如常。舌尖红，苔薄黄，脉细。

西医诊断：神经官能症。

辨　　证：气滞热郁，阳不入阴。

治　　法：调气畅中，平衡阴阳。

方　　药：瓜蒌薤白白酒汤合交泰丸加减。

瓜蒌15g，薤白10g，木香6g，枳壳10g，白蒺藜12g，陈皮10g，建神曲15g，黄连6g，肉桂3g，夜交藤30g，合欢皮15g，乌药6g，石菖蒲6g，远志6g。水煎服5剂。

12月8日二诊：胸闷腹胀而冷，夜寐未安，上方继服5剂。

12月14日三诊：腹胀已舒，夜寐欠安。舌红，苔少白，脉细。气机渐和，阴阳尚未协调，阴亏阳不潜藏，拟以潜阳安神法。

方药：生地黄24g，珍珠母30g，生牡蛎30g，远志6g，石菖蒲6g，夜交藤30g，玄参10g，黄连4.5g，肉桂1g，小麦30g，炙甘草6g，大枣5枚。水煎服5剂。

12月20日四诊：夜寐较安，午后头闷，胆怯易惊，此阴亏火旺，肾水不足，心阳独亢。三诊方加柏子仁15g、石斛12g，水煎服5剂。

12月26日五诊：夜寐显著好转，但若神情紧张，夜寐又有不酣之象，再以前法加减。

方药：生地黄 30g，白芍 30g，石斛 10g，旱莲草 10g，玄参 10g，珍珠母 30g，茜草根 10g，黄连 3g，肉桂 3g，炒酸枣仁 30g，小麦 30g，大枣 5 枚，石菖蒲 6g，远志 6g，炙甘草 10g。水煎服 10 剂，睡眠甚好，精神佳。

【按】钱某，失眠年余，初诊时脘腹不舒，腹部觉冷，夜寐不安。故首选薤白以通阳，使阳气通畅，则腹冷可除。此例寒热交错，虚实夹杂，要密切观察，可能从两个方面转化：一为素体阴虚，转向肝火亢盛；一为气机失调，转向阳气痹阻。开始先用和胃通阳，调气畅中，以除"胃不和则卧不安"之象，但用药要避免过于香燥；第二步着重滋阴潜阳，泻肝宁神。这样抓住不同阶段的主证，分别轻重缓急，予以各个击破，始能逐步奏效。甘麦、大枣合用，可养心安神，而交通心肾之法，则贯彻始终。患者服药 30 剂，失眠基本治愈，其他各症也渐趋消失。

4. 王某，女，50 岁，2014 年 6 月 12 日初诊。

病史：患者失眠多梦，精神恍惚 3 年余。患者丈夫去世 10 年，儿女幼小，家庭负担重，加之身心受刺激而精神不振，长时间睡眠不适，夜寐多梦。刻诊：神志清晰，对话稳重，白昼不得入眠，一副全身疲惫状态。夜晚幻听幻视，胆怯心悸，更无睡意，大便干结，日 1 行。舌苔黄腻，脉弦滑。

西医诊断：精神分裂症。

辨　　证：痰火内实。

治　　法：除痰降火。

方　　药：印氏除痰降火汤加味。

柴胡 10g，半夏 15g，黄芩 12g，青皮 10g，枳壳 10g，胆南星 6g，竹茹 12g，龙胆草 10g，栀子 10g，珍珠母 50g（先煎），青礞石 30g（先煎），夜交藤 30g，合欢皮 15g，葛根 30g，石菖蒲 6g，远志 6g。水煎服 7 剂。

6 月 19 日二诊：精神转佳，大便畅解，上方继服 7 剂。

6 月 27 日三诊：幻视、幻听消失，思维清晰，晚上能入寐 3 个多小时，二诊方再进 7 剂。

7 月 5 日四诊：夜寐 4~5 小时，不梦，舌苔薄黄，痰热渐去。结合心理疗法，睡眠增进，守方进退。

方药：柴胡 10g，半夏 10g，栀子 10g，枳壳 10g，竹茹 12g，石菖蒲 6g，远志 6g，葛根 30g，珍珠母 50g（先煎），青礞石 30g（先煎），炒酸枣仁 30g，夜交藤 30g，合欢皮 15g，桑椹 30g，五味子 10g。水煎服 10 剂，多年痼疾告愈。

【按】 王某之失眠，由七情六郁而致。七情可生六郁，气郁可以化火，体质属阳性者尤为多见。肝郁日久，致脾土亏虚，则脾之运化功能失常，以致湿浊内生；湿浊与七情郁火搏结，则成痰火，蒙闭清窍，扰乱神明，使神志不清，失眠多梦，大便干结。治疗之法，必须攻除痰火，以开灵窍，疏肝行气，以治其本，泻火除痰，以治其标。除痰降火汤是印会河教授治疗痰火扰心而致狂躁的家传验方，对失眠不寐、噩梦纷纭、心烦易怒之症，服后疗效甚佳。方中青礞石一药，性味甘咸而平，具有平肝镇惊之作用，又可攻逐陈积伏匿之痰。珍珠母平肝潜阳，对失眠烦躁有很好效果，且重用至 50g 则效更佳。方中柴胡、龙胆草、栀子清肝降火；半夏、竹茹、石菖蒲、远志、胆南星除痰开窍，以提高睡眠质量；夜交藤、合欢皮养心安神、通络；葛根醒脑开窍，配合珍珠母、青礞石、夜交藤、合欢皮安神镇惊，治失眠不寐，疗效更佳。

古称"奇病属血，怪病属痰"，痰火是机体功能失调的一种病理产物，但它又能作为一种病理因素而导致多种病症。除痰降火汤对痰火所致的多种病症有独特的疗效。凡失眠乱梦，抑郁便干者，率先用此，效果良好。

郁 证

【概述】

郁证是由于情志不舒，气机郁滞所引起的疾病的总称。所谓郁，是滞而不通之义。凡因情志不舒，气郁不伸，而致血滞、痰结、食积、火郁，乃至脏腑不和而引起的种种病症，均属郁证范畴，临床患者尤以妇女为多。朱丹溪说："病之属郁者常八九。"王安道也指出："凡病之起，多由于郁。"故前人有"百病皆生于郁"之说。

早在《黄帝内经》中已有关于情志变化引起人体气机失调，出现多种病证的论述，如《素问·举痛论》云："怒则气上，喜则气缓，悲则气消，恐则气下，惊则气乱，思则气结。"《素问·六元正纪大论》又提出了"木郁达之，火郁发之，金郁泄之，土郁夺之，水郁折之"的治疗原则。特别是"木郁达之"对郁证的治疗更具有临床指导意义，为后世各医家所宗法。

现代医学的神经衰弱、癔症和精神抑郁症，多属本病范畴。

【病例】

1. 狄某，女，36 岁，2002 年 5 月 4 日初诊。

病史：患者有恐惧感 2 月余。患者因精神刺激，心情不畅，睡眠不实，休息不足而逐渐罹病。刻诊：终日寡言少语，闷闷不乐，常自忧郁，多疑善感，总觉有人要陷害她，失眠多梦，心悸健忘，心烦不宁，自觉恐惧，喜孤独，不爱见人，不愿听声音躁动。舌淡，苔薄而滑，脉沉细数。

西医诊断：神经衰弱。

辨　　证：肝气郁结，心气亏虚。

治　　法：疏肝理气，养心安神。

方　　药：甘麦大枣汤合逍遥散加味。

柴胡 10g，茯苓 12g，甘草 10g，小麦 30g，大枣 10 枚，夜交藤 30g，合欢花 10g，生龙牡各 30g，当归 10g，白芍 10g。水煎服 5 剂。

5 月 10 日二诊：夜已能入睡，做梦亦少，恐惧感亦轻，上方加薄荷 3g，继服 5 剂。

5 月 16 日三诊：今日患者独自来诊，自诉精神好转，思维情绪已能控制，对话自如，恐惧感大为减轻，但仍厌烦人多声杂，口干不欲饮。二诊方加麦冬 12g、五味子 10g。继服 5 剂。

5 月 23 日四诊：病情显著好转，睡眠好，恐惧感已无，能做点家务活，但动则全身疲乏。鉴于脾虚证候较为突出，予益气健脾、养血安神之剂。

方药：黄芪 24g，当归 10g，白芍 10g，柴胡 6g，茯苓 10g，白术 10g，山药 15g，甘草 6g，小麦 30g，夜交藤 30g，生龙牡各 30g，黄精 10g，大枣 10 枚。水煎服 10 剂。嘱其生活规律，劳逸适度，3 个月后随访，患者已恢复正常工作。

【按】 狄某，七情不舒，肝气郁结，抑郁过度，心气亏虚。即《金匮要略》之脏躁。肝脉布胁肋，气机不畅，肝络不和，故胁肋胀痛，肝经气郁，乘犯脾胃，则胃失和降，脾失健运，故出现嗳气、纳呆等症。治以疏肝理气、养心安神。方取甘麦大枣汤养心安神，和中缓急，亦补脾气；逍遥散疏肝解郁，健脾和营；夜交藤、合欢花养心安神；生龙牡重镇安神，平肝潜阳。患者服药15剂，病情显著好转，睡眠好，恐惧感消失。鉴于全身疲乏，脾虚证候较为突出，故四诊加黄芪、黄精，增强益气健脾、养血安神之效而病愈。

2. 白某，女，52岁，2004年6月17日初诊。

病史：患者近年来头痛持续不已，剧痛时引起泛恶，情绪抑郁不乐，急躁易怒，多疑善忘，幻听幻视，尔后更增烦闷，有时悲伤欲哭，睡眠亦差，噩梦引起惊恐，耳鸣头昏，神疲乏力，面色不华，经常服镇静剂效果不显。舌苔薄腻，脉细数。

西医诊断：精神分裂症。

辨　　证：肝郁气滞，心气不足。

治　　法：疏肝解郁，养血安神。

方　　药：甘麦大枣汤加味。

炙甘草10g，小麦30g，大枣5枚，郁金10g，石菖蒲10g，胆南星10g，夜交藤30g，黄芩10g，当归12g，炒酸枣仁30g，生铁落60g（先煎），蜈蚣1条。水煎服7剂。

6月26日二诊：诸症同前，上方继服7剂。

7月4日三诊：头痛减轻，睡眠改善，少烦躁，偶感幻听，二诊方加丹参30g，继服7剂。

7月13日四诊：下午轻微头痛，晚上安睡，耳中人语声已减，再守原意。

方药：炙甘草10g，小麦30g，大枣5枚，郁金12g，石菖蒲10g，远志10g，丹参30g，夜交藤30g，白芷10g，白芍15g，珍珠母50g（包）。水煎服7剂。

7月22日五诊：睡眠安好，头痛消失，多疑烦躁已除，平时已无耳语，情绪开朗，下午疲困乏力。四诊方加党参15g、白术12g，继服7剂，诸症而愈。

【按】白某，以头痛、失眠、忧郁、恍惚、多疑、幻听为主要症状。经常服镇静剂，未获效果。根据辨证分析，属"脏躁""郁证"范畴。患者情志抑郁，思虑过度，以致心气亏耗，脏阴不足。《金匮要略》说："妇人脏躁，喜悲伤欲哭，象如神灵所作，数欠伸，甘麦大枣汤主之"，即指此症。所谓"象如神灵所作"，非真有"神灵"，说明病人可以出现各种幻觉，如本例出现耳中闻语声之类。故用小麦以养心气，甘草、大枣甘以缓急；夜交藤、胆南星、石菖蒲、郁金以安神宣窍解郁；铁落、蜈蚣以平肝息风止痛。服药30余剂，头痛愈，睡眠好，烦躁、幻听诸症消失，唯感下午疲困乏力，故加入补气健脾之党参、白术以善后巩固。

3. 郝某，女，45岁，2009年8月10日初诊。

病史：患者患忧郁型精神分裂症5年，屡治不愈，时轻时重。刻诊：精神抑郁，沉默不语，恶人说话，喜静卧，多愁善感，疑心重重，眠差梦多，不思饮食，大便燥结，3日1行。舌质暗淡，苔腻微黄，脉沉细。

西医诊断：精神分裂症。

辨　　证：痰郁气结。

治　　法：除痰降火，解郁安神。

方　　药：印氏除痰降火汤加味。

柴胡10g，半夏10g，黄芩10g，栀子10g，石菖蒲6g，远志6g，青皮10g，枳壳10g，胆南星6g，珍珠母50g，青礞石30g，竹茹12g，夜交藤30g，合欢花10g，天竺黄6g。水煎服7剂。上午9时配服礞石滚痰丸10g。

8月18日二诊：精神、情绪略安，大便呈黏冻样，腥臭。上方加葛根30g，去青皮，停服礞石滚痰丸。

8月27日三诊：患者单独来诊，能看电视、看书、玩扑克，睡眠尚可，食欲增进。二诊方加丹参30g，继服7剂，神志如常人。

9月5日四诊：临证良好，为巩固疗效，嘱患者隔日水煎服1剂，继服10剂，诸症而愈。

【按】郝某，患精神分裂症5年，屡治不愈。抓住失眠噩梦、大便干结、抑郁烦躁之主症，投以印氏除痰降火汤加味，效果良好。除痰降火汤早在1983年便公之于世，是印老治疗痰火型精神分裂症的主打方。方中柴胡、黄芩、栀子清泻肝胆郁火以安心神；半夏、竹茹、胆南星、石菖蒲、远志清降痰热，除痰开窍；青皮、枳壳疏肝降气以除痰火；夜交藤、合欢花解郁安神以利睡眠；珍珠母、青礞石重镇安神，沉潜肝阳；葛根以现代药理研究看，可以扩张冠脉血管和脑血管，增加冠脉和脑血流量，降低心肌耗氧量，从而对睡眠的改善起到辅助作用，可以保护大脑。全方具有除痰降火、疏肝解郁、镇心安神、定志养脑之功效。

4. 张某，女，19岁，1991年12月15日初诊。

病史：患者今年高考成绩落榜，心情不舒，精神抑郁，静卧家室，不爱见人，心烦意乱，多疑善虑，失眠多梦，时有喃喃自语，目赤口苦，服奋乃近方能入寐。舌红，苔腻微黄，脉弦细。

西医诊断：青春期精神分裂症

辨　　证：痰气郁结，痰火扰心。

治　　法：疏肝理气，化痰清心。

方　　药：十味温胆汤加味。

柴胡10g，黄芩10g，栀子10g，枳实10g，竹茹12g，半夏12g，白术10g，茯神15g，珍珠母50g（先煎），炒酸枣仁30g，琥珀2g（冲服），甘草6g。水煎服5剂。配合思想开导等精神疗法。

12月22日二诊：药后夜能入睡2小时，余症未减，上方加郁金10g、胆南星6g，水煎服5剂。

12月28日三诊：药后夜寐4个小时，神志清楚，自语亦消除，动则自汗，二诊方加黄芪18g。水煎服10剂。

1992年1月11日四诊：精神好，睡眠佳，偶有盗汗，五心烦热，嘱其早服柏子养心丸1粒，晚服六味地黄丸1粒，10天后诸症消失。尔后参加复习班，当年本科录取。

【按】张某，由于高考不遂，而致肝气郁结，心火上扰，则神不守舍，思维错乱，失眠多梦，喃喃自语。痰热为病之本，治疗在于清化热痰。十味温胆汤是由《千金方》温胆汤发展而来的。方中枳实、竹茹、半夏、甘草治疗肝经实热以理气降逆，除烦止呕；茯神、酸枣仁、琥珀健脾宁心，养心安神，相辅相成而定神志；白术健脾益气除湿，以制其生痰之源。脾气健旺，运化正常，脾胃得以升清降浊，水谷能化，则无痰可生。配合心理疗法，思想顿开，尔后恢复学业，1992年高考达线，录入本科。

5. 郭某，女，52岁，1998年9月10日初诊。

病史：半年前患者女儿（大三学生）患红斑狼疮而病故。遂致精神恍惚，心悸怔忡，头晕烦躁，夜寐不宁，或悲或喜，反复无常，有时喃喃自语，有时放声嚎哭，面容憔悴，体重下降，骨蒸潮热，周身疼痛，引及两胁，其痛难于名状，胃纳呆钝。舌质红，苔薄白，脉沉弦。

西医诊断：神经官能症。

辨　　证：肝郁化火，心肾阴亏。

治　　法：滋养肝肾。

方　　药：一贯煎加味。

沙参 15g，川楝子 10g，牡丹皮 10g，生地黄 24g，枸杞子 15g，麦冬 10g，桑白皮 12g，瓜蒌 15g，乌梅 10g，夜交藤 30g，炒酸枣仁 30g，当归 10g。水煎服 5 剂。

9 月 17 日二诊：药后全身及胁肋疼痛均见减轻，余症同前，上方加石决明 30g、生薏苡仁 30g，以平肝扶脾，继服 5 剂。

9 月 24 日三诊：心悸怔忡、烦躁不眠均减，精神、情绪亦能控制，唯有时仍头晕。

方药：沙参 15g，川楝子 10g，牡丹皮 10g，生地黄 15g，当归 10g，山药 15g，枸杞子 15g，石斛 10g，石决明 30g，生薏苡仁 30g，白蒺藜 15g，茯苓 30g。水煎服 7 剂。

10 月 3 日四诊：诸症悉除，嘱其家属注意精神调养，以免复发。故三诊方再进 7 剂，调理善后。

【按】郭某之郁证，亦属典型的脏躁。脏躁一病，或喜或怒，或欠或伸，其症不一。肝气郁、脏阴亏，为症结所在。气郁则化火，化火必伤阴，上扰于心，则心血虚而神不宁，下累及肾，则肾阴亏而相火独旺，并殃及中土，运化失调，化源受累，同为肝郁化火，下累及肾，肾亏为主，故投一贯煎为剂。方中之药或养血，使肝体自荣，或补阴，滋水涵木也。此例患者延及半身，病情复杂，殃及心、肝、脾、肾，然肝肾阴虚是本病主要矛盾。方中用生地黄滋阴养血以补肝肾，以沙参、麦冬、当归、枸杞子配合生地黄滋阴养血以柔肝；更用少量川楝子疏泄肝气；夜交藤、炒酸枣仁养心安神；石决明、生薏苡仁平肝扶脾；桑白皮、瓜蒌润肺化痰，配合诸药有金水相生之妙。患者服药 24 剂，肝肾阴虚得滋，肝气横逆得制，而脏躁一病得愈。

清代名医张山雷《沈氏女科辑要笺正》说："柳州此方，原为肝肾阴虚，津液枯涸，血燥气滞变生诸证者设法。凡胁肋胀痛，脘腹指撑，纯是肝气不舒，刚木恣肆为虐。治标之剂，恒用香燥破气，轻病得之，往往有效。但气之所以滞，本由液之不能充，芳香气药可以助运行，而不能滋血液。且香者必燥，燥更伤阴，频频投之，液尤耗而气尤滞，无不频频发作，日以益甚，而香药气药，不足恃矣。驯致脉反细弱，舌红光燥，则行气诸物，且同鸩毒。柳州此方虽从固本丸、集灵膏二方脱化而来，独加一味川楝子，以调肝木之横逆，能顺其条达之性，是为涵养肝阴无上良药，其余皆柔润以驯其刚悍之气。"

头　痛

【概述】

头痛一证，临床颇为常见，许多急慢性疾病均可发生。祖国医学关于头痛的病名很多。诸如头风、脑风、大头风、雷头风、摇头风等，实际上均属头痛范畴。如《证治准绳》说："医书多分头痛、头风二类，然一病也，但有新旧去留之分耳。浅而近者名头痛，其痛猝然而至，易于解散速安也。深而远者为头风，其痛作止不常，愈后遇触复发也。"可见头痛、头风仅是程度轻重不同而已。

现代医学之内、外、神经、五官等各科疾病，诸如感冒、鼻炎、高血压、动脉硬化，颅内疾患、脑震荡、脑肿瘤等，均可出现头痛。

头为"清阳之府""诸阳之会"，五脏六腑的气血皆上会于头，故不论外感时邪、脏腑内伤都可直接或间接地引起头痛。

【病例】

1. 朱某，32 岁，2012 年 7 月 7 日初诊。

病史：患者偏头痛（右侧）3 年余，每因受风或情志不畅而加重，痰多色白，咯出不利。脑电图、头颅 CT 检查无异常。舌苔白腻，舌质黯红，脉弦细。

西医诊断：神经性头痛。

辨　　证：邪郁少阳，痰瘀互结。

治　　法：化痰升清，祛瘀止痛。

方　　药：川芎茶调散加味。

川芎 30g，白芷 10g，羌活 6g，香附 6g，白芍 15g，白芥子 6g，白蒺藜 15g，蔓荆子 5g，柴胡 3g，防风 6g，甘草 6g。水煎服 5 剂。

7月14日二诊：偏头痛减轻，上方加葛根30g，继服5剂。

7月21日三诊：头痛明显减轻，诸症基本消除，舌淡红，苔薄白，脉弦。宗法守方。

方药：川芎24g，白芷10g，羌活6g，香附6g，白芥子3g，白蒺藜15g，细辛3g，蔓荆子15g，柴胡3g，葛根30g，薄荷3g，防风6g，甘草6g。继服7剂，偏头痛痊愈。

【按】朱某，呈偏头痛，就是一侧头痛。偏头痛为邪郁少阳，病在肝胆，久痛入血，经络瘀阻，不通则痛。肝为风木之脏，主疏泄，喜柔而恶刚，喜条达而恶抑郁，故每因受风或情志不畅头痛加重；气郁痰结，尚未化热，故痰多色白，咯出不利；新病在气，久病在血。气滞可致血瘀，因痰亦可致瘀，痰瘀互结为患，阻塞经络气血，故久痛不止。大便不爽，苔薄白稍腻，皆为痰浊阻滞之象；舌暗乃血瘀之征；痰瘀互结，少阳气机郁滞，则其脉弦细。治痰先治气，气行痰自消。故从疏肝解郁为先，痰瘀并治为重，佐以升举清阳之法。方中香附辛散苦降，芳香性平，既行气分，又入血分，为气病之总司，疏肝解郁之要药，善治气郁；重用川芎辛散温通，芳香上达，归肝经入血，主入少阳经，善治少阳、厥阴头痛，长于祛风止痛，为血中之气药，治头痛之圣药，主治血郁。两药相合，气血同治，重在治血，共收疏肝解郁、行气活血、祛风止痛之功。白芍苦酸微寒，善入肝经血分，功能化阴补血，长于滋肝阴，养肝血，柔肝体，缓急止痛。与香附配伍，气血兼施，动静相宜，故有疏肝理气、养血柔肝之效；与川芎相合，刚柔相济，动静相宜，川芎得白芍之酸收敛阴，而无化燥伤阴之弊。白芷既入气分又入血分，主入阳明经，且善于升举清阳，为治阳明头痛之要药；与川芎相合，助其升举清阳，直达病所，祛风止痛之力倍增，故有"头痛必用川芎，佐以白芷更良"之说。白芥子辛温气锐，其性走散，专入肝经，功专利气豁痰，尤长于透经达络，散结止痛；蔓荆子体轻而浮，其性升散，以清利头目见长，功能升举清阳，为治头面诸风之要药，擅治头痛而偏于太阳穴附近者；白蒺藜专入肝经气分，长于平肝疏肝，又可行气活血。两药相合，同气相求，升降相因，相使为用，广泛应用于多种头痛，祛风止痛功著。羌活主入太阳经，主治太阳头痛，尤能升举清阳；防风气薄性升，不缓不燥，为风病之要药，且善于升举清阳。二者刚柔相济，相须为用，增强祛风止痛之力。柴胡专入肝、胆二经，为和解少阳之要药，尤擅疏肝解郁，小剂量则升举清阳，寓于痰瘀并治诸药之中，有事半功倍之效。甘草与白芍伍用，酸甘化阴，缓急止痛。诸药相合，共收疏肝解郁、痰瘀并治、升举清阳、祛风止痛之效。患者服药后，偏头痛告愈。

综观本案药物用量，最大剂量川芎30g，最小剂量柴胡3g，二者相差十倍之大，此主攻当用重兵，侧翼当用轻巧，用兵之谓也。

2. 杨某，男，28岁，2004年11月17日初诊。

病史：患者初次头痛发作因隔夜受寒引起，现症头痛如前，以胀痛为主，有蚁行感，不能用脑力，夜寐不安，面色萎黄，形瘦神疲。舌质淡红，苔薄白，脉弦细。

西医诊断：神经官能症。

辨　　证：风阳上扰，心神不安。

治　　法：清泄风阳，安神通络。

方　　药：自拟桑菊蜈蚣汤。

桑叶10g，菊花10g，蔓荆子15g，白蒺藜15g，珍珠母30g，赤芍15g，黄芩10g，川芎10g，薄荷3g，夜交藤30g，蜈蚣2条，地龙10g。水煎服5剂。

11月23日二诊：头晕、头痛减轻，蚁行感消失，颈项微拘强。上方加葛根30g，继服5剂。

11月29日三诊：夜寐安，头痛已减，但觉头胀闷，颈项拘急，二诊方去薄荷，加海风藤15g，继服5剂。

12月6日四诊：头痛大减而未止，痛则目视昏花，头部觉热，夜有干咳，舌质淡红，苔根薄黄，脉弦小滑。此肝肺有热，阳易上扰，再予平肝潜阳，清肺治咳法。

方药：天麻10g，石决明30g，白蒺藜12g，菊花10g，当归10g，川芎10g，丹参15g，白芍15g，海浮石15g，蔓荆子15g，当归10g，杏仁10g，钩藤24g，桑叶10g。水煎服5剂而头痛愈。

【按】杨某，头痛头晕眼花，左目更甚，两目干涩，精神疲乏，夜不安寐，饮食减少。望其面色萎黄，唇青，此为阴血已亏，风阳上扰，络有血瘀之征。开始用清泄风阳，安神通络之法。药后头痛略减，认为风邪渐去，遂以平肝潜阳之法为主，并去薄荷，加葛根、海风藤配合蜈蚣、地龙以祛风通络。四诊时因有干咳，故用杏仁、海浮石以清肺治咳。加川芎有助丹参活血通络，祛风止痛，其善于走散，兼有行气作用。故能"上行头目，下行血海"，为"血中之气药"。后以疏邪平肝之法而头痛愈。

3. 王某，男，65岁，2010年9月15日初诊。

病史：今夏以来，患者头晕目眩，偏左头痛，怕风出汗，易感风邪，常致伤风感冒。手指颤动，四肢易酸麻，偶有胃脘胀痛，平时饮食乏味。舌苔厚腻，脉弦。

西医诊断：神经衰弱。

辨　　证：气血两虚，肝阳易升，脾胃失运。

治　　法：益气潜阳，健运脾胃。

方　　药：益气潜阳方加味。

黄芪30g，焦白术10g，枳壳10g，厚朴6g，木香6g，白蒺藜15g，细辛5g，炒薏苡仁30g，煅牡蛎30g，灵磁石30g，砂仁6g。水煎服5剂。

9月22日二诊：药后症情无变化，睡眠不实，上方加夜交藤30g，继服7剂。

9月29日三诊：头胀目眩已减，头面不觉恶风，脘腹舒适，饮食有味，睡眠尚好，唯四肢酸麻，二诊方加威灵仙12g，水煎服7剂。

10月9日四诊：头痛基本消失，睡眠、饮食均好，精神已振，舌苔薄黄渐化，再守原法，以期巩固。

方药：炙黄芪24g，焦白术12g，炙甘草6g，木香6g，菊花10g，灵磁石30g，煅牡蛎30g，川续断15g，白蒺藜15g，桑寄生15g，细辛3g。水煎服7剂而愈。后以补中益气丸扶正固本，调理善后。12月初患者因咳嗽来诊，头痛眩晕再未发作，近期亦未感冒。

【按】王某，今夏以来，常致伤风感冒而头晕头痛。头为清阳之会，五脏精华之血、六腑清阳之气，皆上会于巅顶。由于上气不足，清阳不展，故头目眩晕。血虚肝阳上扰，故头痛偏左，夜寐不安。因头痛而表虚，故汗出恶风，易为风邪所乘。可知肝升太过，痛能耗气，与一般感冒不同。《黄帝内经》有"汗出偏沮，使人偏枯"之论，乃指营卫偏衰，邪易入中而致病，与本病有轻重之别。手指震动，指如脱节，四肢易酸麻，乃属肝血少藏，血不养筋所致。患者兼有胃病，发则痛胀，平时饮食无味，舌苔厚腻，中焦运化不健，水谷之湿停聚，清阳不展所致。由于气血两虚，但着重以补气健脾为主，补气有助于健脾，使中焦健运则湿浊自化，清阳舒展，则头痛自除。由于阴血不足，所以不用补养阴血之品，防其黏腻助湿。此外，还用白蒺藜、煅牡蛎、灵磁石以平肝潜阳。患者服药26剂，头痛消失，一切如常。

4. 孙某，女，30岁，2010年10月4日初诊。

病史：患者2年前因后脑枕部外伤，而出现头痛、眩晕、肢体麻木，记忆力减退。刻诊：表情呆痴，反应迟缓，头痛如裂，午后更甚，胸闷多虑，睡眠不安，口干咽燥，不欲饮。舌暗有瘀斑，苔薄腻，脉弦细。

西医诊断：脑震荡后遗症。

辨　　证：外伤瘀血。

治　　法：理伤活血。

方　　药：复元活血汤加味。

柴胡10g，天花粉30g，当归30g，炮甲珠10g，王不留行12g，桃仁10g，红花10g，土鳖虫10tg，骨碎补10g，自然铜15g（先煎），花蕊石15g，大黄6g，赤芍30g，水蛭10g，桔梗10g。水煎服7剂。

10月23日二诊：患者服药2剂头痛加重，呈针刺样，3剂后药效显，7剂尽，头痛减轻，药已中病，上方继服7剂。

11月2日三诊：患者头痛明显减轻，头晕亦显减，二诊方继服30剂。

12月10日四诊：因感冒咳嗽前来就诊。患者说："脑震荡引起的头痛很顽固，服药后，头痛诸症均消失，为防复发，我又服了10剂，以巩固疗效。"

【按】孙某，脑震荡后遗症引起的头痛。外伤之证，其本在伤，伤必致瘀，瘀则必痛，因而重用活血之品。方中柴胡疏肝调气；大黄荡涤留瘀败血；当归、桃仁、赤芍、红花活血祛瘀、消肿止痛；天花粉用量尤大，以续筋骨，生津润燥，对于瘀停留，阻滞津液布化而出现口干咽燥，有较好的疗效；炮穿山甲走窜，专能行散通经络，达病所；自然铜辛平，散瘀、接骨、止痛，《本草经疏》载有"自然铜乃入血行血，续接筋骨之药也。凡折伤则血瘀而作痛，辛能散瘀滞之血，破积聚之气，则痛止而伤自和也"；土鳖虫性寒，有小毒，入心、肝、脾三经，为活血而化久瘀，能行能和之良药；王不留行辛平，可活血通经而止痛；花蕊石酸涩性平，化瘀止痛。水蛭破瘀消积而止痛，加桔梗开肺气，利三焦，引药上行，直达病所而痛止。患者服药后，血瘀痼疾已愈。

5. 吴某，男，50 岁，2013 年 3 月 10 日初诊。

病史：头痛时作 3 年余，反复发作，巅顶痛甚，伴失眠纳可，大便偏干，2～3 日一行，小便正常，喉中有痰不利，咽部充血。舌红，苔黄，脉弦滑。

西医诊断：神经性头痛。

辨　　证：肝阳上亢。

治　　法：平肝潜阳。

方　　药：珍珠牡蛎散加味。

白菊花 10g，白蒺藜 12g，蔓荆子 12g，川芎 10g，赤白芍各 15g，炒酸枣仁 30g，珍珠母 30g（先煎），石决明 30g（先煎），生龙牡各 30g（先煎），麦冬 10g，夜交藤 30g，合欢花 10g。水煎服 7 剂。

3 月 19 日二诊：头痛稍解，巅顶仍甚，烦躁眠差，自觉咽中异物感。舌红，苔黄，脉弦滑。

方药：白菊花 10g，白蒺藜 12g，蔓荆子 12g，生地黄 12g，珍珠母 30g（先煎），石决明 30g（先煎），生龙牡各 30g（先煎），炒酸枣仁 30g，麦冬 10g，瓜蒌 15g，贝母 10g，夜交藤 30g。水煎服 7 剂，每日 1 剂。

3 月 28 日三诊：头痛明显缓解，睡眠改善，大便 2 日 1 行，头痛时伴有血压升高。舌红，苔薄黄，脉弦滑。

方药：白菊花 10g，白蒺藜 12g，蔓荆子 12g，生地黄 15g，龟甲 30g（先煎），女贞子 10g，山药 15g，赤白芍各 15g，珍珠母 30g（先煎），全蝎 4g，贝母 10g，炒酸枣仁 30g，生龙牡 30g（先煎），夜交藤 30g，半夏 10g。水煎服 14 剂，头痛症状消失，随访半年，头痛再未发作。

【按】吴某，巅顶痛甚，伴失眠、耳鸣，舌红苔黄，脉弦。证属肝阳头痛，治以平肝潜阳。方用珍珠母、石决明、生龙牡质重沉降，平肝潜阳；合白菊花、白蒺藜、蔓荆子平抑肝阳，清利头目，散风止痛；赤白芍清肝、平肝、养肝、柔肝，缓急止痛；川芎上行头目，为治头痛之要药；肝阳上扰，易致失眠，不易入睡，而珍珠母、石决明兼能镇静安神，再配酸枣仁、夜交藤、合欢花以养心安神；患者兼有痰不利，故加用麦冬、贝母养阴化痰散结。复诊时烦躁、咽中异物感，大便干，说明有阴虚燥热之象。故去温燥之川芎，加清热生津之生地黄、瓜蒌。三诊时睡眠改善，头痛仍甚，伴有血压升高，考虑肝阳上亢为本虚标实证候，阴虚为本，阳亢为标。先期治标为主，后期宜标本同治。故加入滋阴潜阳之龟甲，滋补肝肾之女贞子，益气健脾之山药，以固其本。加半夏以增强化痰散结之力，加全蝎攻毒散结，通络止痛。如此服药而头痛已愈。

6. 陈某，男，54 岁，2010 年 9 月 10 日初诊。

病史：头痛头晕 2 年，伴失眠、饮食不佳，大便不成形，每日 1 次，口干不欲饮。舌红，苔黄腻，脉缓。

西医诊断：神经衰弱。

辨　　证：风痰上扰。

治　　法：健脾化痰，平肝息风。

方　　药：半夏白术天麻汤加味。

天麻 10g，全蝎 5g，僵蚕 10g，炒酸枣仁 30g，蔓荆子 15g，茯苓 30g，生龙牡各 30g，白术 12g，陈皮 12g，白豆蔻 10g，鸡内金 15g，夜交藤 30g，川芎 6g，竹叶 6g。水煎服 7 剂。

9 月 18 日二诊：头晕头痛明显缓解，睡眠饮食均改善，苔薄白，脉弦滑。上方加珍珠母 30g，继服 7 剂。

9 月 26 日三诊：头痛、眩晕已止，二诊方去白豆蔻、竹叶，加葛根 24g，继服 7 剂，巩固疗效。

【按】陈某，头痛眩晕为风痰上扰，清窍不利而致。治当健脾化痰，平肝息风，方用半夏白术天麻汤治疗。方中天麻、全蝎、僵蚕、生龙牡平肝息风；茯苓、白术、陈皮、白豆蔻健脾理气，芳化痰浊；蔓荆子疏散风热，清利头目而止痛；鸡内金消食和胃，以助脾运；生龙牡、夜交藤、竹叶镇惊、养心、清心、安神；川芎为血中气药，能止头痛。患者服药 21 剂，诸症尽愈。

7. 张某，女，48 岁，1988 年 12 月 25 日初诊。

病史：患者自述右侧偏头痛，反复发作已 20 年。刻诊：痛位以右侧为主，兼有前额及眉棱骨痛，发作时针刺样痛而眼球憋胀，苦不堪言，疼痛无定时，血压 170/110mmHg，曾服中药复方羊角冲剂、正天丸，疼痛可缓解。脑电图、脑血流图未见异常。舌质淡，苔薄白，脉弦数。

西医诊断：神经血管性头痛。

辨　　证：肝风上扰清空，瘀血阻滞脉络。

治　　法：平肝息风，祛瘀通络。

方　　药：自拟头痛宁。

大黄 21g，桃仁 15g，蛇蜕 21g，黄连 15g，杏仁 21g，蜈蚣 15g，香附 21g，三棱 15g，羌活 21g，白芷 15g，细辛 21g，草乌 15g，槟榔 21g，黄柏 15g，大戟 21g，巴豆 15g，皂角刺 21g，芫花 15g，全蝎 21g，厚朴 15g，甘遂 21g，川乌 15tg，妇乳 21g，九月虎毛 10g，香茅草根 21g，烟袋独胡蒜 15g，茵陈 21g，黄河上游水 15g。

麻油 3200 毫升，将上药浸泡于油内，春五日、夏三日、秋七日、冬十日，武火煎透去渣，滴水成珠，加入密陀僧 10g、黄丹 600g，改文火煎煮，以槐枝或柳枝不停地搅动，待青烟起见白烟者，即成收膏。然后入瓷罐中封口，埋地下 5 日，拔出火毒，膏药即成。

将膏药摊在牛皮纸或白布上，外贴太阳穴、风门穴、印堂穴、神阙穴，12 小时换药 1 次。

患者张女士外贴头痛宁膏药 2 周，头痛大减，治疗 1 个月头痛除，多年痼疾告愈，随访 3 年，头痛再未复发。

【按】张某，女，头痛 20 多年，多方治疗只能缓解而未治愈。笔者以自拟头痛宁外用膏剂，循经取穴，以法贴穴治疗 1 月余，效果满意，多年痼疾告愈。临床观察数例，此方止痛效果良好，是传统黑膏药剂型。本方组成集各家之长，溶平肝息风、活血化瘀为一炉，以化痰开窍、温阳通腑为一斟，安神益智，镇静止痛。故可改善脑细胞的供血状态，改善脑血管舒缩功能，贴穴而宣痹通络，特别是神阙穴有"回阴复元，开窍固气"之功，可"疏通闭塞之经脉，鼓动气血之流畅"，致使营血通畅，通则不痛而头痛止。

8. 高某，女，38 岁，2007 年 5 月 7 日初诊。

病史：患者左侧偏头痛 5 年，经常发作，无定时，与精神因素、疲劳、睡眠有一定关系。每当心绪怫郁，受寒遇冷，则头痛加重而嗜卧室中。脑电图、头颅 CT，检查无异常。西医诊为神经性偏头痛，曾服中药、针灸治疗时有缓解。刻诊：近 2 天偏头痛又发作，伴恶心、食欲不振、心悸失眠，面部微红，体温正常，二便通调。舌润，苔少，脉弦滑。

西医诊断：神经性偏头痛。

辨　　证：肝郁血瘀。

治　　法：疏肝解郁，活血止痛。

方　　药：散偏汤加味。

川芎30g，柴胡15g，白芍30g，白芷15g，葛根30g，蔓荆子15g，羌活10g，香附10g，生牡蛎30g，白芥子6g，生地黄30g，生甘草15g。水煎服7剂。

5月18日二诊：药后头痛缓解，睡眠尚可，纳食欲增，效不更方。

方药：川芎30g，白芍30g，白芷15g，蔓荆子15g，羌活10g，葛根30g，白芥子6g，地龙15g，香附10g，地骨皮10g，柴胡6g，生甘草10g。继服7剂。

5月26日三诊：服药14剂，头痛愈，睡眠佳，精神好。上方加蜈蚣1条，再进7剂，以善后巩固。

【按】高某，偏头痛5年。此为头风偏于一侧，其特点为时发时止，遇外感、疲劳或精神因素，皆可触发。历代医籍有"偏右属气虚，偏左属血瘀"之论。由于颞部属少阳经所循之处，故亦有按少阳用药者。患者郁气不宣，又加风邪袭于少阳经遂，致半边头风，其痛时轻时重，遇顺境则痛轻，遇逆境则痛重，遇怫郁之事而更重，风寒天气则大痛而不能出户。本人在多年临证中，对偏头痛患者用陈士铎《辨证录》中散偏汤治疗。始则拘于川芎药量，疗效较差，后经实践加大川芎用量，又适当增入升麻、生地黄、葛根、地骨皮、地龙等，疗效显著提高。方中川芎辛温燥烈，为血中之气药，上行头顶，下至血海，行气活血，善治风寒入络所引起的瘀血头痛，用量可达30g；白芷辛窜，善行头面，助川芎祛风止痛；白芥子、地龙通经络，善行散；葛根、柴胡、香附升举清阳，疏肝达郁；白芍、地骨皮、生地黄凉血清热止挛痛；甘草调和诸药，则不致有偏弊之患，可谓有帅之制，共奏通络止痛、去头风之效。儿童及体弱者酌减用量。若体壮顽疾，可加川芎至30g、地龙至30g、葛根至30g或地骨皮至30g。该患者服药21剂，头痛告愈。

耳鸣、耳聋

【概述】

耳鸣、耳聋是听觉异常的病证。耳鸣是自觉耳内发响，犹如蝉鸣，或似潮水；耳聋是不同程度的听力减退，甚至听觉完全丧失。耳鸣日久，影响听力，可发展成聋。《医学入门》说："耳鸣乃聋之渐也。"说明两者虽是不同的症状，但又有联系，故合并为耳鸣、耳聋。

引起耳鸣、耳聋的原因很多，热病过程中也可发生，属慢性疾病，药物中毒、外伤引起者为多见。从病理而言，主要与肝、胆、肾、脾有关，其中尤以肾为重要，如《灵枢·脉度》篇云："肾气通于耳，肾和则耳能闻五音矣。"

【病例】

1. 高某，女，65岁，2008年7月5日初诊。

病史：患者系农民，家务负担重，常年下地劳动。素体瘦弱，去年无明显诱因而听力下降，有间断性蝉鸣声。五官科检查无异常，一般讲话听不清，必须近耳高声对答，有头脑空虚感。舌淡，苔薄白，脉虚弱。

西医诊断：神经性耳聋。

辨　　证：中气虚弱，耳窍失聪。

治　　法：补中益气，升阳聪耳。

方　　药：益气聪明汤加味。

黄芪30g，党参10g，白术15g，山药15g，升麻6g，葛根30g，蔓荆子15g，白芍12g，天麻10g，柴胡3g，黄柏10g，炙甘草6g。水煎服7剂。

7月14日二诊：饮食增，精神好，听力同前，蝉鸣音好似减弱。上方加枸杞子15g，继服7剂。

7月24日三诊：听力稍有进步，二诊方加桑椹子30g、灵磁石30g，隔日水煎服1剂，再服15剂。

8月28日四诊：体力明显增强，听力大有恢复，能与人交谈。但劳累或休息不好，听力又有下降，守三诊方，继服7剂。嘱其劳逸结合，精神乐观，而听力逐渐稳定。

【按】 高某，中气不足，清阳不升致耳窍失聪，听力下降。中医认为，脑为精明之腑，头为诸阳之会。《黄帝内经》云："阳气者，若天与日，失其所则折寿而不彰。"本例即为此案，治以补中益气，升阳聪耳。方中以参、芪、术、山药，益气补中，振后天生气之源；以升、柴、葛、蔓荆子，升腾中焦清阳，引药直达病所；以芍药、黄柏防一派升补药之燥，又降浊阴之气；天麻泻浊止晕，炙甘草和药温中。全方能使中气旺，清阳升，浊阴降，耳气聪。患者服药36剂，听力基本恢复。

2. 王某，男，36岁，2010年8月6日初诊。

病史：患者精神性癫病7~8年，经除痰降火法治疗，病情稳定。去年腊月始两耳失聪，省城某医院诊为癫病性耳聋。刻诊：两耳失聪已7月余，偶有头晕头痛，不能用脑力，夜寐易醒，每晚只睡2~3小时，神疲乏力，大便干结，目赤红肿，视物昏花。舌质红，脉弦数。

西医诊断：癫病性耳聋。

辨　　证：肝火上壅，耳窍不利。

治　　法：清肝降火，宣通耳窍。

方　　药：清肝降火方加味。

石决明30g，石菖蒲10g，远志6g，菊花12g，赤芍15g，栀子10g，黄芩10g，生地黄15g，白蒺藜12g，生甘草6g。水煎服7剂。

8月15日二诊：耳聋、头晕、头痛、神疲、寐差同前，上方加生黄芪15g，继服7剂。

8月25日三诊：两耳能听见声音，睡眠进步，头晕、头痛缓解，舌尖红少苔，脉弦细。此阴虚肝阳易升，再守前法进退。

方药：石决明30g，石菖蒲10g，远志6g，生地黄30g，桔梗3g，菊花10g，白蒺藜12g，炒酸枣仁30g，灵磁石30g，山茱萸10g，五味子10g，生黄芪12g。水煎服7剂。

9月5日四诊：耳聋基本恢复，能与人答话交流，睡眠时好时差，与精神因素有关。守方继服7剂。

【按】王某，青年男子，患癫病7~8年，突发两耳失聪，听力下降，五官科检查无异常，诊断为癫病性耳聋。舌质红有刺，脉弦，为肝火充斥清阳之道，治宜清肝宣窍法。方中重用石决明，平肝潜阳，清热明目。唐代《海药本草》谓："本品能治肝肺风热"，说明它能凉肝泄热；与栀子、菊花、黄芩、白蒺藜伍用，加强了清肝泄热的功效；用石菖蒲、远志以宣通窍络，使肝火渐平，窍络宣通；重用生地黄滋阴清热，凉血通窍，配以黄芪益气护卫，升腾清阳而助听力。肾开窍于耳，肾虚则耳不聪，肝开窍于目，肝阴不足则肝阳上越而致眼目昏晕，肝火上亢又往往上扰心火而致心神不安。故用灵磁石重镇安神，平肝潜阳，前人说它能"坠炎上之火以定志，引肺金之气以入肾"，无非是说明它有镇降潜纳的功效。如此调治1月余，听觉明显进步，耳聋基本恢复。

眩 晕

识药选方
尽在码中
☆ 打 基 础
☆ 学 知 识

【概述】

眩晕是病人的一种自觉症状，可见于许多疾病。眩是眼黑目花，晕是头如旋转，二者常互并见。汉唐以后合为一词，统称"眩晕"，意即头晕目眩，如坐舟车，旋转不宁，重者可伴恶心、呕吐，甚至昏倒等症。

有关本病的描述，祖国医学记载颇多。《黄帝内经》谓："厥阴之胜，耳鸣头眩，愦愦欲吐。"《东垣十书》说："眩者言黑晕旋转，其状目闭眼暗，身转耳聋，如立舟船之上，起则欲倒。"至于本病发生原因，历代医家说法不一。如《黄帝内经》云："诸风掉眩，皆属于肝。"指出眩晕因肝风动而发生。以后刘河间认为"风火皆属阳，阳多兼化，阳主乎动，两动相搏，则谓之旋转"，是由风火所致。朱丹溪主张"无痰不作眩"，提出"治痰为先"的方法。而张景岳又强调"无虚不作眩"，认为"当以治虚为主"。总之，历代有风、火、痰、虚之说，这些理论都是从各个不同角度阐发了眩晕的病因病理，都有其实践基础，也都有其认识上的独到之处，但另一方面，也有其一定的片面性，故临证时应根据病情，分析借鉴，不可以偏概全。

现代医学之内耳眩晕症、贫血、高血压病、脑动脉硬化、神经衰弱及某些脑疾患，均可引起眩晕。

【病例】

1. 张某，女，54岁，2004年7月3日初诊。

病史：患者眩晕间断性发作已5年，近来病情加重，发作次数由每月1次，增到2~3次。刻诊：眩晕耳鸣，发作时呕吐，羞明怕光，发作前周围景物旋转，如坐舟车，头不可动，目不可睁，口苦黏腻，形体肥胖。舌苔黄厚腻，脉濡滑。

西医诊断：梅尼埃病。

辨　　证：肝胆郁热，痰热上扰。

治　　法：清泄肝胆，祛痰清热。

方　　药：印氏清泄肝胆方加味。

柴胡 10g，黄芩 15g，半夏 10g，青皮 10g，枳壳 10g，竹茹 12g，石菖蒲 6g，钩藤 30g，栀子 10g，龙胆草 10g，蔓荆子 15g，苍耳子 12g，大青叶 30g，每日 1 剂，水煎服 5 剂。

7 月 9 日二诊：眩晕稍减，舌苔厚腻，上方加泽泻 30g、白术 10g，水煎服 7 剂。

7 月 17 日三诊：服药期间眩晕未发作，睡眠尚好，继服二诊方 7 剂，巩固疗效。

【按】张某，梅尼埃病属中医"眩晕"范畴。其病因主要为风、火、痰、湿，病机多为痰湿久郁化火为患，主要与肝、胆、脾、胃有关。该患者证属肝胆郁热，足少阳胆经受病。痰热上攻，故见头晕目眩，羞明怕光，耳胀耳鸣；胆热内盛，引动胃气上逆，则恶心呕吐。清泄肝胆方中，柴胡、黄芩、龙胆草、栀子，清肝胆而泄火热；半夏、竹茹清除痰热而和胃；青皮、枳壳下气降火而除痰热；大青叶、苍耳子、蔓荆子清热解毒，以消内耳眩晕；因为眩晕甚，故加钩藤以清热平肝。复诊时加泽泻、白术以利水渗湿而止痉挛。

清泄肝胆方也是印氏柴芩温胆汤的加减方，为印老治疗头目眩晕、呕吐酸苦、羞明怕光不敢睁眼的自治经验方，亦为治疗内耳眩晕的首选方。笔者在临床实践中，使用清泄肝胆方取得了良好的疗效。通过 30 例眩晕患者临床观察，治愈 25 例，有效 5 例，所有病例辨证属肝胆痰火郁热型。

2. 郝某，女，60 岁，2012 年 3 月 8 日初诊。

病史：患者头晕时作 2 年余，口干苦入夜尤甚，易急躁，眠、纳可，二便调。舌红，苔薄白，脉弦滑。

西医诊断：内耳眩晕症。

辨　　证：肝阳偏亢，肝风上扰。

治　　法：平肝息风，清热活血。

方　　药：天麻钩藤饮加减。

天麻 10g，钩藤 30g，石决明 30g（先煎），夏枯草 15g，地龙 10g，丹参 24g，黄芩 10g，益母草 30g，川续断 15g，赤白芍各 15g，生山楂 15g。水煎服 7 剂。

3月17日二诊：头晕缓解，乏力健忘同前，上方加黄芪15g，继服7剂。

3月26日三诊：头晕减轻，二便调，眠可纳香，再进7剂。

4月5日四诊：药后症状明显改善，舌红无苔，脉弦滑。此肝阳得制，肝肾阴虚较显。滋阴首当其冲。

方药：天麻10g，钩藤30g，石决明30g（先煎），夏枯草15g，益母草30g，黄芩10g，生地黄30g，女贞子15g，枸杞子15g，丹参30g，续断15g，牛膝10g，生黄芪15g。水煎服7剂。头晕缓解而愈。

【按】郝某，为肝阳偏亢，肝风上扰，治以平肝息风为主，配合清热活血，补益肝肾，强筋健骨。方用天麻钩藤饮加减。天麻、钩藤、石决明平肝息风为主药，合夏枯草、黄芩、地龙清泄肝热，使肝经之热不至偏亢；白芍养肝血，助肝阴；生山楂、丹参、益母草活血化瘀，与地龙相伍，并可通络止痛；佐续断、牛膝补肝肾强筋骨。二诊头晕略减，但出现乏力、健忘，故加黄芪益气补虚；四诊症见肝阳得制，肝肾阴虚显见，故重用生地黄、女贞子、枸杞子以滋阴补肾。患者服药28剂，头晕基本消失，疗效甚为满意。

3. 高某，男，68岁，2004年11月20日初诊。

病史：患者高血压10年，近因修建房屋与家人生气而见头晕、心悸、胸闷等不适。刻诊：血压160/110mmHg，眩晕，心慌，胸脘胀闷，食后恶心，前额胀痛，下肢轻度浮肿，小便不利。舌红，苔薄黄，脉弦滑。

西医诊断：高血压。

辨　　证：风阳上越。

治　　法：平抑肝阳。

方　　药：金匮泽泻汤加味。

白蒺藜15g，天麻10g，菊花10g，赤白芍各15g，紫苏梗10g，香附6g，枳壳10g，陈皮10g，土茯苓30g，白茅根30g，益母草30g，泽泻30g，白术10g，丹参30g。水煎服7剂。

11月28日二诊：症状减轻，头晕心悸，胸闷仍作，小便利，上方继服7剂。

12月8日三诊：微有眩晕，心悸缓解，浮肿消退，脘腹胀亦减，守法处方。

方药：天麻6g，赤白芍各10g，菊花10g，陈皮10g，枳壳10g，土茯苓

30g，泽泻 30g，白术 10g，生薏苡仁 30g，生牡蛎 30g，益母草 30g，丹参 30g。水煎服 7 剂。

12 月 16 日四诊：诸症明显大减，头晕基本消失，三诊方继服 7 剂，诸症皆去。长期服降压西药，血压稳定在 130/90mmHg。

【按】高某，有高血压史，因生气精神不遂而头晕加重。属水不涵木，肝阳偏亢，风阳升动所表现的本虚标实证候。肝阳化风，肝风内动，上扰头目则眩晕。肝阳亢逆无制，气血上充，则见前额胀痛。肝主疏泄，肝性失柔，故急躁易怒。恼怒后可致气火内郁，略耗阴液，而阴不能制阳，故加重诸症。本例患者因病程迁延不愈，阴损及阳，而出现肾阳虚衰，无以温化水气而致双下肢水肿及排尿困难。治以平抑肝阳、滋阴补肾为主。方中白蒺藜为甘温之品，以补肾固精养肝明目；天麻、菊花合用而起平抑肝阳的作用；赤芍清肝养血，白芍柔肝养血，丹参养血活血，三药合用，共奏滋补肝肾之用；上述五味药加强白蒺藜滋补肝肾之阴、平抑肝阳的作用；紫苏梗、香附、陈皮、枳壳行气舒肝以调畅气机，恢复肝的疏泄功能；泽泻利水渗湿，清湿热；白术是一味补脾胃的药物，它补气的作用较弱，但苦温燥湿，能补脾阳。因脾司运化，喜燥而恶湿，得阳始运，能升则健。两药相伍，燥湿而止眩晕。土茯苓、白茅根、益母草除湿利水消肿，而收到良好的临床效果。

4. 冯某，女，36 岁，2013 年 5 月 10 日初诊。

病史：患者头晕半年，近 2 周加重，伴有乏力心慌，夜寐多梦，腰酸困，月经周期正常，经量少。舌红，苔薄白，脉沉细。

西医诊断：梅尼埃病。

辨　　证：心脾两虚。

治　　法：补气养血，宁心安神。

方　　药：四君泽泻汤加味。

党参 18g，茯苓 12g，白术 10g，炙甘草 10g，茯神 10g，泽泻 30g，当归 10g，白芍 10g，炒酸枣仁 30g，珍珠母 30g，桑寄生 30g，钩藤 30g，夏枯草 15g。水煎服 7 剂。

5 月 18 日二诊：头晕、腰酸、心慌减轻，仍气短乏力，上方加黄芪 24g，水煎服 7 剂。

5 月 27 日三诊：诸症均缓解，头晕少作，夜寐多梦，二诊方加生龙牡各

30g，继服 14 剂，诸症皆愈。

【按】冯某，头晕气短，乏力心慌，腰酸困，夜寐多梦，脉沉细，系脾胃虚弱，气血不足，心神失养所致。治当补养气血，宁心安神。方中党参、茯苓、白术、炙甘草为四君子汤，益气健脾，使气血生化有源，合当归、生白芍补血调血，共收补养气血之效；炒酸枣仁、茯神、珍珠母养心镇心以安神；桑寄生、夏枯草、钩藤补肝肾，强腰膝，平肝清热针对头晕而设；泽泻、白术苦温燥湿，利水止眩。二诊头晕、心慌、腰酸减轻，仍气短乏力，寐多梦。故在前方的基础上加黄芪，增强补气健脾之力；加生龙牡增强宁心安神之功。诸药合用，证症相参，服药 28 剂，诸症皆消，眩晕止。

5. 王某，女，50 岁，1999 年 10 月 15 日初诊。

病史：患者头晕 3 月余，血压偏高。现症头晕心悸，夜寐不安，筋惕肉瞤，右侧胁背及下肢酸痛，神疲乏力，口干不欲饮，大便干结，月经未绝，行经无定。舌红，脉弦。

西医诊断：更年期综合征。

辨　　证：阴血亏耗，肝郁气滞，肝阳上升，冲任不调。

治　　法：平肝潜阳，疏肝理气。

方　　药：平肝调经方加味。

石决明 30g，白蒺藜 15g，菊花 10g，赤芍 15g，杜仲 12g，香附 10g，青陈皮各 10g，夏枯草 15g，茺蔚子 30g，益母草 30g。水煎服 5 剂。

10 月 22 日二诊：头晕、心悸如前，夜寐已安，上方加决明子 12g，继服 5 剂。

10 月 28 日三诊：头晕已减，夜寐亦安，精神振作，右少腹隐痛，仍守原方加减。

方药：磁石 15g，生牡蛎 30g，菊花 10g，白蒺藜 12g，赤芍 15g，杜仲 15g，决明子 10g，香附 10g，茺蔚子 15g，夏枯草 15g，神曲 15g。继服 7 剂，头晕不作，血压 125/80mmHg。

【按】王某，本例西医诊为更年期综合征，为妇女绝经前后的常见病。患者血压偏高，在平肝潜阳止晕的大法下，以石决明、白蒺藜、菊花、夏枯草，平肝潜阳止眩晕；青皮、陈皮、赤芍，疏肝理气，凉血安神，配伍杜仲补肝益肾，调理冲任；又选用香附、茺蔚子、益母草解郁调经。患者服药 15 剂，血压正常，眩晕止。

6. 贾某，男，52 岁，2006 年 5 月 15 日初诊。

病史：患者平日睡眠不佳，头额及后脑作胀微痛，偶有头晕。近来头晕心慌，泛泛欲吐，起立活动更甚。夜寐多梦，腹中胀气，引起腰及下肢有寒冷感，但背部又觉轰热，易引起躁热不安，肘膝关节酸楚，天阴更甚，大便 1 日两行，面色暗滞。舌质略淡，苔薄白而腻，脉弦滑而细。

西医诊断：神经衰弱。

辨　　证：肾阳不足，脾胃运化不健，肝肾阴血亦亏，肝阳上扰。

治　　法：健脾温肾，潜阳宁神。

方　　药：温肾潜阳方加味。

沙苑子 12g，炒杜仲 15g，补骨脂 15g，菟丝子 15g，淫羊藿 12g，陈皮 6g，砂仁 3g，焦白术 10g，半夏 10g，灵磁石 15g，煅龙牡各 30g，炒薏苡仁 30g，炒麦芽 15g。水煎服 5 剂。

5 月 22 日二诊：症同前述，上方继服 7 剂。

6 月 2 日三诊：迭进健脾温肾、潜阳宁神之剂，腹胀渐减，脾胃运化有序，二便如常，头晕及下肢觉冷感减轻，唯关节痛及左胸闷，有时出现心悸，往往因气候转变而发作。舌质淡，苔白腻，脉沉细。仍以健脾胃为主，加入温补肾阳，填精益髓之品。

方药：太子参 18g，炒白术 12g，茯苓 12g，炙甘草 10g，香附 10g，巴戟天 12g，仙灵脾 10g，焦杜仲 12g，生牡蛎 30g，灵磁石 15g，白豆蔻 10g，制附子 10g。水煎服 7 剂。后配制蜜丸，继服 2 月，诸症消失，体力恢复。

【按】贾某，系神经衰弱之眩晕。脑为髓海，肾主藏精。本例由于用脑过度，渐耗精髓，一则肝肾阴虚而阳浮于上，故有头晕耳鸣，不能转侧起坐，背部时觉轰热，睡眠不宁等症；一则脾肾阳虚而精亏于下，故有腹中胀气，引起腰臀部及下肢有寒冷之感；关节痛、左胸闷、心悸，往往因气候转变而经常发作，此与心阳不振、营卫不固有关。由于肝肾阴虚，脾肾阳虚，用药既忌腻滞，亦防温燥。在错综复杂的情况下，抓住健运脾胃为重点，进行辨证用药。在温阳药中，避免附子、肉桂之刚燥，选用巴戟天、仙灵脾之温润，助阳而不伤阴。患者服药以来，颇觉舒适，未见任何不良反应。投剂有效，循此渐进，服药 19 剂，后以丸药缓图取效，巩固收功。

7. 刘某，男，55 岁，2008 年 4 月 15 日初诊。

病史：患者从事司机工作 30 余年，肥胖型体质，因劳累，近日头晕、视物旋转，晕甚欲倒，记忆力下降。经 CT 提示：椎底动脉供血不足，血压 130/90mmHg，其眩晕不发作时，犹如常人，四肢欠温。舌质暗，苔白，脉沉细。

西医诊断：脑供血不足。

辨　　证：肝肾两虚，痰瘀互结。

治　　法：滋补肝肾，活血通络。

方　　药：自拟补肾通络方。

何首乌 30g，枸杞子 15g，女贞子 15g，旱莲草 15g，淫羊藿 10g，丹参 30g，水蛭 10g，天麻 10g，地龙 10g，葛根 30g，川芎 6g，胆南星 6g，当归 15g，钩藤 30g，土鳖虫 10g。水煎服 7 剂。

4 月 24 日二诊：服药期间眩晕未发，上方继服 7 剂。

5 月 4 日三诊：半个多月眩晕未作，精神佳，为了方便用药，仍宗补肝肾、祛痰瘀、醒脑止晕大法，改汤为丸。

方药：熟地黄 15g，山药 12g，山茱萸 10g，牡丹皮 10g，泽泻 30g，茯苓 30g，白术 10g，何首乌 30g，枸杞子 12g，旱莲草 15g，葛根 30g，淫羊藿 12g，肉苁蓉 12g，石菖蒲 10g，远志 10g，胆南星 6g，丹参 30g，水蛭 10g，天麻 10g，地龙 10g，白蒺藜 15g。配 2 剂量，共制蜜丸，每丸 9g，早晚服 1 丸。两月后患者自述眩晕未发作。

【按】刘某，从事司机工作 30 年，而致颈动脉供血不足，猝然眩晕发作。辨其证为肝肾不足，痰瘀互结。既有脉沉细、四肢欠温、记忆力下降、眼花旋转等肝肾不足之症，又有头晕耳鸣、舌暗、体胖等痰瘀互结之症。方中何首乌、旱莲草、枸杞子以填补肾精；淫羊藿、肉苁蓉温肾助阳，取阳中求阴之意；石菖蒲、胆南星涤痰开窍；丹参、水蛭、地龙、土鳖虫、葛根，活血通络以治瘀；天麻、白蒺藜平肝息风，为治眩晕之要药；白术、茯苓健脾化痰，后天养先天之意。观之临床，患者不定时地眩晕发作，若不发作则犹如常人，此服药期间眩晕未发，也佐证了此方痰瘀并治、标本兼顾、阴阳互补之效。故在此基础上又加入六味地黄丸组方，制成蜜丸，取其"丸者缓也"之意，使髓海得充，痰瘀得除，眩晕自平。

8. 韩某，男，59 岁，2008 年 6 月 12 日初诊。

病史：患者眩晕耳鸣，烦躁易怒，已近 3 月余，血压不稳，每因恼怒而血压升高，140/100mmHg，胸闷恶心，呕吐痰涎。舌红，苔白腻，脉弦滑。CT 检查为脑供血不足。

西医诊断：脑供血不足。

辨　　证：肝阳上亢，痰浊内扰。

治　　法：平肝潜阳，祛湿化痰。

方　　药：天麻钩藤饮合半夏白术天麻汤。

天麻 10g，钩藤 24g，白蒺藜 12g，石决明 30g（先煎），灵磁石 15g（先煎），决明子 15g，珍珠母 30g（先煎），半夏 10g，白术 10g，泽泻 30g，茯苓 15g，陈皮 10g，桑寄生 15g，川牛膝 10g。水煎服 7 剂。

6 月 20 日二诊：药后眩晕耳鸣明显减轻，恶心呕吐基本消除，血压降至 130/90mmHg，仍有不耐劳累之感，时有烦躁，舌淡红，苔薄腻，脉弦滑。宗上法不变。

方药：天麻 10g，钩藤 24g，白蒺藜 10g，石决明 30g（先煎），灵磁石 15g（先煎），决明子 15g，半夏 10g，白术 15g，泽泻 30g，桑寄生 15g，栀子 10g，川牛膝 10g。水煎服 7 剂。

6 月 29 日三诊：眩晕基本消失，血压降至 120/80mmHg，烦躁、胸闷解除，舌淡红，苔薄白，脉弦。效不更方，二诊方继服 7 剂。

7 月 8 日四诊：服药 21 剂，眩晕耳鸣诸症皆除，痰浊亦化。继以平肝潜阳，佐以祛湿巩固之。

方药：天麻 10g，钩藤 15g，石决明 15g（先煎），决明子 15g，泽泻 15g，白术 10g，茯苓 15g，陈皮 10g，半夏 10g，桑寄生 15g，栀子 10g，夏枯草 15g，川牛膝 10g。水煎服 10 剂。

【按】韩某，胸闷恶心，呕吐痰涎，为痰浊内蕴，胃气不降，饮邪上逆，上扰头目，则发为眩晕。苔白腻，脉弦滑亦为痰浊内蕴之象。故以平肝潜阳、祛湿化痰为法。方用天麻钩藤饮为主方，合半夏白术天麻汤化裁，以收全功。方中半夏辛散温燥，专入脾胃，长于燥湿化痰，健脾和胃，以治生痰之源，又擅降逆止呕，消痞散结，故为痰证之要药；茯苓甘淡，甘能运脾，淡能渗湿，脾复健运之职，水湿从小便而出，则湿无所聚，痰不自生；陈皮苦能燥湿，芳香醒脾，辛散行气，调理脾胃气机，使气顺痰自消，健脾燥湿行气并施，以增强化痰之力。天麻独入肝经，长于平肝息风，定眩止痛，善治眩晕，为治风痰之要药；半夏燥湿化痰以治生痰之源，天麻平肝息风而治其标。两药合用，相辅相助，标本兼顾，共奏化痰息风、定眩止痛之效。白术苦甘温燥，气香芳烈，为健脾燥湿之要药，茯苓长于渗湿健脾，与白术相合，一渗一燥，殊途同归，相辅相成，共收健脾燥湿之功，尤能治痰之本。灵磁石偏走肾经，为镇潜浮阳、降纳逆气之要药，且能养肝益阴，与石决明相须为用，有水木相生之用，共收滋肾平肝、潜阳安神之效；白蒺藜辛散苦降，长于平肝疏肝，与钩藤相须为伍，则平肝、疏肝、息风三者并举，平肝息风之力增强；珍珠母质重沉降，功似石决明，且有镇惊安神之效，与石决明相须为用，增强平肝潜阳、凉肝镇肝之力；决明子功专疏散风热、清肝明目，且能润肠通便，与石决明、珍珠母等清热凉肝、平肝息风药同用，使肝经之热不致过盛，润肠通便以降浊；栀子清泄肝经郁火以除烦，导热下行以祛湿；泽泻为利水渗湿泄热之药，白术长于健脾燥湿以制水，且能升清阳，二味相合，攻中寓补，补中寓攻，升清降浊，重用泽泻利水除饮以下走，白术健脾燥湿以制水，使浊阴得降，清阳得升，眩晕自愈。患者服药 31 剂，眩晕诸证告平。

中　风

【概述】

中风又名"卒中"，是以突然发生口眼喎斜，舌强语謇，偏瘫不遂，或猝然昏仆，意识丧失为主症的一类疾病。本病发病急骤，症状多端，与风的特征"善行而数变"相类似，故前人名为中风。

对于中风的认识，历代医家立论各异，说法不一，概念含混。"遂至方论混传，表里误治，千古之弊，莫此为甚。"（《景岳全书》）。按中风病因学说的发展，可分为"外风"和"内风"两个阶段。自《黄帝内经》开始至唐宋时期，多从"外风"立论，认为络脉空虚，风邪自外而中。这一时期的中风，含义极其广泛，除昏倒、半身不遂、抽风、痉挛等神经系统障碍外，尚有一般的伤风感冒，或以疼痛为主症的风湿痹的表现，也包含有麻木不仁或瘙痒、疮疹等一般皮肤病的症候，甚至还包含了麻风病。如《黄帝内经》就十分强调风的致病广泛性，认为"风为百病之长"，指出："其病各异，其名不同，"除列举了热中、寒中、疠风、偏风等名称外，又分别论述五脏风病。《伤寒论》之中风，系指一般外感病的初期。《金匮要略》设有中风历节病篇，对中风之脉证有较详细的论述，惜未指出治疗之方药。唐代医籍如《千金要方》也多认为是外受风邪，皆以大小续命汤为主治疗。至金元时期，医家对中风的认识有了根本的转变，刘完素主火，李东垣主气，朱丹溪主痰，逐步形成了内因学说，扭转了以前外受风邪的观点。如刘完素说："中风瘫痪者，非谓肝木之风实甚而卒中之也，亦非外中于风。良由将息失宜，心火暴甚，肾水虚衰，不能制之。……多因喜、怒、思、悲、恐五志有所过极而卒中者，夫五志过极，皆为热甚极也。"其中心之意，强调一个"火"字，而形成"火"的原因，多为饮食、起居、七情的刺激和影响，以及人体的反应程度。李东垣则以"气"的理论来阐明本病的发病机制，认为本病的发生，"非外来风邪，乃本气自病也。凡人年愈四旬，气衰之际，或因忧思愤怒伤其气者，多有此证。壮岁之时无有也，若肥者，则间而有之，亦是形盛气衰，故如此耳。"朱丹溪则以"痰"立论，强调"痰"为中风的主要病机，他根据中风患者临床多见痰涎壅盛，认为中风的发生与痰有关，又因胖者多痰，故肥胖者容易发生本病。此外，又以气候条件说明中风非"外中风邪""多是湿土生痰，痰生热，热生风"所致，因此他强调"治痰为先"。明代王安道指出："因于风者，真中风也，因于火与气湿者，类中风而非中风也。"他是把中风分为"真中"与"类中"的最早倡导者。张景岳综合了刘完素、李东垣、朱丹溪三人的"火""气""痰"的论点，并且又加以丰富和补充，明确指出："本皆内伤积损颓败而然，原非外感风寒所致。"认为"阴亏于前，而阳浮于后，阴陷于下，而阳泛于上，以致阴阳相失，精乏不交"为中风致病之本，并引述《黄帝内经》"血之与气，并走于上，则为大厥"之论点，倡导"非风"之说，进一步强调了本病的发病原因是内因而不是外因。他为了避免与外感风邪而致的中风相混淆，名以"非风"，借以"使人易晓，而知其本非风证矣"。

由上可知，中医学之中风，有真中与类中的不同，真中风以外风为主，指感受外界异常的风寒之邪；类中以内风为主，虽名为中风，实与外界六淫之风邪无关，乃机体之病理变化，即内生之风，两者不可混淆。本篇涉及的是所谓类中风。

现代医学之脑出血、脑血栓形成、脑栓塞、脑血管痉挛、蛛网膜下腔出血等多种脑血管疾病，以及偏瘫、运动性失语、核上性面瘫等，均属中风范畴。

【病例】

1. 王某，男，62 岁，2014 年 2 月 15 日初诊。

病史：患者患脑梗死 5 个月，西药治疗病情稳定，生活能自理。现症头晕、右侧肢体活动差，举起费力，手握力差，言语不清，表达不流畅，舌质暗红有紫斑，苔白微腻，脉沉滑。血压 160/105mmHg。

西医诊断：脑梗死（中风后遗症）。

辨　　证：痰瘀互结，经络阻滞。

治　　法：除痰散结，通经活络。

方　　药：半夏白术天麻汤加味。

半夏 10g，茯苓 30g，炒白术 30g，陈皮 10g，枳壳 10g，竹茹 12g，天麻 10g，桃仁 10g，红花 10g，丝瓜络 15g，丹参 24g，泽泻 30g，石菖蒲 10g，甘草 6g。水煎服 7 剂。

2 月 24 日二诊：头晕减轻，余症同前，上方加秦艽 10g，继服 10 剂。

3 月 7 日三诊：右侧肢体活动较前有力，仍守前法。

方药：天麻 10g，茯苓 30g，生薏苡仁 30g，半夏 10g，枳壳 10g，竹茹 12g，丝瓜络 15g，木瓜 15g，秦艽 10g，泽泻 30g，地龙 12g，陈皮 10g，甘草 6g。水煎服 10 剂。

3 月 20 日四诊：头晕消失，肢体活动功能又有康复，行走自如，处以益气活血通络，补阳还五汤加味。

方药：黄芪 60g，赤芍 30g，当归 12g，川芎 10g，地龙 10g，蜈蚣 2 条，炒白术 30g，桃仁 10g，红花 10g，泽泻 24g，通草 6g。水煎服 10 剂。

4 月 5 日五诊：说话比较清楚，精神紧张，个别吐字不清，思维正常，肢体活动亦好，手握力增强，唯腰酸困，上方加狗脊 30g 继服 10 剂，巩固善后。嘱其生活规律，饮食清淡，注重康复锻炼。

【按】王某，发病 3 个多月，以风中经络为主，病机属痰瘀互结，经络阻滞。初诊以半夏白术天麻汤加味。所加石菖蒲、丝瓜络、桃仁、红花、泽泻、丹参诸味，有助于主方化痰、行瘀、降浊之力。二诊时加入秦艽以增强祛风通络之力。三诊加入生薏苡仁以健脾利湿，木瓜舒筋解痉。四诊时已见痰瘀之邪荡除大半，而阳气之虚已现，遂改用补阳还五汤加泽泻、蜈蚣、通草益气活血，祛风通络。此案能收如此佳效，因中风3月，病程尚短即用中药治疗而效捷。

2. 孙某，男，65岁，2009年5月10日初诊。

病史：患者原有高血压，服西药控制。3天前因恼怒而血压升高180/110mmHg，眩晕面赤，头重脚轻，半身麻木，左侧肢体活动不灵，说话含糊，口角流涎，经 CT 检查为脑血栓形成，住院治疗，血压降至140/90mmHg，说话较清楚，思维正常，肢体活动沉重感。舌红，苔黄腻，脉弦有力。

西医诊断：脑血栓形成。

辨　　证：肝风内动，痰火上扰。

治　　法：镇肝息风，清火涤痰。

方　　药：镇肝息风汤加味。

代赭石30g，川牛膝10g，生龙牡各30g，生龟甲15g（先煎），石决明30g，僵蚕10g，地龙10g，夏枯草15g，天麻10g，钩藤24g，天竺黄6g，胆南星6g。水煎服7剂。

5月19日二诊：药后情绪稳定，眩晕面赤减轻，口角流涎减少，上方继服7剂。

5月28日三诊：血压140/90mmHg，眩晕消失，走路较前稳重，肢体活动改善。二诊方加羚羊角粉0.5g冲服，继服14剂。

6月16日四诊：前方连服28剂，血压稳定，诸症基本消失，走路稳健，肢体活动较灵活，口角亦不流涎，二便正常，饮食尚好，舌红苔薄，脉弦。宗上法改汤为丸，巩固疗效。

方药：天麻10g，钩藤30g，川牛膝10g，龟甲15g，石决明15g，夏枯草15g，黄芩10g，鸡血藤30g，地龙10g，僵蚕10g，全蝎4g，川贝母10g，胆南星6g，川楝子10g，生白芍15g，生麦芽30g，赤芍15g，当归10g，龙胆草6g。上方配4剂量，制蜜丸，每次9g，日两次，忌辛辣肥甘之物。

【按】孙某，素体阳亢，原有高血压，加之恼怒而诱发中风。患者神志清楚，病位较浅，当属中经络无疑。风阳上扰，故见眩晕面赤，头重脚轻，走路不稳；痰瘀阻滞经络，故见半身麻木，肢体活动不灵；肝阳化风夹痰入络，痹阻心脾之络，则口角流涎，语言欠清；舌红苔薄黄腻，脉弦滑为痰火之征。故辨证属肝风夹痰火上扰。治宜镇肝息风，清火涤痰。方以镇肝息风汤化裁。用牛膝引药下行，以折其亢盛之阳，又能活血化瘀，兼可滋养肝肾；石决明质重沉潜，主入肝经，长于清肝热，潜肝阳，为凉肝镇肝之要药，与代赭石、生龙牡、生龟甲伍用，"五生"相合，镇肝息风之力倍增；天麻、钩藤相须为用，增强平肝息风之功。夏枯草擅长清肝火、降血压、散郁结；龙胆草功专泻肝胆实火，清下焦湿热；黄芩功能清上泻下而降血压。患者素体阳亢，并无阴虚之象，故不用滋润之品，因其痰火上扰，故以川贝母、天竺黄、胆南星清热化痰，息风透络；僵蚕、全蝎伐肝木以平肝风，宣降肺气而涤痰热，长于息风化痰通络；地龙其性下行，善于走窜，擅于清热息风通络；鸡血藤长于补血而疏经活络，具有养血而不滞，行血而不破之特点，二者相辅相成，共收补血活血、祛风通络之功；羚羊角质重气寒，善走血分，清上泻下，为平肝息风之要药，配伍钩藤则清热凉肝，平肝息风作用更强。综观全案立法用药，以镇肝息风汤为主，佐以天麻钩藤饮、羚角钩藤汤化裁，重在增强镇肝息风，清热凉肝之力；辅以清火涤痰，通络降压之法，使肝风得息，肝热得清，痰火得化，络脉得通，血压得降，中风得愈。

3. 高某，女，55 岁，2009 年 9 月 14 日初诊。

病史：患者素有高血压，3 月前突然中风，经中西医结合抢救，病情稳定。刻诊：右半身不遂，言语謇涩，便秘。舌质红少津，脉弦。血压150/100mmHg。

西医诊断：中风后遗症。

辨　　证：肾阴不足，水不涵木，痰热内阻，上蒙心窍。

治　　法：滋阴补肾，化痰开窍。

方　　药：地黄饮子加味。

生地黄 24g，沙参 15g，麦冬 12g，石斛 12g，肉苁蓉 12g，远志 10g，丹参 30g，天竺黄 6g，郁金 10g，石菖蒲 10g。水煎服 5 剂。

9 月 21 日二诊：症同前述，上方继服 5 剂。

9月27日三诊：神志已清，右半身能活动，略能进食，但言语謇涩尚不清楚，舌红脉细。此风阳渐平，肾阴损伤未复，痰热已有化机，再守法增损。二诊方去郁金、天竺黄，加地龙10g、蜈蚣1条。水煎服10剂。

10月10日四诊：右半身活动日渐好转，语言较清楚，二便正常，舌红已润，眠差脉细。此肾阴损伤渐复，风阳痰热亦得平化，续予调补心肾法。

方药：生地黄18g，沙参15g，麦冬12g，石斛12g，肉苁蓉15g，何首乌18g，茯苓10g，丹参18g，夜交藤30g，合欢花10g，小麦30g，怀牛膝10g，地龙10g。水煎服20剂后，言语已清，右半肢体已能活动，且可扶杖行走。类中仍在恢复中，前方可服多剂。

【按】高某，中风后遗症，由肾阴不足，水不涵木，内风上旋，夹素蕴之痰热，蒙闭清窍，以致神志迷糊，痰热阻于廉泉而言语謇涩，横窜经脉则半身不遂。《金匮要略》云："风中于经举重不胜，风中于腑即不识人。"此中经中腑之重证也。患者经中西医抢救后已见转机，故再仿地黄饮子化裁，滋阴血而息内风，化痰热而清神志，治疗月余言语清晰，已能扶杖行走。

用地黄饮子治之，即使阴虚夹痰，苔见薄腻者，因方中有石菖蒲、远志、茯苓等，也可适用。三诊时右半身稍可活动，此时风阳渐平，肾阴损伤未复，痰热已有化机，故去天竺黄、郁金治痰之品，加入地龙、蜈蚣以通经活络，祛风醒神而调理善后。

4. 刘某，男，64岁，2008年6月7日初诊。

病史：患者既往有高血压史，服西药控制在135/90mmHg，1个月前因土地纠纷，恼怒生气，血压上升至180/110mmHg，经用西药已控制同前。但眩晕面赤，半身麻木，右半身活动不灵，吐字不清，口角流涎。舌红，苔黄腻，脉弦滑有力。CT检查示：脑血栓形成。

西医诊断：脑血栓形成。

辨　　证：肝风上扰，痰火郁结。

治　　法：平肝通络，除痰降火。

方　　药：天麻钩藤饮加味。

天麻10g，钩藤30g，珍珠母60g（先煎），川牛膝10g，丹参30g，赤芍30g，地龙12g，当归10g，丝瓜络10g，夏枯草15g，苦丁茶6g，全蝎5g，天竺黄6g，胆南星6g。水煎服7剂。

6月15日二诊：药后眩晕面赤减轻，口角流涎减少，余症同前，上方继服7剂。

6月24日三诊：眩晕面赤消失，能扶杖行走，肢体活动稍有改善，吐字较前清楚，口角流涎明显好转，苔黄腻，脉弦滑。

方药：丹参30g，赤芍30g，桃仁10g，红花10g，地龙10g，僵蚕10g，蜈蚣2条，川贝母10g，当归15g，石决明15g，夏枯草15g，羚羊角粉1g（冲服）。水煎服10剂。

7月3日四诊：患者走路平稳，肢体活动较灵活，言语清楚，舌红苔薄，脉弦。宗上法改补阳还五汤加味，巩固疗效。

方药：黄芪60g，当归30g，赤芍30g，桃仁10g，红花10g，川芎6g，地龙10g，水蛭10g，全蝎4g，蜈蚣2条，天麻10g，钩藤30g，菊花10g，夏枯草15g。隔日水煎服1剂，水煎服20剂，患者康复。

【按】刘某，男，64岁，素有高血压史，加之恼怒生气而诱发中风。但其神志清，病位较浅，当属风中经络无疑。风阳上扰则眩晕面赤、头重脚轻、走路不稳；痰瘀阻滞经络则肢体麻木，活动不灵；肝阳化风，痰浊入络则口角流涎、语言欠清；舌红苔薄黄为痰火之征。故治宜平肝通络，降痰降火。以天麻钩藤饮加味。方中珍珠母、石决明，长于清肝热，潜肝阳，镇肝息风；天麻、钩藤相须为用，可增强平肝息风之功；夏枯草、苦丁茶清肝火，散肝结，清上彻下，能降血压；天竺黄、胆南星清热化痰，息风通络；僵蚕、地龙、全蝎、蜈蚣息风化痰通络；丹参、赤芍、丝瓜络补血而通经络，具有"养血而不滞，行血而不破"之特点。三诊加羚羊角粉，以清热息风止痉。全方清肝热、息肝风、化痰火、通脉络而中风得愈。后以补阳还五汤加味，活血通络，重用黄芪，通过补气来加强活血行血的作用。

5. 乔某，女，64岁，2004年10月8日初诊。

病史：患者眩晕头痛2月余，伴耳鸣、半身肢体麻木。西医诊为中风先兆症。刻诊：颜面微赤，烦躁易生气，口苦咽干，食纳欠佳，大便秘结，血压130/90mmHg。舌红，苔薄黄，脉弦滑。

西医诊断：中风先兆症。

辨　　证：肝热血瘀，络脉阻滞。

治　　法：清肝和血，化瘀通络。

方　　药：张氏清脑通络汤加味。

葛根24g，菊花12g，决明子18g，川芎6g，赤芍30g，地龙10g，胆南星6g，灵磁石18g，山楂15g，僵蚕10g，全蝎5g，丹参30g，夏枯草15g。水煎服7剂。

7月17日二诊：头痛眩晕、耳鸣等症减轻，上方继服7剂。

7月25日三诊：诸症减轻，大便偏干，肢体麻木亦减，二诊方加桑枝30g、火麻仁30g。继服10剂。

8月5日四诊：头痛眩晕、耳鸣消失，四肢活动自如，大便正常，咽干乏力，此肝热得清，有气虚之证。仍宗前法，稍事增损。

方药：黄芪30g，葛根30g，菊花10g，决明子24g，川芎6g，丹参30g，赤芍30g，地龙10g，丝瓜络10g，灵磁石18g，僵蚕10g，全蝎4g，山药30g，豨莶草30g。水煎服10剂，以善后巩固。

【按】乔某，中风先兆症是中风病变过程中的量变阶段，应防其于未然。中风先兆症的病机关键是肝热血瘀，其证候特点常表现为一过性眩晕，肢体麻木，头痛易怒，舌质红或有瘀点。治宜清肝和血，化瘀通络。

笔者学习首届国医大师张学文教授清脑通络汤主之，临床收到满意疗效。方中葛根甘润性平而偏凉，有升散、退热、生津的功效。菊花、决明子、磁石、夏枯草清肝退热；丹参、川芎、赤芍、山楂活血通络；地龙、胆南星、僵蚕、全蝎祛痰息风。三诊中头晕耳鸣诸症得减。唯大便偏干，加火麻仁润肠通便，加桑枝有助于肢体麻木的恢复。四诊时肝热得清，脉络亦通，而见气虚乏力，故用黄芪益气扶正，以善其后。

6. 韩某，男，36岁，1988年7月12日初诊。

病史：患者3天前面部烘热，面肌跳动，活动不灵活，昨日晨起口眼㖞斜。左侧面肌松弛，口角向右㖞斜，左目不能闭合，多泪不适，左口角饮水返流，鼻唇沟歪浅。舌质红，苔薄白，脉浮而弦。

西医诊断：面神经麻痹。

辨　　证：风寒外袭，络脉不通。

治　　法：祛风活络，温经散寒。

方　　药：自拟复方蜈蚣汤加味。

蜈蚣2条，全蝎4g，地龙10g，天南星6g，白附子10g，白芷10g，防风

10g，白芍 15g，威灵仙 24g，钩藤 30g，半夏 10g，甘草 10g。水煎服 5 剂。

配合针灸头维、太阳、地仓、颊车、合谷等穴。

7 月 18 日二诊：眼能闭合，口喝亦缓解，上方加丝瓜络 10g，继服 5 剂。

7 月 24 日三诊：面肌疏松，口角能闭合，喝水没有返流现象，继服二诊方 10 剂，面瘫痊愈。

【按】韩某，周围性面神经麻痹，病因繁多，但多由感冒风寒之邪、痰凝血滞，络脉瘀阻，筋脉失养而发病。治宜祛风活络、温经散寒。复方蜈蚣汤，取蜈蚣、全蝎、地龙息风解痉；天南星、半夏化痰通络；白附子、防风、白芷祛风散寒，温经通络；威灵仙祛风除湿，以其寒性而制诸药之辛湿；白芍生津以制诸药之燥，配合甘草缓急和营，甘草又具调和诸药并解虫药之毒的功效。全方温而不燥，滋而不腻，使风息寒散、气血调和，筋脉得养而愈。

7. 王某，男，32 岁，2003 年 8 月 10 日初诊。

病史：患者 1 周前受风感冒，服银翘片而解，后觉左侧面肌不适，昨日发现口眼喝斜。现症：左侧口角不能闭合，涎沫自左侧口角外流，不能正常鼓气和吹风，饮食、睡眠尚可，人中线偏向左侧，鼻唇沟浅，眼痒发红。舌质淡，苔薄白，脉弦细。

西医诊断：面神经麻痹。

辨　　证：气血两虚，风痰阻络。

治　　法：养血活血，化痰通络。

方　　药：牵正散合四物汤加味。

白附子 10g，僵蚕 10g，全蝎 6g，生地黄 30g，赤芍 30g，当归 30g，丹参 30g，桃仁 10g，红花 10g，丝瓜络 10g，蜈蚣 2 条。水煎服 7 剂。

8 月 18 日二诊：症状有所改善，上方加木瓜 15g、鸡血藤 30g、生黄芪 30g。水煎服 7 剂。

8 月 27 日三诊：口眼喝斜恢复正常，诸症基本痊愈，二诊方继服 7 剂，以巩固疗效。

【按】王某，面神经麻痹多由罹患面神经炎所致，且与受风、受寒有关。气血不足为本病发病之内因，外风乘虚而入，留于经络、气血运行不周，滞塞经络，浊液相兼则凝结成痰，风痰阻络，营卫不通，肌肤不用，则见口眼喝斜，嘴角、眼睑不能闭合等症。方中僵蚕、全蝎祛风化痰通络；生地黄、当归滋阴养血；丹参、桃仁、红花、丝瓜络养血活血通络。实有"若欲通之，必先充之"之意，不但符合"治风先治血，血行风自灭"的理论，而且也体现了"治风须化痰，痰去风无恋"的临床经验。

癫　狂

【概述】

癫与狂，均属精神失常的疾病。癫者表现为沉默痴呆、语无伦次、静而多喜；狂者表现为喧扰不宁、躁狂打骂、动而多怒。两者症候不同，古人曾以阴阳概括之，认为癫病属阴，狂病属阳，但两者在病理变化上紧密关联，且可相互转化，所以常以癫狂并称。

对于本病的认识，《黄帝内经》已有记载，并认识到"衣被不敛，言语善恶不避亲疏者，此神明之乱也"，且有单服生铁落的治疗方法。《难经》提出："重阳者狂，重阴者癫"，奠定了后世对癫狂的认识和分类。在病因上，《黄帝内经》认为是"五邪所乱"，晋代王叔和认为是"心热"，唐代孙思邈认为是"风入阳经则狂，入阴经则癫"。金元时张子和首创"痰迷心窍"之说，朱丹溪也强调"痰结于心"。此后历代医家大多以痰立论，清代王清任首先明确提出本病与脑有关，他在《医林改错》中说："癫狂一症，乃气血凝滞，脑气和脏腑气不接，如同做梦一样"，并立癫狂梦醒汤一方。从以上阐释中可知，古代医学家曾把外感时邪和内伤七情所引起的神志逆乱的疾病，均作为癫狂认识，近世医家则把外邪引起的阳明热盛或热入心包而出现的神昏谵语、狂乱躁动等症另作别论。

现代医学之精神分裂症、反应性精神病、更年期精神病、脑郁疾患引起之精神障碍等均属本病范畴。

【病例】

1. 刘某，女，28岁。2000年3月10日初诊。

病史：病人不能自诉病情，家属代述，经常头晕，头顶作痛，每晚9时之后，精神错乱，哭闹发作，已达1年之久，近期加重，惊慌失措，卧立不安，总想跑到野外山上静坐，彻夜不眠，常需有家人看护。患者曾在本市医院诊治，被认为是精神分裂症。刻诊：面色苍黄、无华，消瘦，精神疲惫，恍惚心乱，头面、四肢轻度浮肿，干呕恶心，纳少，胸脘痞闷，善太息。月经过期未潮，白带较多，有恶臭，小便短赤，大便干结，3 到 4 日 1 解。

西医诊断：精神分裂症。

辨　　证：肝郁不舒、中焦失调，痰火扰神，发为癫狂。

治　　法：平肝宣窍、理气和中，清热化痰。

方　　药：芩连二陈汤加味。

石决明 15g，菊花 10g，黄芩 10g，黄连 3g，半夏 10g，橘红 6g，茯苓 10g，天麻 6g，当归 10g，白芍 10g，郁金 6g，生甘草 3g，椿根皮 15g。水煎服 5 剂。

3 月 17 日二诊：病情好转，夜间未再哭闹，夜能入寐，但睡眠不适，尚觉心慌。舌质淡，苔薄白，脉沉滑。上方加胆南星 6g，继服 5 剂。

3 月 24 日三诊：病情明显好转，夜睡眠比较安稳，饮食二便均调。下肢略有浮肿，心慌气短完全消失。二诊方去菊花、黄芩，加柏子仁 12g、远志 6g，水煎服 5 剂。

3 月 30 日四诊：症状基本消失，拟养心安神，调理善后。

方药：生地黄 15g，龟甲 10g（先煎），黄柏 10g，白芍 10g，当归 15g，牡丹皮 10g，麦冬 10g，川牛膝 10g，山药 12g，远志 10g，石菖蒲 10g，竹茹 10g，茯神 10g。水煎服 5 剂。

4 月 7 日五诊：睡眠安，精神好。今日月经来潮，稍有心悸，舌脉同前，拟改汤为丸，巩固疗效。

方药：枸杞子 12g，山药 30g，麦冬 10g，石菖蒲 6g，当归 10g，炙龟甲 12g，茯神 12g，牡丹皮 10g，黄柏 10g，炒酸枣仁 30g，熟地黄 30g，生地黄 30g，石斛 10g，太子参 15g，川牛膝 10g，白芍 10g，枳壳 10g，栀子 10g，夜交藤 30g，葛根 30g，小麦 30g，炙甘草 10g，胎盘粉 20g。3 剂量共研为末，炼蜜为丸，每丸 10g，每次 1 丸，早晚各 1 次。

【按】刘某，癫狂之作 1 年余。癫与狂的发生，主要是由于情志所伤而引起。如《证治要诀》所谓"癫狂由七情所郁"即是对病因的简单说明。患者积思郁久，所求不得，肝气郁结，脾运失调，湿聚痰生，痰气上逆，迷蒙心窍，故出现种种神志失常之证；脾运不健，痰浊中阻，故饮食少思，湿热下注，白带腥臭，痰气郁结，故脉多弦细或弦滑。治以平肝宣窍、理气和中、清热化痰。可以芩连二陈汤加味治之。方中生石决明平肝息风；天麻一药，主要作用是用于治风，它既能平肝息风又能祛除风湿；菊花散风清热，平肝明目，三药配用平肝息风、清热解毒；二陈汤燥湿化痰；黄芩、黄连清三焦郁热；当归、白芍养血活血，滋阴柔肝；郁金辛苦性寒，能入气分以行气解郁，入血分以凉血破瘀，镇惊安神。患者服药 15 剂，症状基本消失，重点以养阴安神，重用了生地黄、熟地黄、山药之属，滋阴润络，凉血清营，补益肝肾，平和之剂调治之，并改汤为丸，缓调平补，养心安神。

2. 卞某，女，30 岁，2013 年 6 月 20 日初诊。

病史：患者父女二人，在北京中关村图书大厦看到我的医著，故从河北慕名前来小县城找我诊治。患者 4 年前大学毕业由于工作不理想，一直未上班。因其是独生女儿，从小娇惯任性，平素多愁善忧。2012 年 8 月因暴受惊恐，时而语言喋喋不休，登高而歌，弃衣而行。有时觉耳内有人言语，心慌胆怯，恐惧多疑，尤其是晚上在宿舍不能见黑色物，如电视机夜晚必须遮盖，否则害怕惊惕不能入眠。刻下与人交谈，言语举止正常，还能帮我夫人洗菜做饭。舌质淡，苔黄腻，脉弦细。

西医诊断：精神分裂症。

辨　　证：惊恐之后，心胆俱虚，痰浊留恋，肝郁化火。

治　　法：养心安神，镇惊豁痰。

方　　药：印氏除痰降火汤合甘麦大枣汤。

柴胡 10g，黄芩 10g，半夏 12g，栀子 10g，珍珠母（先煎）60g，青礞石 30g（先煎），石菖蒲 10g，远志 6g，天竺黄 6g，枳壳 10g，竹茹 12g，夜交藤 30g，合欢花 10g，葛根 30g，小麦 30g，炙甘草 10g，大枣 5 枚。水煎服 3 剂。

6 月 22 日二诊：服药 3 剂，精神乐观。患者说："我计划在这里住两个月治疗。"我说："这里条件差，生活也不习惯，带药回去服，每 10 天咱们手机联系病情，我发处方过去，这样好一些。"由于患者体胖腰粗舌苔黄厚腻，口干渴，此痰火郁滞之象，法宗除痰降火治之。

方药：柴胡 10g，半夏 10g，黄芩 12g，栀子 10g，珍珠母 60g，青礞石 30g，石菖蒲 6g，远志 6g，天竺黄 6g，枳壳 10g，竹茹 12g，夜交藤 30g，合欢皮、花各 10g，葛根 30g，丹参 15g，小麦 30g，炙甘草 10g。水煎服 10 剂。

7月10日三诊：患者服药期间，情绪稳定，总想越跳楼窗、登高而歌的情况未再发生，噩梦多，余症同前，二诊方继服15剂。

7月30日四诊：诸症皆有减轻。晚上害怕，晚饭后父女出小区散步，她走在后面，每踩父亲的鞋就忍不住笑一阵子，舌苔薄黄。

方药：柴胡12g，半夏12g，黄芩10g，龙胆草10g，枳壳10g，珍珠母60g，青礞石30g，天竺黄6g，石菖蒲6g，远志6g，夜交藤30g，合欢皮15g，葛根30g，灵磁石15g。水煎服15剂。

8月10日五诊：药后睡眠好，多愁善忧症状改善，幻视、幻听消失，自言自语亦再未出现，月经正常，夜晚仍有恐惧感，四诊方继服10剂。

8月29日六诊：精神佳，心情愉快，能正确对待人生，小两口和合，月事正常，准备今年要一个小孩，家庭就圆满了。为巩固疗效，以柏子养心丸口服善其后。

【按】卞某，七情所郁，积年累月不愈而致癫狂。《证治准绳·癫狂病总论》："癫者，或狂或愚，或歌或笑，或悲或泣，如醉如痴，言语无头无尾，秽洁不知，积年累月不愈，俗呼心风，此志愿高大而不遂所欲者多有之。狂者，病发之时，猖狂则暴，如伤寒阴阳大实发狂，骂詈不避亲疏，甚则登高而歌，弃衣而走，逾垣上屋，非力所能，或与人语所未尝见之事。"病家大学毕业，因工作不如意而积郁不散，加之暴受惊恐而致病。

患者或动或静，失眠多乱梦，头疼昏涨，烦躁易怒，渐较惊恐狂乱，不辨亲属，大便干，舌苔黄腻，此属痰火郁结之象，故投印老先生除痰降火汤合甘麦大枣汤，辨证准确，药证相投。服药53剂，加之思想沟通，精神调养，体现了印老先生对疑难杂症"抓主症""定方，定药，甚至定量的旨意""咬定青山不放松"的治疗原则，使患者多年顽疾告愈，走上新的人生之路。

3. 霍某，男，26岁。1994年12月26日初诊。

病史：患者半年前因谈恋爱失败而心情不遂，心想自己是本科毕业，女方是中专毕业，自己又是行政干部，应该是般配的，可女方不同意。而后小伙经常醉酒，致精神分裂。刻诊：1周不寐，精神疲劳，双目红赤，语无伦次。我一进门，他狂躁地说："今天是主席的诞生日，主席思想照得世界通红，咱们家还点电灯！"说完一把将灯拉断，把灯泡从窗口扔出。他和医生见面很配合，让他服药就服药，而且双膝跪地，磕头示谢。症见面部红赤，血菀于上，说话高调，指手画脚，饮食不进，大便干结不解，一会静坐，一会顿哭，双目直视，舌苔黄腻，失眠多噩梦，有时梦中坐立喊叫。烦躁不安，脉滑而细。

西医诊断：精神分裂症。

辨　　证：痰火壅滞。

治　　法：除痰降火。

方　　药：除痰降火方合礞石滚痰丸。

柴胡10g，半夏12g，黄芩10g，栀子10g，珍珠母30g，青礞石30g，灵磁石15g，石菖蒲6g，远志6g，枳壳10g，夜交藤30g，合欢皮15g，天竺黄6g，竹茹12g，葛根30g。水煎服5剂。每日上午九时服礞石滚痰丸6g，日1次。

1995年1月3日二诊：狂躁症缓解，仍失眠多梦，烦躁不安，大便干结。宗上方加珍珠母为50g，水煎服5剂。礞石滚痰丸服9g。

1月9日三诊：药后大便腥臭黏腻，睡眠、烦躁均有改善，继服5剂，礞石滚痰丸同上服。

1月16日四诊：夜晚能睡4~5小时，精神状态好，与我交谈举止正常。夜梦亦少，大便稀，舌苔薄黄，脉弦滑。效不更方。

方药：柴胡10g，半夏10g，橘络6g，珍珠母30g，青礞石30g，石菖蒲6g，远志6g，龙胆草6g，黄芩10g，竹叶10g，夜交藤30g，合欢花10g，竹茹12g，炒白术15g，葛根30g。停服礞石滚痰丸，水煎服7剂。

1月25日五诊：胡思乱想续减，幻听亦少，大便日1行，走路如腾云驾雾之感已消失，仍有忧郁感。苔薄黄少腻，脉弦滑，此痰热已消大半，四诊方继服7剂。

2月5日六诊：烦躁减，胃纳增，睡眠好，强迫思维活动已消失。拟以养心安神为主。

方药：炙甘草15g，小麦30g，丹参30g，郁金10g，生铁落60g（先煎），白蒺藜12g，炒酸枣仁30g，柏子仁10g，远志6g，萱草10g，知母10g，胆南星6g。水煎服7剂，巩固疗效。

【按】霍某，癫狂型精神分裂症。神志病主要由精神刺激、七情所伤诱发，或因恐惧、忧愁太过、思虑不解等，影响到肝的生理功能。肝为刚脏，主疏泄而调畅气机，且有疏通三焦、通调水道的作用，其性喜条达而恶抑郁。若情志不遂，气机不畅，疏泄失职而郁结，肝郁化火，炼液为痰，痰火蒙闭清窍，扰动心神，轻者可见心烦失眠，重者可见神志错乱，患者因失恋而精神抑郁，狂躁不安，是为痰火所致。方中青礞石一药，性味甘咸而平，具有平肝镇惊之作用，又可攻逐陈积伏匿之痰。珍珠母平肝潜阳，欲解烦躁、失眠、耳鸣等症，且重用至30g则效果更佳。由于患者伴有噩梦纷纭，心烦易怒，大便干结，故配合礞石滚痰丸治疗，取得了良好效果。五诊后，服药30余剂，思维活动正常，烦躁减，胃纳增，睡眠可，此痰热已去，更以养心为主，取甘麦大枣汤合生铁落加味，以养心脾，安心神，诸症告愈。20多年过去了，患者一直正常上班，儿女均已大学毕业。

临床凡见狂躁、惊恐、抑郁、失眠、乱梦而伴大便干结者，不管同病、异病，属痰火郁结者，率先用此方，效果良好。

痫 证

识药选方
尽在码中
☆ 打 基 础
☆ 学 知 识

【概述】

痫证又称癫痫，俗称羊痫风，是一种发作性神志异常的疾病，其特征为发作时猝然仆倒，不省人事，四肢抽搐，双目上视，口吐白沫，喉中发出如猪羊之声，醒后饮食起居皆若常人。

对于本病的认识，古籍也有记载，并以发作时喉中似五畜之声而名为马痫、猪痫、羊痫、鸡痫之称，但在临床无多大意义，故已废弃不用。

《证治准绳》："痫病与卒中痉病相同，但痫病仆时，口中作声，将醒时吐涎沫，醒后又复发。有连日发者，有一日三五发者。中风、中寒、中暑之类，则仆时无声，醒时无涎沫，醒后不再复发。痉病虽亦时发时止，然身强直，反张如弓，不如痫之身软，或如猪、犬、牛、羊之鸣。"

现代医学家亦称本病为癫痫，名称一致，临床分为原发性和继发性两大类，并有大发作、小发作、局限性发作、精神运动型发作及癫痫持续状态等多种表现。

【病例】

1. 郑某，男，36 岁。2004 年 12 月 3 日初诊。

病史：患者 1 月前撞伤后，神志不清 1 周，经西药治疗苏醒。现在左手及下肢活动受限。因其头部受伤，故神志时清时昧，头疼烦躁，便秘腹痛，舌苔干腻，脉弦。近来突然昏倒，咬牙，口吐白沫，四肢抽搐，小便失禁。醒来神志恍惚，恶心，出汗，睡眠尚好，饮食一般。

西医诊断：继发性癫痫。

辨　　证：头脑受伤，血瘀阻络。

治　　法：醒脑活血通络。

方　　药：桃红四物汤加味。

桃仁 10g，红花 10g，当归 18g，生地黄 18g，川芎 6g，赤芍 24g，郁金 10g，石菖蒲 10g，地龙 12g，丝瓜络 10g，蔓荆子 15g，羚羊角粉 1g（冲服）。水煎服 5 剂。

12 月 9 日二诊：脉症同前，上方继服 5 剂。

12 月 16 日三诊：神志时清时昧，烦躁狂叫，此受伤后，瘀热凝阻，《伤寒论》有蓄血如狂之症，与阳明热盛发狂不同，拟抵当汤加味，化瘀清神。

水蛭 10g，土鳖虫 10g，桃仁 10g，当归 24g，红花 10g，石菖蒲 10g，郁金 10g，茯苓 12g，栀子 12g，生大黄 6g（后下）。水煎服 5 剂。

12 月 23 日四诊：活动自如，能自行散步，烦躁狂叫大为减轻，神志渐清，但很少言语。昨天在休息中癫痫发作，咬牙吐白沫，四肢抽搐，小便失禁，醒后神志恍惚，头痛汗出。仍守上法，三诊方改大黄为 3g，加丹参 30g、赤芍 30g、生牡蛎 50g、夏枯草 15g。水煎服 10 剂。

2005 年 1 月 6 日五诊：期间癫痫未发作，头痛烦躁消失，狂叫诸症亦未出现，舌质暗，脉弦。再以化瘀散结法。

方药：水蛭 10g，土鳖虫 10g，桃仁 10g，丹参 30g，赤芍 30g，花蕊石 15g，夏枯草 15g，海藻 12g，昆布 12g，海浮石 15g，钩藤 30g，红花 10g，白蒺藜 15g，全蝎 3g。水煎服 30 剂。癫痫诸症得以康复。

【按】郑某，外伤性癫痫。患者由于被车撞击导致脑外伤昏迷，经西药治疗 1 周方醒。初诊时以瘀阻脑络从治，投桃红四物汤加羚羊角粉口服。迨三诊时，神志时清时昧，由昏迷转为狂躁，此为初诊之时药虽中的，但嫌药力未到，瘀蓄脑络，遂发狂躁。时下取《伤寒论》"蓄血发狂"之意，用抵当汤加味，重其攻逐瘀血、推陈致新之力。自此病情日渐好转，再据证而加入化痰散结、祛风通络之品，终获痊愈。

我们学习《伤寒论》《金匮要略》等原著，贵在学其辨证之细致，用药之精确，并善透解其旨意，而于临床中触类旁通，灵活应用。《伤寒论》血蓄膀胱是指太阳腑证，瘀热在里，可见"如狂"一证，而与本例发狂，虽病变部位不一，然病机雷同，皆瘀热犯于神明所致，与本病治则吻合，故用之而能速效。

2. 张某，男，17岁，1991年3月10日初诊。

病史：患者平素少言寡语，精神抑郁。今年春节后癫痫样发作2次，发作前有先兆，即眩晕、头痛、胸闷欠伸、心悸惊恐，旋即昏仆，四肢抽搐，神志不清，面色苍白，两目上视，牙关紧闭，喉发怪叫，口吐涎沫，继则昏睡，约2分钟渐醒。刻诊：疲乏头晕，饮食起居如常。脑电图检查示中度异常，诊为癫痫。舌苔白腻，脉弦滑。

西医诊断：原发性癫痫。

辨　　证：心肾虚怯，胆火上逆，痰蒙心神。

治　　法：养心利胆，涤痰开窍。

方　　药：导痰汤加味。

陈皮10g，半夏10g，茯苓12g，枳壳10g，石菖蒲6g，远志6g，郁金10g，神曲12g，竹茹10g，生牡蛎30g，生龙齿15g，胆南星6g，全蝎6g，甘草6g。水煎服5剂。

3月17日二诊：服药2剂，夜间发病1次，症状同前，舌苔白黏腻微黄，质红，脉弦。此阴痫经久失调，已成痼疾，屡发不止，改服龙牡温胆汤合白金丸加味。

方药：生龙齿15g，生牡蛎30g，清半夏10g，陈皮10g，茯苓10g，全蝎6g，竹茹10g，枳实6g，郁金10g（矾水炒），白芍12g，地龙10g，甘草6g。水煎服5剂。

3月24日三诊：脉症同前，平日如常人，口干渴，二诊方加乌梅12g，继服5剂。

4月2日四诊：痫证未犯，头眩晕，舌苔薄白根厚腻，舌质红，脉沉弦。

方药：石决明15g，菊花10g，钩藤15g，生牡蛎30g，清半夏10g，陈皮

10g，茯苓 10g，竹茹 10g，枳实 6g，郁金 10g（矾水炒）。水煎服 5 剂。

4 月 9 日五诊：眩晕不再发生，仍有痰，舌脉同前，以四诊方加煅磁石 10g、石菖蒲 6g、远志 6g、茯神 12g。取 4 剂量，研末制成蜜丸，每丸 9g，日服 2 次。1 年后患者说："癫痫再未复发，现已上大学。"

【按】张某，原发性癫痫。患者眩晕头痛，胸闷欠伸，舌苔白黏等症，均为风痰上逆之前兆症状。风痰一动，阻滞脉络，迷蒙心神，故突然昏仆，神志不清，面色苍白；风痰上涌，则口吐痰涎；走窜络脉，则两目上视，四肢抽搐，牙关紧闭；气逆于肺，故喉发怪叫；苔白黏腻，脉弦滑，均为痰浊内蕴之征；风痰聚散无常，故病证时发时止，止后则如常人。方中导痰汤燥湿祛痰，行气开郁；石菖蒲、远志、郁金交通心肾；龙齿、牡蛎平肝潜阳，重镇安神；全蝎祛风通络，安神解痉。方中用矾水炒郁金，实有白金丸之意，功能豁痰安神、镇惊，可用于癫痫、反应性精神病。患者服药 20 余剂，癫痫未发作，后改汤为丸，以善其后。至今 20 余年过去了，痫证再未复发。

3. 吴某，男，42 岁，2012 年 6 月 10 日初诊。

病史：患者 20 岁时因骑车摔倒头部受外伤，尔后继发癫痫病已 20 多年，久服鲁米纳尔、苯妥英钠之类西药，病情得到控制。近年来发作次数较频，由 2～3 年 1 次，1 年 1 次，而发展到隔半年即发作 1 次。其候神气怫郁，瞪眼直视，面目牵引，口噤涎流，吐白沫，腹肚膨紧，手足抽掣。来诊时由其夫人陪同，代诉发作前后表现，他默坐一旁，思维清楚，有问必答，他说："发作前身体疲惫，嗜睡，少言，猝然发作，神志不清，最长约 2 分钟苏醒。"脑电图检查中度异常。舌红，少苔，脉弦滑。

西医诊断：脑外伤癫痫。

辨　　证：络脉受阻，久病成瘀。

治　　法：活血化瘀，通络定惊。

方　　药：抵当汤加味。

水蛭 10g，虻虫 6g，僵蚕 10g，全蝎 6g，地龙 10g，柴胡 10g，夏枯草 15g，生牡蛎 60g，海浮石 15g，花蕊石 30g，蜈蚣 2 条，土鳖虫 10g，桃仁 10g，当归 30g，党参 30g，丹参 30g，川贝母 10g。水煎服 7 剂。

6 月 18 日二诊：服上方 4 剂时，癫痫发作 1 次，似羊叫声后，双目上吊，抽搐，口吐白沫，2 分钟后清醒，尿黄，大便软，舌脉同前，上方继服 7 剂。

6月26日三诊：舌脉诸症同前，精神佳，二诊方加钩藤30g，继服7剂。

7月5日四诊：癫痫未发作，三诊方继服7剂。

7月15日五诊：二便调，舌脉同前，再拟化瘀散结法治疗。

方药：水蛭10g，桃仁10g，土鳖虫10g，生牡蛎60g（先煎），川贝母10g，玄参12g，夏枯草15g，海藻15g，昆布15g，海浮石15g，当归30g，赤芍30g，钩藤30g，蜈蚣1条，生薏苡仁30g，木瓜15g，大黄2g。连服30剂，隔日水煎服1剂。

9月25日六诊：能坚持上班，癫痫未再发作，脑电图检查正常。

【按】吴某，患脑外伤继发性癫痫病20余年，长期服西药控制，病情稳定。近来发作频繁，由2～3年1次，演变为半年1次。此患者继发于脑外伤、器质性改变而致。笔者认为本病为瘀血凝滞，其次则为老痰凝结，属有形之痰；由于瘀血而导致"风象"的发生，故见昏倒、抽搐、强直；大便干结常因瘀血内阻，腑气不通所致。方中水蛭、虻虫、地龙、全蝎、僵蚕、蜈蚣、钩藤化久瘀以定风；桃仁、大黄行瘀通便；花蕊石、生牡蛎、海藻、昆布、海浮石、夏枯草、川贝母以化痰镇惊，除老痰顽痰；丹参、当归、桃仁活血化瘀以通经络。患者服药60余剂，多年痼疾告愈。凡外伤癫痫，多选此方，屡用获效。

4. 秦某，男，42岁，2005年3月20日初诊。

病史：患者5年前，猝受惊恐，继而郁怒，不久出现昏仆倒地、昏不识人、手足抽搐、口吐涎沫、面色苍白、二便失禁等现象。历时3分钟苏醒，醒后神情恍惚，疲乏无力，对发作过程全然不知。经查，脑电图中度异常，确诊为癫病，一直以苯妥英钠、鲁米钠尔、抗痫灵控制，病情稳定。上周突然发病，不省人事，口吐白沫，舌尖被咬破，约两分钟后清醒，患者要求服中药治疗。刻诊：形体丰胖，神情呆滞，反应迟钝，眠差梦多，头目眩晕。舌暗淡嫩，脉沉弦。

西医诊断：继发性癫病。

辨　　证：肝肾亏虚，风痰闭窍。

治　　法：补肾健脑，息风止痫。

方　　药：谢氏醒脑定痫方。

何首乌24g，桑椹30g，菟丝子15g，黑芝麻30g，茯苓15g，胆南星6g，陈皮10g，清半夏10g，石菖蒲10g，远志10g，天麻10g，钩藤30g，白僵蚕

10g，全蝎 6g。水煎服 10 剂。

4 月 5 日二诊：服药期间癫痫未再发作，眠实纳增，头晕减轻，记忆力下降，下肢酸软乏力，舌脉同前，遵原法于上方中加入黄芪 30g、丹参 30g。水煎服 10 剂。

4 月 20 日三诊：精神转佳，脉症同前，二诊方继服 10 剂。

5 月 5 日四诊：癫痫未发作，肾亏有所改进，继以豁痰开窍醒神。

方药：天麻 10g，钩藤 24g，胆南星 6g，白芥子 6g，石菖蒲 10g，白僵蚕 10g，全蝎 5g，蜈蚣 2 条，郁金 12g，炒酸枣仁 30g，丹参 30g，生地黄 15g，木香 10g，砂仁 10g。继服 10 剂。

5 月 20 日五诊：痫症一直未发作，只有轻微头晕，眠差梦多。遵四诊方进退，加生石决明 30g、珍珠母 30g、煅龙牡各 30g，继服 10 剂，巩固疗效。

【按】秦某，由于精神刺激，郁怒伤肝，失其疏泄，气机不畅，三焦不利，"惊则气乱"，恐伤肾，气化无权。肝病及脾，肾不温煦，脾不健运，津液不布，痰浊内生，上犯清窍，导致痫症。《本草纲目》云："脑为元神之府。"《金匮玉函经》："头者，身之元首，人脑所注。"强调了人的精神活动即神志活动由脑所主。笔者学习谢海洲教授之法，证属肝肾亏虚，脾失健运，风痰闭阻，脑窍失灵。治以补肾健脑，健脾化痰，息风止痫。故以制首乌、菟丝子、桑椹、黑芝麻补肾健脑；二陈汤加白芥子、胆南星使未成之痰绝源，已成之痰得以化；石菖蒲、郁金以开脑窍，浊去阳复神明自通；天麻、钩藤养血息风；全蝎、白僵蚕、蜈蚣息风止痉。配方标本兼顾，复方相柔以图治。发作静止，缓急有所侧重，作时重息风止痉，平时偏补虚扶正。治疗此例患者，始终贯穿健脾、补肾、健脑匡扶正气。正如李念莪的精辟论证："千法万门，只图全其正气耳。"从而使阴阳平衡，脏腑协调，气机升降出入有序，精神乃治，顽疾得愈。

厥　证

【概述】

厥证也称昏厥，是指突然晕倒，不省人事，四肢厥冷，面色苍白，短时即能清醒，醒后无偏瘫、失语，口眼㖞斜等后遗症的一类疾病，但个别病情严重者，也可一厥不复，而致死亡。

本病在《黄帝内经》中论述甚多，含义较为广泛，牵涉病症也较多，临床常见的有气厥、血厥、痰厥、食厥、暑厥几种。现代医学之休克、虚脱、高血压危象、低血糖及癔病等均可涉及厥证的范畴。

【病例】

1. 杨某，女，35 岁，1995 年 10 月 3 日初诊。

病史：患者因家庭琐事，愤怒气郁，突然昏倒，当时面色苍白，四肢厥冷，意识不清，约 2 分钟清醒。今仍头昏脑涨，胸胁胀满，善太息，不思饮食，心烦失眠。舌苔薄腻，脉沉弦。心电图示：窦性心动过速。

西医诊断：气厥休克。

辨　　证：肝气不舒，气机逆乱。

治　　法：疏肝解郁，理气安神。

方　　药：逍遥散加味。

柴胡 10g，香附 10g，当归 10g，白芍 10g，茯苓 15g，枳壳 10g，远志 6g，石菖蒲 6g，炒酸枣仁 30g，薄荷 6g，夜交藤 30g，沉香 3g。水煎服 5 剂。

10 月 9 日二诊：胸胁胀满减轻，睡眠尚可，再未发厥，偶有恐惧感，上方加珍珠母 30g，水煎服 10 剂。

10 月 21 日三诊：诸症悉减，眠可纳增，怕风，颈部不适，二诊方加葛根 30g，继服 10 剂，厥证未作。

【按】杨某，休克之症属气厥一类。由于肝气不舒，气机逆乱，清窍被阻，故突然昏厥、不省人事。肝气郁则肺气亦郁，故胸膈满闷，呼吸急促。气郁血亦郁，致筋脉运动失常而挛急，故口噤而拳握。阳气被郁，气血不能达于四肢，则四肢厥冷。脉沉弦是气郁不畅之候。故以逍遥散疏肝解郁，健脾和营。方中既有柴胡疏肝解郁，又有当归、白芍养血柔肝；茯苓健脾祛湿，使运化有权，气血有源；香附、枳壳、沉香和胃而顺气解郁；石菖蒲、远志安神开窍；枣仁、夜交藤养心安神。共奏疏肝解郁、理气安神之效。

2. 贾某，男，41 岁，2014 年 6 月 18 日初诊。

病史：患者去年 8 月突然昏倒，四肢抽筋，不吐白沫，初起 2~3 月发作 1 次，现症每半月左右发作 1 次，经中西医治疗效果不显。刻诊：神疲乏力，头昏目眩，夜寐易醒，不欲饮食。舌苔腻，脉弦滑。

西医诊断：癔病性休克。

辨　　证：风阳上扰，痰浊内蒙。

治　　法：平肝潜阳，化痰宣窍。

方　　药：平肝息风方加味。

珍珠母30g（先煎），生铁落30g（先煎），白蒺藜12g，胆南星6g，石菖蒲10g，夜交藤30g，决明子15g，全蝎4.5g，蜈蚣1条，木瓜15g。水煎服5剂。

6月25日二诊：头昏目眩显著改善，精神亦好，上方继服5剂。

7月2日三诊：昏厥未发，苔腻渐化，脉象弦滑，二诊方去珍珠母，继服7剂。

7月11日四诊：诸恙续有改善，唯胃中不舒，隐隐作痛，欲呕，胃纳锐减，再守原意，加入和胃之品。

方药：陈皮10g，枳壳10g，广木香10g，胆南星10g，生铁落60g（先煎），夜交藤30g，炒麦芽30g，蜈蚣1条，鸡内金15g。水煎服5剂。

7月18日五诊：胃中已舒，纳食亦香，但头晕头痛又作，舌苔腻，脉弦滑。

方药：生铁落60g（先煎），胆南星10g，郁金10g，石菖蒲10g，白蒺藜12g，桑叶10g，菊花10g，全蝎4g，钩藤30g，蔓荆子15g。水煎服5剂。

7月24日六诊：头晕头痛减，厥证未发作，五诊方继服5剂。

7月30日七诊：头晕止，睡眠亦酣，精神振作，胃纳增加，舌苔薄，脉小弦。

方药：生铁落60g（先煎），郁金10g，石菖蒲10g，远志6g，陈皮10g，全蝎4g，蜈蚣1条，天麻10g，钩藤15g，川芎6g。水煎服5剂。昏厥再未发生。

【按】贾某，得的是癔病，中国医学属于"厥证"范畴。由于肝风内动，故四肢抽筋，肝阳上扰，故头晕目糊；痰浊内蒙，故突然昏倒；舌苔腻，脉弦滑，提示肝旺而痰浊壅盛。方用珍珠母、生铁落、白蒺藜、决明子平肝潜阳，全蝎、蜈蚣息风镇痉，胆南星、石菖蒲化痰开窍，夜交藤养心安神。明确病因病理，坚持治疗法则，终能风息痰消，恢复正常。

3. 王某，男，20岁，1991年8月2日初诊。

病史：患者 15 岁时发现动作迟缓、重复，每天上学不能按时到校。19 岁那年突然无法随意动作，比如正吃饭，含饭不会吞咽了；上卫生间蹲下起不来了；正在候车检票，站着不会动了；正穿衣，穿一条裤腿便动不了了；四肢僵直，身体直立，目视前方，原地不动，约 30 分钟方可动，必须靠别人拉一把才能行动。平日喜静寡语，不与人交往。刻诊：眠差梦多，大便干结，三日一行，烦躁抑郁易生气。苔黄厚腻，脉弦滑。

西医诊断：癔病。

辨　　证：痰火内郁。

治　　法：除痰降火。

方　　药：除痰降火汤加味。

柴胡 10g，半夏 12g，黄芩 15g，青皮 10g，枳壳 10g，竹茹 12g，龙胆草 10g，栀子 10g，珍珠母 60g（先煎），青礞石 30g（先煎），夜交藤 30g，合欢皮 15g，石菖蒲 6g，远志 6g，葛根 30g。水煎服 7 剂。礞石滚痰丸，每日上午 9 时顿服 9g，以泻为度。

8 月 10 日二诊：脉症同前，上方继服 7 剂。

8 月 18 日三诊：精神转佳，大便畅解，思维清晰，对答切题，舌尖红，苔少腻，脉弦。二诊方加桑椹 30g、五味子 10g，继服 7 剂。

8 月 27 日四诊：病情稳定，精神状态佳，睡眠增进，再未发现动不了的症状。三诊方去礞石滚痰丸，再进 7 剂。

五诊：精神好，食纳增，夜晚害怕，遵上法进退。

方药：柴胡 10g，半夏 12g，黄芩 10g，栀子 10g，珍珠母 60g（先煎），青礞石 30g（先煎），枳壳 10g，竹茹 12g，石菖蒲 6g，远志 6g，夜交藤 30g，合欢皮 15g，炒酸枣仁 30g，葛根 30g，桑椹 30g，胆南星 6g，水煎服 10 剂，注意精神休养和劳逸结合。

【按】王某，患者从小聪明，学习成绩较好，但从 15 岁开始动作迟缓、重复。如穿鞋一事，看一会再脱下，再穿再观察，重复好几遍才罢。19 岁身体突然僵直不会动了，不管什么场合，都会出现动不了的现象，故高中毕业就休学了。经化验、心电图、脑电图、CT 检查均无异常。西医诊断为癔病性厥症。根据其失眠多梦、烦躁抑郁、大便干结，舌苔黄腻之象辨为痰火所致，故选印会河"抓主症"之除痰降火汤，以异病同治之理。"咬定青山不放松""定方、定

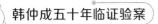
药、甚至定量"，始终贯穿豁痰清火之旨，而多年痼疾告愈。

痉　证

【概述】

痉证是以项背强急，四肢抽搐，甚至角弓反张为主症的一类疾病。

本病早在《黄帝内经》中已有论述，但对其病因的认识，多从外邪立论。如《素问·至真要大论》说："诸颈项强，皆属于湿。""诸暴强直，皆属于风。"认为痉证的病因是风和湿。《金匮要略》认为不但风、寒、湿之邪可以致痉，而津液耗伤，筋脉失养更是发病的关键。此后，历代医家都强调内因是本病发病的重要因素。如张景岳说："阴虚血少之辈，不能营养筋脉，以致抽挛僵仆。"

此外，因外伤破口不洁而感受外邪发痉者，与一般痉证不同，称之为"破伤风，"不属于痉证讨论范畴。

现代医学之流行性脑脊髓膜炎、流行性乙型脑炎、脑肿瘤、癔病、手足搐搦症、多种传染病引起的脑膜刺激症状，以及各种原因所致的惊厥，都属于痉证的范畴。

【病例】

1. 郝某，男，30岁，2004年12月2日初诊。

病史：患者今年春天突发高烧，继而头晕，项强、剧烈头痛，痛甚呕吐，烦躁不安，阵阵惊厥，有时谵语胡说，西医诊为流行性乙型脑炎，经治疗而康复。刻诊：午后热甚，头晕耳聋，夜晚盗汗，休息不好则头痛，偶有惊厥出现。舌质红绛，苔花剥脱，脉细数。

西医诊断：脑膜炎后遗症。

辨　　证：热伤营血，虚风内动。

治　　法：滋阴潜阳，养阴透热。

方　　药：大定风珠加味。

龟甲18g（先煎），鳖甲18g（先煎），生牡蛎60g（先煎），生地黄30g，麦冬12g，赤芍30g，阿胶珠10g，五味子10g，夏枯草15g，知母10g，炙甘草 10g，莲子 6g，玄参 10g，青蒿 10g，鸡子黄 1 枚。水煎服 7 剂。

12 月 10 日二诊：午后低热已退，手足蠕动明显减轻，余症同前，上方去鸡子黄，继服 7 剂。

12 月 19 日三诊：低热退，盗汗除，头晕缓解，唯耳聋口干，尿黄便秘，舌红少苔，脉细数。二诊方加火麻仁 30g，继服 7 剂。

12 月 26 日四诊：惊厥之证再未发作，口干舌红，脉细数。继以滋阴息风法。

方药：龟甲 30g（先煎），鳖甲 15g（先煎）生牡蛎 60g（先煎），赤白芍各 15g，麦冬 12g，阿胶珠 10g，生地黄 24g，夏枯草 15g，全蝎 3g，土鳖虫 10g，葛根 30g，火麻仁 30g，石菖蒲 6g，远志 6g。水煎服 7 剂。

2005 年 1 月 4 日五诊：精神佳，头晕耳聋消失，大便调，食纳可，舌质红，苔少薄白，脉细数。此阴虚渐复，肝风已去，继服四诊方 7 剂，以巩固疗效。

【按】郝某，脑膜炎后遗症。由外感温毒时邪而发病。恢复期热伏阴分，则低热盗汗；邪热深入下焦，灼伤肝肾之阴，水不涵木，肝阳偏亢，虚风时动而筋脉拘挛；邪热久留，灼伤真阴则舌绛少苔而干；头晕耳聋，均系肝肾阴虚，脑失所养而致。以大定风珠加味，育阴潜阳。方中鳖甲直入阴分，咸寒滋阴，以退虚热；龟甲、牡蛎育阴潜阳，具息风之力；生地黄、麦冬相合，共收滋阴清热、生津润燥之功，有增水行舟之意；阿胶珠、知母、五味子配赤芍凉血化瘀，以收滋阴不敛邪之效；火麻仁润肠通便以泻热；夏枯草清肝热，泻肝火，平肝阳，疏通气结；鸡子黄清热育阴，加柔肝息风之力。复诊加石菖蒲、远志、葛根健脑益智，以治耳聋；土鳖虫、全蝎祛风活血通络，使滋阴不敛邪。全方共奏滋阴潜阳、养心醒脑之效，服药 35 剂，诸症缓解消除。

2. 刘某，男，10 岁，2003 年 5 月 5 日初诊。

病史：患者发热胸闷，头痛项强 4 天，甚则角弓反张，口噤齘齿，手足挛急，小便短赤，大便三日未解。舌苔黄燥少津。现症：体温 39.5℃，颈项强直，心率速、律齐。化验血常规：白细胞 13.5×10^3/L，中性粒细胞 85%，淋巴细胞 12%。

西医诊断：手足搐搦症。

辨　　证：邪热入里，热盛动风。

治　　法：清热息风，养阴止痉。

方　　药：白虎汤合止痉散加味。

生地黄15g，玄参10g，生石膏30g，大青叶12g，知母6g，葛根18g，钩藤15g，地龙8g，全蝎5g，蜈蚣1条，大黄4g，甘草6g。水煎服5剂。

5月12日二诊：体温37.5℃，抽搐减轻，颈部及四肢僵直也缓解，大便通下，继服上方5剂。

5月18日三诊：神志清醒，大便调，患儿频频要水喝。仍宗上法。

方药：生地黄12g，麦冬10g，玄参10g，生石膏18g，大青叶10g，知母6g，葛根15g，钩藤15g，地龙6g，蜈蚣1条，全蝎4g，石决明15g，芦根15g。水煎服10剂，病情逐渐恢复，能正常上学。

【按】刘某属热盛发痉，由于热邪蕴滞于内，气机失调，故发热胸闷；热极生风或热伤津液，故口噤龂齿，项背强硬，手足挛急，甚则角弓反张。燥热内结，腑气不通，故腹满便秘。热盛伤津，故小便短赤；苔黄脉弦数有力均为实热壅盛之象。治以清热养阴、息风止痉。方中生地黄、玄参养阴清热；生石膏、知母、甘草、大黄泄热通便乃白虎之义；葛根、大青叶清热解毒而解痉；蜈蚣、全蝎、地龙、钩藤，止痉散加味，主以息风止痉。各药相配，使其热清而津液得养，服药20剂，诸症得解。

3. 钱某，女，71岁，2006年12月6日初诊。

病史：患者患胃病10余年，素体虚弱。昨天突然四肢抽搐，头昏目眩，自汗，疲乏无力，动则气短，心悸眠差，面色萎黄，唇淡无华。舌淡少苔，脉弦细。心电图检查无异常。

西医诊断：气虚惊厥。

辨　　证：气血亏虚，筋脉失养。

治　　法：益气养血，生津止痉。

方　　药：八珍汤加味。

党参15g，白术10g，茯苓12g，当归15g，熟地黄15g，白芍10g，川芎6g，鸡血藤30g，生牡蛎30g，钩藤24g，炙甘草10g，木瓜12g，全蝎4g。水煎服5剂。

12月12日二诊：眩晕减轻，服药期间再未抽筋，自汗少，仍乏力，上方加黄芪18g，继服5剂。

12月18日三诊：四肢抽搐未发作，精神较佳，胃纳不香，二诊方加炒谷麦芽各30g，水煎服5剂。后以十全大补丸巩固疗效。

【按】钱某，素体虚弱，由于血虚津亏不能濡养筋骨，故四肢抽搐。血虚不能上奉头脑，故头晕目眩。气血亏虚，脏腑失于濡养，故神疲乏力。血亏则元气耗伤，卫外不固，故气短而自汗。舌淡脉弦细均为气血亏虚之象。

方中党参、黄芪、茯苓、白术培补脾胃后天之本，增强气血生化之源；当归、白芍、熟地黄、川芎补血柔肝以充养百脉；鸡血藤活血通络，以使血脉流畅；牡蛎、钩藤平肝潜阳而有止痉疏筋的作用；全蝎、木瓜祛风解痉。诸药合用，气血充盛，则筋脉柔和而痉症自愈。

4. 贾某，男，11岁，2012年7月22日初诊。

病史：患儿今年4月在省级某医院诊为儿童抽动症。刻诊：挤眉眨眼，咧嘴，耸肩，仰颈，摸衣，抓头发，捏鼻子，说话急促，静坐不下，来回走动。舌质红，苔薄黄，脉弦滑。

西医诊断：儿童注意缺陷多动障碍。

辨　　证：肝阳偏亢，风痰扰动。

治　　法：平肝息风，化痰止痉。

方　　药：天麻钩藤饮加味。

天麻10g，钩藤30g，生地黄15g，生龙牡各30g（先煎），生石决明30g（先煎），石菖蒲6g，远志6g，莲子10g，山药10g，全蝎4.5g，竹茹10g，胆南星6g，白蒺藜12g，栀子10g，羚羊角粉2g（冲服）。水煎服10剂。

8月2日二诊：能静坐下与人交谈，余症同前，上方继服10剂。

8月14日三诊：挤眉眨眼，耸肩抓头诸症得以控制，二诊方继服10剂。

8月26日四诊：诸症已减轻八九成，睡眠欠佳，守方增损。

方药：天麻10g，钩藤15g，珍珠母30g（先煎），石决明24g（先煎），龙胆草6g，炒酸枣仁15g，羚羊角粉1.5g（冲服），石菖蒲6g，远志6g，莲子6g，全蝎4.5g，白蒺藜12g，蜈蚣1条，胆南星6g，生牡蛎18g，竹茹6g。水煎服10剂，举止正常，诸症悉平。

【按】贾某，患儿童注意缺陷多动障碍。《黄帝内经》曰："风盛则动""诸风掉眩，皆属于肝"之论，中医有"百病皆生于痰""百病多由痰作祟"

之说，结合临床症状，首先从风痰论治。风为阳邪，阳性主动，风痰上犯清窍，阻塞气机，则挤眉弄眼，咧嘴耸肩；壅塞咽喉，则喉养不适，怪声连连；流窜经络则肢体抽动，仰颈捏鼻。据上诸症诊断此病属中医"慢惊风""抽搐"范畴。小儿稚阳未充，稚阴未长，处于生理发育阶段，脏腑形态和功能都不完备，容易受到内外各种因素的影响，而出现相应的功能失调症状，其主要病理因素为风和痰。笔者以平肝息风、止痰止痉为法，取天麻钩藤饮加味。方中天麻甘平质润，厚重坚实，独入肝经，长于平肝潜阳，息风止痉，为治风之圣药；钩藤甘而微寒，偏于清肝热，息肝风；石决明、生龙牡质重沉潜，长于清肝热，潜肝阳，为凉肝镇肝之要药；栀子苦寒清降，善泻三焦之火而利湿，有导热下行之功；石菖蒲、远志、莲子养心安神以镇痉；生地黄、山药滋阴清热；竹茹、胆南星化痰息风；全蝎、羚羊角粉泻肝热、息肝风、止抽搐，全方共奏平肝息风、化痰止痉之效。患儿服药40剂，诸症平息，正常上学。

痿　证

【概述】

痿证是指症见筋骨痿软，肌肉瘦削，皮肤麻木，手足不用的一类疾患。临床上以两足痿软，不能随意运动者较多见，故有"痿躄"之称。

《素问·痿论》是论述本症的最早的文献，认为"五脏使人痿"。做了皮、肉、脉、筋、骨五痿的分类。五脏病变的发生，总由于脏气之热，或由情志所伤，或由年老肾衰，或由湿热浸淫所致，而病理的关键，在于筋骨、肌肉等失去气血津液的濡养。由于肺居高位，为五脏六腑之华盖，故以"肺热叶焦"为致痿的主因。由于足阳明为"五脏六腑之海"，故以"独取阳明"为治痿的主法。后世医家在此基础上，通过实践进一步认识到阴阳、气血、津液之虚，湿痰、瘀血、食积之患，皆能使人成痿。至于治法，除取阳明外，亦重视肝、脾、肾三脏。对于痿证的辨证和治疗，都已有所发展。

痿证应与痹证、中风后遗症做鉴别。痿证筋骨痿软，肌肉麻木，甚至瘦削，但肢体关节一般不痛；痹证日久亦可出现肌肉麻木、瘦削，但始终有关节疼痛；中风后遗症与痿证，虽然亦有相似之处，但中风是半身瘫痪，常有语言謇涩，口眼㖞斜。痿证则无这些见症。

现代医学多发性神经炎、脊髓空洞症、进行性肌萎缩、重症肌无力、周围性麻痹、肌营养不良症、癔病性瘫痪和表现为软瘫的中枢神经系统感染后遗症等，均属本病范畴。

【病例】

1. 陈某，男，31 岁，2010 年 4 月 15 日初诊。

病史：患者 2 周前在田间耕地中突然昏厥，约 2 分钟后苏醒，醒后全身无力，两下肢酸软，活动不便。西医诊为神经功能性障碍。刻诊：头晕头痛，腰困，下肢麻木、发凉、痿软无力，血压 170/100mmHg。舌红，无苔，脉细弱。

西医诊断：神经功能性障碍。

辨　　证：气血两亏，筋脉失养，肝肾不足，上盛下虚。

治　　法：调理气血，补益肝肾。

方　　药：太子参 18g，沙参 12g，石决明 15g，生牡蛎 30g，丹参 30g，小蓟 30g，赤芍 12g，当归 10g，怀牛膝 10g，川续断 15g，狗脊 30g，仙茅 10g。水煎服 7 剂。

4 月 23 日二诊：脉症同前，上方加仙灵脾 10g，继服 14 剂。

5 月 5 日三诊：下肢略能抬举，站立较稳，尚有麻木、发凉感觉，血压 140/100mmHg，前法加温肾壮阳之品，既见效机，并力再进。

方药：太子参 15g，沙参 10g，石决明 24g，生牡蛎 30g，丹参 30g，小蓟 30g，赤芍 15g，当归 10g，怀牛膝 10g，仙灵脾 12g，仙茅 10g，醋炙龟甲 15g，熟地黄 12g，锁阳 10g。水煎服 10 剂。

5 月 15 日四诊：服药 30 剂后，两下肢能移动，三诊方继服 7 剂。

5 月 24 日五诊：靠拐杖能行动，漫步 30 米，药已见效，改汤为丸，缓图治疗。

方药：熟地黄 30g，山药 12g，山茱萸 10g，泽泻 15g，牡丹皮 10g，茯苓 12g，狗脊 30g，木瓜 12g，仙灵脾 12g，川续断 15g，党参 15g，知母 10g，黄柏 10g，牛膝 10g，丹参 30g，当归 10g，沙参 15g，锁阳 10g，紫河车粉 12g，蚂蚁 10g，赤芍 30g，生牡蛎 30g，炒麦芽 30g。取 3 剂量，共研细末，炼蜜为丸，每丸重 10g，每日早晚各服 1 丸，白开水送下。该丸药服 3 月余，诸症缓解，能下地劳动。

【按】陈某，以下肢麻木，酸软不能站立为主症，属于痿证范围。肝主筋，肾主骨，肝肾不足，气血两虚，则筋骨络脉，失于濡养，以致痿弱不用。头晕头痛，舌红无苔，血压较高，则属阴虚阳亢之象。治疗原则是调理气血、补益肝肾，并应养阴柔肝，使亢阳下潜。补益肝肾用狗脊、续断、牛膝；养阴柔肝用沙参、石决明、牡蛎；益气和血，充养筋脉用太子参、丹参、赤芍、当归；加入小蓟以降血压；尔后加仙灵脾、仙茅、锁阳以补肝肾，健筋骨，温通经脉，促进气血的循行。针对下肢痿软不能站立，麻木发凉，脉象细弱，不独肝肾阴虚，肾阳亦亏的主症，而进一步施治，与原养阴柔肝的辨证用药，是相互协调，统一矛盾，以治疗上盛下虚之证。患者服药38剂后改汤为丸，继服3月余而诸症悉解。

2. 郝某，女，45岁，2003年6月20日初诊。

病史：患者患下肢瘫痪3年，曾在北京、上海等多家医院诊治，诊为肌萎缩脊髓侧索硬化症。经西医治疗仍下肢瘫痪，不能站立。刻诊：患者坐轮椅，不能站立，下肢肌肉萎缩，兼有腰疼、四肢冷、失眠、神疲食少。舌质红，苔薄黄，脉细弱。血压130/90mmHg。

西医诊断：肌萎缩脊髓侧索硬化症。

辨　　证：肝脾肾俱虚，筋脉肌肉失养。

治　　法：健脾补肾，舒筋活络。

方　　药：健步虎潜丸加味。

何首乌15g，熟地黄12g，狗脊30g，续断15g，党参15g，当归10g，赤芍24g，木瓜12g，牛膝10g，桑寄生15g，红花6g，广木香6g，黄芪15g，枸杞12g，龟胶10g（冲服）。水煎服10剂。

6月23日二诊：脉症同前，上方继服10剂。

7月5日三诊：脉症同前，二诊方继服10剂。

7月18日四诊：服药1月，病情起伏不定。下肢沉重稍有减轻，饮食如常，上肢仍无力举起，下肢仍不能动。仍遵前法。

方药：何首乌12g，熟地黄15g，砂仁10g，狗脊30g，续断15g，木瓜15g，桑寄生15g，红花6g，蜈蚣1条，当归10g，党参15g，牛膝10g，赤芍30g，独活10g，龟胶10g（另冲）。水煎服10剂。

8月2日五诊：服药40余剂，下肢沉重减轻，能站立，行步不行、伸腰时小腿抽筋已愈，精神较好，饮食如常，生活仍不能自理。自觉虽有一点疗效，但临床症状治疗前后基本相同。据其症舌红少苔，脉细数，及属肝肾不足的下肢痿软，瘫痪不能站立，继服上方10剂。后以健步虎潜丸合六味地黄丸，缓图取效。

【按】 郝某，诊断为肌萎缩脊髓侧索硬化症。西药治疗3年，其效不显，且瘫痪在轮椅上，肌肉萎缩，上下肢不能动。病家要求服中药治疗，观其症深感无奈。《素问·痿论》有五痿的分类，论其病因，皆属于热。由于皮毛虚弱，肌肉不仁，血脉空虚，筋膜干燥，骨枯髓减，逐步成为痿证。患者由劳累后汗出淋雨而得病，寒湿之邪从皮肤肌肉乘虚入侵，久则寒去湿留，因体质阴亏而湿从热化，再耗阴血，内伤肝、脾、肾三脏，以致肌肉萎缩，筋脉失养，骨髓空虚，形成痿证。同时由于肝肾之阴匮耗，引起心肝之火扰动，以致神疲、失眠，兼之脾胃运化失职，生化之源亏乏，以致饮食减少，肌肉瘦削，病情日趋严重。在补养肝肾精血的同时，必须照顾到脾胃之生化。因此，在选方用药时从肝、脾、肾三脏着想，贯穿着以健运脾胃为中心，使胃纳增加，药物得到输布，以控制病势的发展。就目前的疗效看，服药半年余，症状基本没有向好的方向转变，但临床症状稍有减轻，病情趋于稳定，虽没有达到治愈的要求，但还可能逐步得到恢复。

痹　证

识药选方
尽在码中

☆ 打 基 础
☆ 学 知 识

【概述】

痹证是指人体受到风、寒、湿等外邪的侵袭，使气血运行不畅，引起肢体关节肌肉疼痛、酸楚、麻木、伸屈不利或关节肿胀的一类疾病。《金匮要略》名为"历节"。《诸病源候论》称之为"历节风"。后世医家也称之为"痛风""白虎历节风"等。

本证在临床上较为常见，历代医籍都有详细的记载。《素问·痹论》对本病的病因、病机、治法以及预后均有较为全面的论述。《金匮要略》中的中风历节病及《诸病源候论》的风湿痹候、风湿候、历节风候、风痹候等，均属痹证范围并做了进一步的讨论，后世医家也各有发挥和发展，使之对本证的认识更为深入和全面。

关于本证的分类，各家不一。有按病因分类，分为风寒湿痹和热痹两类；也有分为风痹、寒痹、湿痹、热痹四类，或加顽痰瘀血一证合为五类；也有按病的部位来分，如筋痹、肌痹、骨痹、脉痹、皮痹五类；或按临床证候分类，如痹痛游走不定者，称为行痹，或周痹、白虎历节；关节肿痛，重着不移的称着痹；以痛为主的称痛痹；还有按五脏见证命名分类，诸如肺痹、脾痹、肝痹、心痹、肾痹、肠痹、胞痹等。可见前人从病因、病位、病证类型及脏腑经络学说各个方面进行了探讨，比较全面地认识和讨论了痹证，所以它的含义和范围是广泛的，内容是多方面的，如"脉痹"，其症状为"血凝不流"，可能包括西医的脉管炎一类病证；"肌痹"的症状为"肌肤尽痛"，包括了西医的风湿性肌炎；"心痹"的症状为"心悸、气喘、太息、烦躁"等，与西医的风湿性心脏病相似，故绝不能把痹证仅仅理解为风湿性关节炎或类风湿性关节炎，而局限了痹证的范围。但近世因袭于病因分类为主，辨证的概念也就偏重于关节疾病，这里所集病例，也以关节疾患为主。

现代医学的风湿热、痛风、风湿性肌炎、风湿性关节炎、类风湿性关节炎等都属于本证范畴。

【病例】

1. 梁某，女，60岁，2002年7月5日初诊。

病史：患者素体尚健，近1个月来右膝关节灼热肿胀，疼痛酸楚，食欲不振。舌苔黄腻，脉弦细。血沉160mm/h。

西医诊断：风湿热。

辨　　证：风热蕴滞，血络不通。

治　　法：祛风清热，化湿通络。

方　　药：自拟五藤饮。

桂枝3g，赤芍30g，威灵仙15g，忍冬藤15g，络石藤15g，海风藤15g，鸡血藤30g，天仙藤10g，生薏苡仁30g，乌梢蛇12g，川牛膝10g，陈皮6g。水煎服5剂。

7月12日二诊：右膝关节肿痛较剧，行走不便，皮肤不红，近日兼有发热，夜间疼痛加剧，舌质淡红，苔厚腻黄，脉弦细数。风湿热侵袭筋络关节、蕴结不解，热势渐盛，再予上方加桃仁 10g、红花 6g，水煎服 5 剂。

7 月 18 日三诊：药后右膝关节肿痛略减，夜能入寐，发热渐退，再进二诊方 7 剂。

7 月 27 日四诊：诸症减轻，三诊方继服 7 剂。

8 月 6 日五诊：右膝肿胀已退，疼痛亦止，病已十去八九，唯走动下肢酸楚无力，饮食、二便如常，舌苔薄腻，脉弦细。此余邪未除，卫阳尚不宣畅，再守原法。

方药：桂枝 6g，赤芍 15g，当归 10g，红花 6g，威灵仙 12g，络石藤 12g，海风藤 12g，鸡血藤 30g，忍冬藤 12g，天仙藤 10g，乌梢蛇 10g，生薏苡仁 30g，川牛膝 6g，晚蚕沙 15g。水煎服 7 剂。

8 月 13 日六诊：右膝关节疼痛已止，行动时右腿仍酸软无力，风湿热蕴结之邪渐得解散，但经络未和，气血流行未畅，病已向愈。以五诊方加狗脊 30g，水煎服 7 剂。复查血沉 25mm/h。

【按】梁某之病，属于热痹，与风、寒、湿三气杂合而为痹者不同。患者发病较急，出现关节灼热肿痛的热证。邪从外来，与内有蕴热有关。方用桂枝、赤芍、乌梢蛇、威灵仙祛风行湿，疏通经络，配合忍冬藤、络石藤、鸡血藤、海风藤、天仙藤以清湿热，兼消肿止痛，牛膝引药下行。复诊时关节肿痛较剧，再加红花、桃仁以活血化瘀，通络止痛。加强了通利经络关节的作用，患者服药 38 剂，风湿热愈。

2. 周某，男，46 岁，2003 年 5 月 12 日初诊。

病史：患者素患痹证，近日来遍体关节酸痛，游走不定，怕冷，恶风出汗，胃纳欠香，咽喉充血。舌边尖红，苔薄腻，脉细。

西医诊断：关节炎。

辨　　证：风湿留恋经络，气血流行不畅。

治　　法：祛风化湿，清热通络。

方　　药：桂枝芍药知母汤加减。

桂枝 6g，赤芍 30g，知母 12g，生地黄 15g，制川乌 6g，陈皮 10g，鸡血藤 30g，炙甘草 10g，黄芪 15g，狗脊 24g，制附子 6g，鸟不宿 15g。水煎服 5 剂。

5 月 18 日二诊：诸症同前，上方继服 5 剂。

5月24日三诊：关节酸痛已减，仍觉怕冷，胃纳进步，神疲乏力，再守原意，二诊方改黄芪为30g，再进5剂。

5月30日四诊：关节酸痛续减，感觉腰部酸冷，纳香，精神好转，三诊方去陈皮，加淫羊藿12g，水煎服5剂。

【按】周某，素患痹证。症状为关节游走性疼痛，畏寒怕冷，乃风寒湿邪，流注于经络、关节，而以风邪为先导，阻碍气血之运行所致。但患者咽痛充血，舌边尖红，则系内有蕴热无疑。如此病邪交错之证，用药自当细细斟酌。处方以桂枝芍药知母汤加减，寒温并投。用桂枝、川乌以祛风化湿散寒；赤芍、鸡血藤舒筋活血通络；乌不宿有追风定痛、透骨之妙；知母、生地黄、炙甘草以清热润燥缓急；黄芪益气固表；附子温阳协助桂枝散寒；狗脊补肝肾而强筋骨，兼能祛风湿治痹痛。三诊时改黄芪30g，增强益气固表之力；四诊时痛减纳香，精神好转，因腰部酸冷，去陈皮，加淫羊藿益肾强腰。

3. 王某，男，36岁，2002年10月6日初诊。

病史：患者患类风湿性关节炎10年。刻诊：四肢关节疼痛，无红肿，腰膝冷痛，强直不适，两下肢不得屈伸，天阴加重，遇寒痛剧，得暖则缓，困倦乏力。舌体胖质淡，苔白腻，脉沉弦。

西医诊断：类风湿性关节炎。

辨　　证：风寒湿痹，肝肾气血亏虚。

治　　法：温补肝肾，利痹止痛。

方　　药：独活寄生汤加味。

独活12g，桑寄生15g，川续断15g，秦艽10g，杜仲15g，当归10g，白芍15g，生地黄15g，制附子10g，狗脊30g，乌梢蛇15g，蜈蚣2条，仙灵脾10g，豨莶草30g，生薏苡仁30g，羌活6g。水煎服7剂。

10月15日二诊：关节疼痛病情稍有缓解，恶寒好转，上方继服7剂。

10月24日三诊：诸关节疼痛、恶寒好转，二诊方继服7剂。

11月3日四诊：四肢关节痛减，下肢能屈伸，三诊方继服7剂。

11月12日五诊：诸痛减，腰部活动自如，改汤为丸。

方药：独活12g，桑寄生15g，羌活6g，防风10g，细辛4g，川芎10g，当归12g，生地黄15g，白芍15g，桂枝10g，杜仲15g，川牛膝10g，炙甘草10g，木瓜15g，党参15g，狗脊30g，仙灵脾10g，乌梢蛇15g，蜈蚣2条，土鳖虫 10g，秦艽 10g，金雀根 10g。配 3 剂量，共研细末，炼蜜为丸，每丸 9g，每日早晚各 1 丸，白开水送服，服药 3 月，诸症消失，缓图取效。

【按】王某所患之病为类风湿性关节炎，风寒湿痹日久，肝肾阳虚，气血不足，属正虚邪实者。治宜温补肝肾，壮腰强脊，佐以养血活血，利痹通络，取独活寄生汤化裁。方中独活善行血分，长于祛风湿除筋骨之间风寒湿邪而偏治下部；羌活气清性烈，发散力强，善行气分，能直达巅顶，善治上部风邪。"二活"相须为用，既增强了祛风胜湿、通痹止痛的作用，又照顾到表里上下之病位，可谓珠联璧合，相得益彰。桑寄生为补肝肾、壮筋骨、祛风湿、调血脉、舒筋通络之要药；狗脊长于补肝肾而强筋骨，兼能祛风除湿；杜仲、川续断相须配伍，补肝肾、壮筋骨之力倍增，而且有补而不滞之特点；巴戟天功能补肾壮阳，强筋健骨，祛除寒湿；补骨脂善补命门之火，温散寒邪，"能暖水脏，阴中生阳，壮火益土之要药也"；制附子辛热燥烈，走而不守，为通行十二经的纯阳之品，善补命门之火、益五脏之阳，为温补命门之主帅，温阳、散寒、蠲痹止痛是其主要功用；仙灵脾内壮肾阳而强筋骨，外散风湿而疗痹痛；蜈蚣性善走窜，祛风力佳，具有良好的通络止痛作用；乌梢蛇专入肝经，性平无毒，为祛风通络、利痹止痛之要品；牛膝专入肝、肾二经，功善下行，具有补肝肾、壮筋骨、活血祛瘀之功；生薏苡仁健脾利湿，舒筋除痹为其所长，与祛风湿药同用，则增强祛湿除痹之力，同补益药为伍，具有补而不滞之特点；当归、白芍、生地黄三药组合为用，滋阴养血之力倍增，寓于温补肝肾药之中，有"善补阳者，必于阴中求阳"之义；羌活、豨莶草寓于诸药之中，增强祛风升清之力，导药直达病所；制附子、狗脊温阳补肾，强筋骨。诸药合用，共收温补肝肾、壮腰强脊、养血活血、祛风除湿、利痹止痛之功。患者服药半年余，诸症皆除。

4. 赵某，女，49 岁，2009 年 6 月 14 日初诊。

病史：患者患类风湿性关节炎 5 年，肩、踝关节及手指关节变形，反复疼痛，每遇气候变化受风寒而加重，活动不灵活。刻诊：双手关节肥大变形，形状"鸡爪样"，伴头晕腰困。舌苔白腻，脉弦。化验血沉 80mm/h，抗链 O（＋），类风湿因子（＋）。

西医诊断：类风湿性关节炎。

辨　　证：寒湿蕴滞，经络不遂。

治　　法：活血化瘀，祛风利湿。

方　　药：身痛逐瘀汤加味。

秦艽 10g，川芎 6g，桃仁 10g，红花 10g，羌活 10g，制没药 6g，当归 15g，五灵脂 15g，鸡血藤 30g，乌梢蛇 18g，生薏苡仁 30g，地龙 10g，赤芍 30g，苍术 10g，黄柏 10g，土鳖虫 10g。水煎服，每日 1 剂，14 剂。

6 月 29 日二诊：药后关节疼痛减轻，畏寒怕冷，上方去赤芍、没药，加仙灵脾 12g、金雀根 15g。继服 14 剂。

7 月 15 日三诊：关节疼痛续减，屈伸不灵活，二诊方加木瓜 15g、老鹳草 15g。水煎服 14 剂。

8 月 1 日四诊：疼痛明显大减，关节肿大亦退，守方继服 14 剂。

8 月 18 日五诊：病情日趋恢复，已能料理家务，阴雨天偶有轻微疼痛。

方药：秦艽 10g，川芎 6g，当归 12g，桃仁 10g，红花 10g，羌活 10g，五灵脂 12g，鸡血藤 30g，土鳖虫 10g，乌梢蛇 18g，地龙 12g，金雀根 12g，木瓜 15g，淫羊藿 12g，制附子 6g，丝瓜络 10g。水煎服 14 剂，隔日 1 剂。

【按】赵某患类风湿性关节炎，临床尤以寒邪为甚。寒则凝塞，瘀滞不通。由于患者病久，发生从阴化寒等变化过程，因有风邪善行而数变之特点，故关节疼痛游走不定；风舍于血则血行不畅，故疼痛兼麻木，气候变化，阴气较甚时疼痛加重。根据其初有串痛，渐转定痛，关节变形漫肿，加之苔腻，投以身痛逐瘀汤加味，祛风除湿，逐瘀通络。方用桃红四物汤养血活血；身痛逐瘀汤化瘀通络；三妙丸燥湿健脾；五灵脂、土鳖虫、没药化瘀通络，止痹痛；地龙、乌梢蛇合用，祛风通络止痛效良。

患者密切配合，守法定方，"咬定青山不放松"，坚持治疗，服药 70 剂，诸症得解，但"鸡爪样"变形不易复原。

5. 高某，男，45 岁，2014 年 9 月 4 日初诊。

病史：患者腰腿痛，周身关节痛，四肢酸重 1 年余。现症四肢麻木，手足凉，有时抽筋，屈伸不利，面色苍白，动则气短，语声低微，精神不振，体质营养欠佳。舌质淡，中有白苔，脉沉细无力。

西医诊断：风湿性关节炎。

辨　　证：寒湿闭阻经络，筋脉失荣。

治　　法：补血温经，燥湿通络。

方　　药：秦桂四物汤加味。

秦艽 10g，桂枝 10g，当归 10g，黄芪 30g，川芎 10g，赤芍 24g，熟地黄 15g，牛膝 10g，川续断 15g，独活 12g，苏木 10g，生薏苡仁 30g，丝瓜络 10g。水煎服 7 剂。

9 月 13 日二诊：药后关节痛缓解，腰痛不减，上方加狗脊 30g，继服 7 剂。

9 月 22 日三诊：四肢屈伸自如，抽筋麻木缓解，二诊方继服 7 剂。

10 月 3 日四诊：服药 21 剂，关节痛止，抽筋麻木均愈，效不更方。

方药：秦艽 10g，桂枝 10g，当归 10g，川芎 6g，熟地黄 12g，川续断 15g，制附子 6g，淫羊藿 12g，木瓜 15g，生薏苡仁 30g，鸡血藤 30g，川牛膝 10g。水煎服 7 剂，痛愈。

【按】高某，为寒湿之邪侵袭，流注经脉，闭阻络脉，荣卫流通不畅之寒湿痹证。故治法取补血温经、祛湿活络之剂。在补血调经的四物汤中加桂枝取其味辛甘温，调和荣卫，温经通阳；黄芪配当归为当归补血汤，意在补气生血，以有形之血不能自生，生于无形之气也；秦艽宣散，去寒湿。苦燥湿，辛散风，治风寒湿痹；附子药性刚强，走而不守，能上助心阳以通脉，中温脾阳以健运，下补肾阳以益火，温里扶阳；独活性味辛苦温，散风除湿；苏木、丝瓜络活血通络；牛膝、川续断补肾续筋；生薏苡仁健脾利湿；木瓜、鸡血藤平肝缓挛急而治四肢抽筋，屈伸不利。全方合用，寒湿去，络脉通，荣卫行而诸症愈。

6. 曹某，男，60 岁，2013 年 3 月 18 日初诊。

病史：患者患类风湿性关节炎 5 年。刻诊：两手指肿痛变形，畏寒乏力，握物不固。苔薄白，脉沉细。

西医诊断：类风湿性关节炎。

辨　　证：风寒湿久阻脉络，血瘀凝结。

治　　法：祛风除湿，化瘀搜络。

方　　药：大乌头煎合当归四逆汤加味。

制川乌 9g（先煎），制草乌 9g（先煎），黄芪 24g，麻黄 6g，当归 10g，细辛 3g，桂枝 10g，赤白芍各 15g，桃仁 10g，红花 10g，乌梢蛇 18g，全蝎 4.5g，蜈蚣 1 条，生甘草 10g。水煎服 10 剂。

4月1日二诊：指关节肿痛减轻，畏寒依旧，上方继服10剂。

4月13日三诊：脉沉细，苔薄白，阳虚之体，风寒湿瘀已有化机，守前方增损。

方药：制川草乌各9g（先煎），生黄芪30g，麻黄4g，桂枝10g，细辛3g，淫羊藿12g，当归15g，乌梢蛇15g，全蝎4.5g，蜈蚣1条，赤芍30g，巴戟天12g，桑寄生30g。水煎服10剂。

4月25日四诊：手指关节肿消痛止，畸形较前缓和，脉细苔白，此为风寒湿已化，三诊方继服10剂。

5月6日五诊：诸症向愈，病久气血亏耗，前方加入益气养血之品。

方药：炙黄芪30g，当归12g，川芎10g，熟地黄15g，制附子9g，赤芍30g，淫羊藿12g，乌梢蛇15g，蜈蚣1条，杜仲15g，鹿角片6g，伸筋草30g。水煎服10剂，临床症状基本消失。

【按】曹某患类风湿性关节炎，其指关节肿痛变形、不红不热，畏寒，脉沉细，苔薄白，属寒无疑，由于风寒湿瘀凝结经隧关节，不易外攘，故用一般祛风散寒化湿药往往效果不著，须用大辛大热、温经逐寒通络之大乌头煎再加透骨搜络之虫类药，方能奏效。本例首诊用大乌头煎加当归四逆汤、桃仁、红花温经散寒活血，全蝎、蜈蚣、乌梢蛇搜剔络脉，初获成效；三诊加入补肾壮骨之巴戟天、桑寄生更获疗效；五诊时加入鹿角片，增其扶正温阳之力，重用伸筋草加强了舒筋活络、祛风止痛之力，遂获良效。

7. 王某，女，28岁，2007年3月20日初诊。

病史：患者关节游走性肿痛2月余。刻诊：寒热往来，膝关节红肿热痛，行走不便。苔薄白，脉细数。化验血沉80mm/h。

西医诊断：风湿性关节炎。

辨　　证：风湿热交蒸，络脉阻滞。

治　　法：祛风化湿，清热通络。

方　　药：麻黄连翘赤小豆汤加味。

麻黄6g，连翘12g，赤小豆30g，防风10g，防己10g，桂枝10g，白芍15g，桃仁10g，怀牛膝15g，制附子6g，生薏苡仁30g，忍冬藤12g。水煎服5剂。

3月26日二诊：两踝关节作痛上及膝部，口干，胸闷，心悸。舌边尖红，苔薄，脉细数。此为风湿热郁蒸关节，有内传心包之象，故上方加生石膏30g、知母10g，有桂枝白虎汤之意。继服5剂。

4月3日三诊：关节肿痛减而未止，舌质淡，苔薄白，脉细数。二诊方加生地黄15g、络石藤15g。继服5剂。

4月9日四诊：关节痛以两膝为甚，仍守前法进退。

方药：防风10g，防己10g，知母10g，忍冬藤15g，络石藤15g，生薏苡仁30g，川牛膝10g，当归12g，丹参30g，独活10g，赤芍30g。水煎服10剂。

4月22日五诊：足跟偶有隐痛，关节痛基本消失，血沉20mm/h，舌红润，脉细。风湿热久稽，日渐清化，阴虚之质略有显现，再以养阴理气而化风湿。

方药：生地黄15g，丹参30g，玄参10g，石斛12g，忍冬藤15g，防己10g，络石藤15g，生薏苡仁30g，郁金10g，片姜黄10g，虎杖30g，鸡血藤30g。水煎服10剂而愈。

【按】王某，行走不便。笔者拟麻黄连翘赤小豆汤用以治疗痹证之邪在表分者。方中取麻黄祛风，赤小豆利湿消肿，连翘清热解毒，与"风、寒、湿三气杂至合而为痹"之夹热者颇为合拍。二诊有化热之象故加生石膏、知母以清热化湿，三诊时加络石藤以化湿通络。本病之发生多因气血不足，营卫不固，风湿之邪乘隙而入。本患者因有舌红、足痛等阴虚内热之象，故五诊时用滋阴养血清热化湿通络之品而收功。患者服药35剂而愈。

8. 王某，男，50岁，2003年7月10日初诊。

病史：患者右侧腰髋、腿、膝关节痛3年。近1个月加重，经CT拍片检查，诊断为第4、5腰椎骨质增生，腰椎间盘突出，颈椎体侧弯，颈椎增生，膝关节增生，踝关节亦增生。患者痛苦病容，腰髋活动及步履受限，纳食不馨。舌有瘀点，苔薄白，脉沉弦。

西医诊断：骨质增生。

辨　　证：肝肾不足，瘀血阻滞。

治　　法：补肾壮骨，活血通络。

方　　药：自拟抗增生方。

丹参30g，赤芍30g，桃仁10g，红花10g，制乳没各6g，生香附10g，秦艽10g，独活10g，防风10g，地龙10g，当归30g，醋五灵脂12g，三棱10g，莪术 10g，川芎 10g，生麦芽 30g，狗脊 30g。水煎服 10 剂。

7月 22日二诊：服 2剂后疼痛加重，5剂尽，痛缓解。继服上方 10剂。

8月 5日三诊：关节痛减轻，腰髋能自由活动，食欲增进，效不更方，二诊方再服 10剂。

8月 18日四诊：疼痛大减，能下地干活，舌脉同前，守法进退。

方药：丹参 30g，赤芍 30g，当归 30g，川芎 6g，桃仁 10g，红花 10g，三棱 10g，莪术 10g，生香附 10g，醋五灵脂 15g，金雀根 12g，桑寄生 30g，骨碎补 15g，土鳖虫 10g，狗脊 30g。水煎服 10剂。

9月 9日五诊：全身关节痛、腰髋痛基本消退，舌淡，苔薄白，脉沉细，仍有气血不充，脾肾两虚之候，遂改汤为丸。

方药：人参 80g，鹿角 60g，紫河车 40g，红蚂蚁 30g，血竭 20g，丹参 60g，赤芍 60g，全蝎 30g，蜈蚣 10条，土鳖虫 30g，独活 40g，木瓜 30g，生香附 30g，制没药 20g，乌梢蛇 60g，地龙 45g，红花 30g，金雀根 30g，补骨脂 30g，杜仲 30g，秦艽 30g，黄芪 60g。以上共研细末，炼蜜为丸，每丸 9g，早晚各服 1丸，白开水送下，继服 3月余，腰腿痛再未发作。10余年来一直参加农业劳动。

【按】王某，患者腰疼日久，湿热熏蒸，气血运行不畅，"不通则痛"，治以活血补肾、祛风通络。抗增生方是桃红四物汤合身痛逐瘀汤加减方，功能通血活络、止痛。五诊时重用虫类药，以加强祛风止痛效果。后以脾肾双补、祛风活络之药制丸剂，缓补而取效。

9. 刘某，女，62岁，2012年 7月 13日初诊。

病史：患者双手关节红肿热痛，晨起发僵，握力差已 3年。近 1月来逐渐加重，发展至肘关节、膝关节、踝关节亦痛，呈游走性疼痛，活动受限，大便干。舌红，苔薄黄，脉沉数。

西医诊断：痛风。

辨　　证：风湿阻络，肝肾阴虚。

治　　法；祛风除湿，补肾通督。

方　　药：四妙散加味。

苍术 10g，黄柏 15g，生薏苡仁 30g，木瓜 15g，怀牛膝 10g，赤芍 30g，晚蚕沙 30g，乌梢蛇 30g，防己 10g，穿山龙 12g，制川乌 6g，威灵仙 15g，桑寄生 30g，土茯苓 30g，伸筋草 30g。水煎服 7 剂。

7 月 22 日二诊：诸痛有缓解，上方继服 7 剂。

8 月 2 日三诊：关节痛大减，活动自如，此为湿热已化，络脉渐通，二诊方继服 7 剂。

8 月 13 日四诊：疼痛基本消失，继以上方加减进退。

方药：黄柏 12g，生薏苡仁 30g，苍术 10g，木瓜 15g，晚蚕沙 30g，赤芍 30g，萆薢 12g，乌梢蛇 24g，补骨脂 15g，何首乌 30g，鸡血藤 30g，伸筋草 30g，金雀根 10g，杜仲 12g。水煎服 14 剂，诸痛愈。

【按】刘某的痛风属湿热下注型。痛风是嘌呤代谢障碍所致的一组慢性代谢性疾病，其临床特点为出现高尿酸血症及反复发作的痛风性急性关节炎，严重者可致关节畸形以及功能障碍。

患者发病 3 年，关节红肿热痛，证属湿热下注，以清热燥湿立法，选四妙散加味，多年痼疾告愈。方中善用对药，苍术配黄柏，苍术苦温性燥，辛香发散，外可祛风湿，内能燥脾湿，然其作用则以燥湿为主；黄柏泻肾火而退虚热，且能除下焦湿热，两药相配伍清热燥湿功著。生薏苡仁和木瓜为一组对药，生薏苡仁味甘淡，归脾而治湿热，养肝而治眦伤泪出，益肾而除痛湿寒，利湿而不伤阴；木瓜酸温，归肝脾经，功效利湿理脾、舒筋活络，木瓜偏于治疗湿寒所致的筋脉拘急和腿肚转筋，薏苡仁偏于治疗湿热所致的筋脉拘挛，肢体难伸，两药相合以舒筋除痹。晚蚕沙配木瓜增强了祛风除湿、和胃化浊之效；伸筋草配防己舒筋活络、祛风止痛；威灵仙配伸筋草，祛风除湿，有较好的通络止痛的作用，适用于风湿痹病。桑寄生配杜仲增强了补肝肾、除风湿、强筋骨功效。由于患者诸关节游走性疼痛，有"善行数变"的特点，故重用了乌梢蛇以祛风通络定痛；土茯苓甘淡而性平，为利湿解毒之品，此处用以清热解毒，除湿通络。服药 35 剂，多年痼疾治愈。

10. 韩某，男，38 岁，2009 年 4 月 7 日初诊。

病史：患者患强直性脊柱炎 3 年，腰髋及双膝关节疼痛，遇冷加重，得热痛减，伴僵直不舒。刻诊：近日腰髋关节疼痛加重，腰椎僵直成弓形，不能直立，前弯、侧弯、后仰活动受限，双下肢无力，服"尪痹冲剂"未见显效。查血沉 40mm/h，类风湿因子（-）。舌质淡，苔白，脉弦细。

西医诊断：强直性脊柱炎。

辨　　证：寒伤筋骨，督阳不化，经络瘀阻。

治　　法：补肾祛寒，强督壮阳，活瘀通络。

方　　药：补肾通督方加味。

骨碎补 15g，桑寄生 30g，续断 15g，狗脊 30g，制附子 6g，威灵仙 10g，川牛膝 10g，伸筋草 30g，独活 10g，鸡血藤 30g，淫羊藿 10g，土鳖虫 10g，赤芍 30g，透骨草 30g，生薏苡仁 30g。水煎服 30 剂。

5月10日二诊：腰髋诸痛明显减轻，僵直感显著柔和，活动较前灵活，上方加蜈蚣 2 条、穿山龙 10g。继服 30 剂。

6月15日三诊：服药 60 剂，髋关节疼痛基本消除，腰板能直立，舌苔略白，脉沉弦。改汤为丸，缓补通督。

方药：补骨脂 10g，杜仲 15g，续断 30g，狗脊 30g，桑寄生 30g，淫羊藿 10g，制附子 10g，白僵蚕 10g，蜈蚣 2 条，透骨草 30g，土鳖虫 10g，红花 10g，伸筋草 30g，泽兰 15g，木瓜 18g，生地黄 18g，穿山龙 10g，炙黄芪 30g。

上方配 3 剂量，共研细末，炼蜜为丸，每丸 9g，早晚各服 1 丸，服丸药 100 天，疗效巩固，诸痛消失。随访 10 年，患者精神佳，体力壮，正常上班。

【按】韩某患强直性脊柱炎 3 年。此为临床难治病之一，疗程长，见效慢，真有棘手之感。"腰为肾之府"，"肾主骨"为中医精髓理论，以肾为辨证中心，抓住寒邪入侵的特征，以补肾祛寒、强督通络为治疗大法。熔补肾、祛风、散寒、通络于一炉，辨证准确，用药胆大、心细，患者紧密配合，按印会河先生的观点，"抓主症，定方、定药，甚至定量"，"咬定青山不放松"地治疗，服药 60 剂，病机大转，髋关节疼痛消失，腰板也直立，能正常上班，后改汤为丸，取"丸者缓也"之意，缓图取效而病愈，通过 10 年随访，病再未发，患者身体壮实。

11. 王某，男，35 岁，2013 年 7 月 10 日初诊。

病史：患者 1 月前骑摩托车撞树而仆倒，右膝关节外伤而红肿热痛，经 X 线摄片骨骼无损伤。刻诊：右膝关节持续疼痛，活动无力，跛行，刮风下雨疼痛加重。舌质暗红。苔薄白，脉沉弦。

西医诊断：运动损伤。

辨　　证：外伤瘀血，经脉闭阻。

治　　法：理伤活血，宣痹止痛。

方　　药：桃红四物汤加味。

当归 30g，赤芍 30g，桃仁 10g，红花 10g，生地黄 18g，鸡血藤 30g，香附 10g，制没药 6g，木瓜 15g，生薏苡仁 30g，透骨草 30g，延胡索 10g，桂枝 10g，伸筋草 15g。水煎服 7 剂。

7 月 20 日二诊：红肿消退，疼痛缓解，下肢活动较前有力，上方加威灵仙 12g，继服 7 剂。

7 月 30 日三诊：疼痛基本消失，活动自如，偶有腰困，二诊方加狗脊 30g，再进 7 剂，诸症已愈。

【按】王某的瘀血痹痛是由于局部闪扭引起经络损伤，血行不畅或血溢脉外，留滞局部，经脉肌肉失养，风寒湿热之邪乘虚而入，从而加重脉络闭阻，导致局部关节痹痛明显，故治疗以活血化瘀为主，佐以祛风除湿。取桃红四物汤主之。方中当归、鸡血藤、桃仁、赤芍、生地黄活血养血，祛瘀而不伤血；没药散瘀；延胡索行血中之气滞；香附理气解郁，血中之气药，气行则血行，加强祛瘀之功；桂枝散寒通络；生薏苡仁健脾利湿以通络；透骨草、威灵仙、伸筋草祛风除湿以通络；木瓜解痉舒挛而止痛。全方活血化瘀，养血舒筋，宣痹散寒，通络止痛。

12. 郭某，男，40 岁，2005 年 10 月 3 日初诊。

病史：患者 1 月前在枣滩捡枣，突然天阴下雨，不慎摔倒，腰背闪仆扭伤，时隔 3~4 天腰背疼痛拒按，经 X 线胸片、腰椎片检查，未见异常。后胸近软骨边缘明显压痛，痛点不移，口干不欲饮，大便干结。舌红，苔少。

西医诊断：软组织损伤。

辨　　证：外伤瘀血，气滞作痛。

治　　法：活血化瘀，理气止痛。

方　　药：复元活血汤加味。

柴胡 10g，天花粉 30g，当归 30g，王不留行 15g，桃仁 10g，红花 10g，大黄 6g，骨碎补 15g，自然铜 15g（先煎），土鳖虫 10g，桑寄生 30g，紫菀 10g，桔梗 6g。水煎服 7 剂。

10 月 15 日二诊：服 1 剂后疼痛加重，7 剂尽而疼痛缓解，这是用活血化瘀药后，瘀血推而动之的作用，上方加片姜黄 10g，继服 7 剂。

10 月 25 日三诊：胸胁软骨处按压少痛，身体活动自如，效不更方，二诊方再进7剂，以巩固疗效。

【按】郭某，属软组织损伤而致痛，临床凡遇外伤瘀血作痛者，类多用此，疗效甚好。患者由于摔跌而软组织损伤，即所谓岔气了。由于气血瘀积在后胸尽处的软骨边缘，因而痛定不移，宜活血化瘀，疏肝通络，取复元活血汤加味。方中柴胡疏肝气，气行则血行；天花粉生津以助活血，并除烦解渴；当归、桃仁、红花活血行瘀，以助化瘀通络；大黄通腑逐瘀；骨碎补、桑寄生补肾壮腰止痛；自然铜、土鳖虫散瘀止痛，特别是土鳖虫善搜经络之瘀血；紫菀、桔梗开肺气，利三焦，引药上行而散瘀止痛；片姜黄凉血活血，理气止痛。"正是去者去，生者生，痛自舒而元自复矣。"服药21剂，诸症消失。

消　渴

【概述】

消渴是以多饮、多食、多尿或消瘦无力为特征的一类病证。

中医学有关本病的记载非常丰富，如《黄帝内经》中就根据不同的发病原因和证候而有"消渴""消瘅""膈消""肺消""风消""消中""食亦"等不同名称。上述各消，症状各异，消渴仅为诸消之一种。《金匮要略》一书立有消渴专篇，自此以后，大多以消渴命名，统称消渴。

对于本病病因的认识，中国医学描述颇详，如《灵枢·五变》篇云："五脏皆柔弱者，善病消瘅"，首先提出了体质内虚是本病发生的重要因素。刘河间说："消渴者……扰乱精神，过违其度之所成也。"说明精神因素常可诱发本病。《素问·奇病论》云："肥者令人内热，甘者令人中满，故其气上溢，转为消渴。"《古今医统大全》谓："消渴虽有数者不同，其为病之肇端，则皆膏粱肥甘之变……"，说明体质肥胖，过食肥甘与本病的发生有着重要关系。《千金要方》指出："盛壮之时，不自慎惜，快情纵欲，极意房中，稍至年长，肾气衰竭……唇口干焦……大便干实，或渴而且利……所食之物，皆作小便，此皆由房事不节之所致也。"说明房事过度，造成精亏液耗，也是导致本病的一个重要因素。在临床表现方面描述也颇详细，如《金匮要略》云："男子消渴，小便反多，饮一斗，小便亦一斗。"《外台秘要》："虽能食多，小便多，渐消瘦。"《卫生宝鉴》谓："夫消渴者，小便频数，其色如浓油，上有浮膜，味甘甜如蜜。"从以上各家记载可以看出，古人已将本病的临床特征描写得十分详尽。此外，对并发症的描述也记载很多，刘河间在《三消论》中说："或潮热盗汗，或肺痿劳嗽"，描述了呼吸系统的并发症。《金匮要略》中"目下有卧蚕……脉浮，其人消渴"，描述了泌尿系统的并发症。由于本病的发生与饮食过多、用心过度、色欲过频有关，故历代医者特别强调清心寡欲、薄滋味、减思虑为防治本病的重要原则。

总之，中医是世界上最早、最详细记载糖尿病症状及并发症的国家，最先说明了糖尿病的发病与肥胖的关系，甄立言和李郎中记载尿甜现象比 Thomas Willis 早一千余年。巢元方提倡适当的体力活动，孙思邈发明饮食管制均比国外早千余年，可见中国医学在糖尿病方面有着极为宝贵的经验，给人类做出了重要的贡献。

应当指出，中医的消渴虽然主要是指糖尿病而言，但如少见的尿崩症也属于本病范畴。

【病例】

1. 高某，男，40 岁。2000 年 7 月 5 日初诊。

病史：患者因患消渴证 1 年余前来就诊。刻诊：腰背酸困，精神倦怠，尿频，口苦，口渴引饮，夜寐多梦，大便干结，多食易饥。舌苔薄白，脉弦数。查尿糖（＋＋＋），空腹血糖 13mmol/L，餐后 2 小时血糖 19mmol/L。

西医诊断：2 型糖尿病。

辨　　证：气阴两虚，郁热不化。

治　　法：益气养阴，清热燥湿。

方　　药：黄芪汤加味。

黄芪 30g，生地黄 30g，麦冬 15g，天花粉 30g，牡丹皮 10g，玄参 10g，知母 10g，生石膏 30g，黄柏 10g，山药 15g，山茱萸 10g，鸟不宿 15g，地骨皮 12g，苍术 12g，肉桂 1g。绿豆 120g 煎汤代水熬服，7 剂。

7 月 14 日二诊：药后乏力、口干、烦渴、多食易饥、尿频、便干等症明显减轻，上方继服 7 剂。

7 月 23 日三诊：临床"三多"症状得以控制，二诊方去玄参，加葛根 15g。继服 7 剂。

8月2日四诊：乏力、口干、烦渴、多食善饥基本消失，精神转佳，复查空腹血糖6.1mmol/L，餐后2小时血糖8.6mmol/L。效不更方。

方药：黄芪30g，生地黄30g，麦冬10g，石斛12g，知母10g，天花粉30g，黄柏10g，牡丹皮10g，苍术10g，山茱萸10g，山药24g，鸟不宿15g，葛根30g。水煎服14剂，佐以饮食控制，坚持跑步锻炼。

【按】高某，气阴亏损，湿热较甚。治以益气养阴增液，燥湿清热解毒。方中黄芪益气，配苍术可降血糖；苍术、黄柏、牡丹皮、生石膏清热燥湿；生地黄、玄参、天花粉、山药、山茱萸、麦冬滋阴清热；《本草纲目拾遗》谓：鸟不宿"追风定痛有透骨之妙"，经药理研究提示本品有降血糖作用，故笔者移做治消渴之用。重用绿豆煎汤熬药，加强了滋阴清热、解毒和中的作用。肉桂1g用之，能温营血，助气化，在大堆滋阴清热药中辅佐小量肉桂，可以鼓舞气血，促使阳生阴长。患者系2型糖尿病，又是首见高血糖，病程较短，病位亦浅，所以服药35剂症状消失，血糖趋于稳定。嘱其坚持晨练，佐以饮食控制，巩固疗效。

2. 王某，女，64岁，2003年6月12日初诊。

病史：患者有冠心病、高血压、糖尿病10年，今年5月初自感双足热痛，遇热痛甚，两拇趾甲发青黑，查血糖13.8mmol/L，尿糖（＋＋＋），较前明显升高。患者口干欲饮，小便频数，消瘦乏力，足趾夜晚疼痛加重。舌质暗，苔薄白，脉沉细无力。

西医诊断：糖尿病并发下肢血管病。

辨　　证：气血亏虚，血脉闭阻。

治　　法：温肾壮阳，补养气血，清热解毒，活血通络。

方　　药：金匮肾气丸加味。

生地黄24g，茯苓12g，泽泻15g，牡丹皮10g，山茱萸10g，生山药15g，黄芪30g，桂枝10g，当归30g，金银花15g，蒲公英15g，地龙12g，川芎10g，肉苁蓉15g，制附子6g。水煎服7剂。

6月21日二诊：脉症同前，上方继服14剂。

7月10日三诊：服药21剂，足趾疼痛减轻，黑趾甲变灰，程度有改善。仍宗上法加减。

方药：熟地黄15g，山药15g，牡丹皮10g，泽泻15g，山茱萸12g，茯苓

15g，生薏苡仁 30g，木瓜 15g，丹参 30g，红花 10g，赤芍 30g，制附子 10g，当归 30g，地龙 10g，金银花 24g，黄芪 30g。水煎服 7 剂。

7 月 20 日四诊：服药 28 剂，患者足趾疼痛渐消，趾甲颜色渐转薄白，舌淡苔白，脉沉细。三诊方去地龙、金银花，加五倍子 3g，继服 10 剂，巩固疗效。

复查空腹血糖 10.5mmol/l，尿糖（－）。建议患者停服降糖西药，肌注诺和灵 R（笔芯），早餐前注射 12U，午餐前注 8U，晚餐前注 10U。并注意少吃粮，多食菜，血糖稳定在空腹 7mmol/L。其并发症亦控制较好。

【按】王某，糖尿病、高血压、冠心病 10 余年。糖尿病属慢性消耗性疾病，临床多缠绵难愈，病久必损及气血，导致气血双亏，血虚则筋脉失于濡养而痛，出现糖尿病并发下肢血管病或痛性神经病变。患者足拇趾发紫青而痛，是血流不畅，筋脉失养，血不荣筋所致。由于肝肾不足，心血亏损，血脉流行不畅，营卫气血运行失调，气血凝滞，使阳气不能进行于四肢末梢而发生此病。由于肾阳不足，温煦无力，气化不足，小便清长。治以温阳健脾，滋阴补肾，兼补命门，益气固本，清热解毒，活血通络为法。以金匮肾气丸，阴中补阳，使阴生阳长。同时养阴莫忘补气，气实则阴津才能布散而不致流失。继而配活血化瘀，养血舒筋之药，使瘀滞化，经脉通，气血充，肾气足而并发血管病变得愈。

临床体会，凡陈旧性糖尿病高血糖者单凭中药较难恢复于正常水平，注射胰岛素是首选疗法；但糖尿病并发症出现，中药调理往往可取得理想效果。

3. 韩某，男，47 岁，1995 年 8 月 12 日初诊。

病史：患者近年来工作劳心，家务劳形，生活不规律，喜饮酒肥甘。3 个月来口渴思饮，饥而多食，饮一溲二，体重下降。现症口燥咽干，渴而欲饮，饮不解渴，而食欲亦颇旺盛。食饮并进，不解饥渴，始则饮一溲一，继而饮一溲二，大便反硬，身体较前消瘦，五心烦热，睡不安寐。舌淡，苔薄黄，脉沉数。化验空腹血糖 13.5mmol/L，尿糖（＋＋＋）。

西医诊断：2 型糖尿病。

辨　　证：三焦俱病，阴阳两虚。

治　　法：益气养阴，扶正固本。

方　　药：黄芪汤加味。

黄芪 30g，山药 30g，生地黄 30g，苍术 12g，茯苓 30g，白术 10g，生牡蛎 30g，五倍子 6g，乌梅 10g，玉竹 10g，石斛 10g，葛根 30g，熟地黄 12g。绿豆 90g 煎汤代水熬服，7 剂。

8 月 20 日二诊：脉症同前，五心烦热缓解，睡眠得安，守方继服 30 剂。

9 月 25 日三诊：消谷善饥、口渴引饮得以控制，效不更方，略事加减。

方药：黄芪 50g，山药 30g，生薏苡仁 30g，生地黄 30g，苍术 15g，茯苓 15g，生牡蛎 30g，五倍子 4.5g。玉竹 10g，石斛 10g，炒白术 30g，葛根 30g。水煎服 10 剂。

10 月 8 日四诊：精神振作，食饮基本如常，化验空腹血糖 7.3mmol/L，尿糖（－）。偶有腰酸困，三诊方加杜仲 15g，继服 10 剂。

10 月 20 日五诊：诸症逐渐消失，精神倍增，继服前方出入。

方药：黄芪 30g，还阳参 10g，生地黄 15g，生薏苡仁 30g，苍术 15g，生牡蛎 30g，玉竹 10g，建神曲 15g，砂仁 10g，枳壳 10g，山药 30g，五倍子 4.5g。水煎服 10 剂。

【按】韩某，属消渴重症。消渴包括两种不同含义，如《伤寒论》中的"消渴"，是指渴欲饮水的热性病而言，而《金匮要略》的"消渴"，是指多食、多饮、多尿为主症的消渴病。

本案治疗益气养阴，以黄芪补肺益气，山药、生薏苡仁补脾养胃，苍术、白术健脾和胃，生熟地黄养阴滋肾，乌梅、葛根、玉竹、石斛生津润燥，茯苓、生牡蛎、五倍子仿玉锁丹意，能摄津固液。用绿豆煎汤代水熬服，加强了滋阴清热、解毒和中以降血糖的作用。

消渴本为重症，治疗不当易成痼疾，本案病程较长，病情较重，服本方能在 3 个多月病情缓解，亦为临证中有效之举。但 10 年后于 2005 年该患者服西药难以控制血糖，即始注诺和灵胰岛素，现在症情稳定，生活质量良好。

瘿 气

【概述】

瘿气为颈前下部肿大，按之能随吞咽动作而上下，或伴有心悸、多汗、消瘦、手颤、眼突、情绪容易激动等表现的一类疾患。本病以女性较为多见，尤以青壮年发病者为多。

在世界医学文献中，中医学最早记载本病。远在公元前 3 世纪，祖国医学就有关于"瘿"病的记载。晋代葛洪首先记述用海藻浸酒治"瘿"。唐代孙思邈用昆布治疗"瘿"病。《外台秘要》载有瘿方 36 种。《本草纲目》也把海藻、昆布等作为治疗"瘿"病的主药。在病因方面，巢元方提出本病与水土和情志有关。"诸山水黑土中出泉流者，不可久居，常食令人作瘿病。""瘿者由忧恚气结所生。"清代《杂病源流犀烛》中认为瘿病与气血凝滞有关，其症皆隶五脏，其源皆由肝火。在分类方面，巢氏将其分为血瘿、气瘿、肉瘿三种。薛立斋将其分为筋瘿、血瘿、气瘿、肉瘿、石瘿五类。

现代医学的甲状腺肿大的疾病，如单纯性甲状腺肿、甲状腺功能亢进、甲状腺炎、甲状腺瘤等均属于瘿病范畴。若与西医类比，则肉瘿、气瘿颇似现代医学的甲状腺功能亢进症，可见中医治疗"甲亢"已有悠久的历史和丰富的经验。

【病例】

1. 何某，女，30 岁，1995 年 5 月 10 日初诊。

病史：患者心悸、多汗、食欲亢进 1 年余。患者因受到精神刺激，郁郁寡欢，渐而多饮多食，严重时 1 日食 1.5kg 粮，怕冷，多汗，口干，多饮，大便 1 日 4 次。今年春节后病情加重，伴有高热、心悸、恶心等，化验血、尿、糖均正常，经省城医院同位素检查确诊为"甲亢"并经同位素治疗，病情好转出院。刻诊：发热（38℃），多汗，心悸，食欲亢进，手指颤抖，急躁易怒，两眼憋痛，甲状腺肿大，皮肤瘙痒，全身乏力，月经两月未至。舌红，苔薄，脉沉数。

西医诊断：甲状腺功能亢进。

辨　　证：肝郁气滞，痰火郁结。

治　　法：清肝泻火，散结消瘿。

方　　药：印氏疏肝散结方加味。

柴胡 10g，当归 30g，赤芍 30g，丹参 30g，生牡蛎 50g，玄参 15g，川贝母 10g，夏枯草 15g，海藻 18g，昆布 18g，海浮石 15g，全瓜蒌 30g，黄药子 10g，桔梗 10g，枳壳 10g，栀子 10g，淡豆豉 10g。水煎服 7 剂。

5月19日二诊：诸症明显好转，甲状腺有缩小，眼球也不甚憋胀，舌有瘀点。上方加桃仁10g、红花6g，继服7剂。

5月28日三诊：病情又有好转，面色正常，心不悸，食欲亢进减轻，手抖亦减轻，二诊方再进14剂。

6月15日四诊：昨天月经至，嘱其经期停药，休息10天。

6月28日五诊：病情恢复，经甲状腺吸碘131机能试验正常，乃以三诊方化裁。

方药：柴胡10g，当归15g，赤芍15g，丹参30g，生牡蛎30g，玄参12g，川贝母10g，海藻15g，昆布15g，海浮石15g，夏枯草15g，枳壳10g，生麦芽15g，鸡内金12g。水煎服30剂。诸症愈，随访3年，未曾复发。

【按】何某，甲状腺功能亢进1年有余，因热郁胸膈，则见烦热汗出；气化太过引起中消而消谷善饥，日服粮数千克；甲状腺功能亢进则见目突，眼憋胀；内热灼伤心气而致心慌。患者系肝郁痰滞，治以除痰散结法。方中用当归、赤芍、丹参活血化瘀；生牡蛎、玄参、川贝母化痰散结；夏枯草清肝散结；海藻、昆布、海浮石也为软坚之品，为四海舒肝丸中主药；黄药子、全瓜蒌清痰散结以清甲状腺之肿大；柴胡入手足少阳、厥阴诸经，在经主气以达阳气，在脏主血以达阴气，疏肝宣畅气血，旋转枢机，畅郁阳而化滞阴，方能消除瘰疬；栀子、淡豆豉除烦解郁，改善心烦、急躁等症；枳壳、桔梗调气化痰，引药直达病所。复诊时因舌有瘀点，加桃仁、红花活血行瘀。四诊时久闭之月经至，冲任调和。甲状腺碘131试验正常，手指颤抖消失，患者服药58剂，始终抓住"痰"的核心，从痰论治而效捷。

2. 王某，女，55岁，2003年4月7日初诊。

病史：患者因家庭不和，心情郁闷，于1月前发现颈前右侧长一肿块，如花生大小，质中等硬，肿块随吞咽动作而上下移动。伴有胸闷，善太息，心烦眠差。舌质暗红，苔薄黄，脉沉弦。

西医诊断：甲状腺瘤。

辨　　证：肝气郁结，痰瘀壅结。

治　　法：疏肝理气，化痰行瘀，消瘿散结。

方　　药：逍遥散合消瘰丸加减。

当归15g，白芍12g，柴胡12g，茯苓10g，海藻30g，昆布30g，蒲公英

30g，丹参 30g，海浮石 18g。半夏 10g，土贝母 12g，醋鳖甲 30g，枳壳 10g，黄药子 10g，土鳖虫 10g，夏枯草 18g。水煎服 7 剂。

4 月 19 日二诊：心情较前舒畅，肿块稍有缩小，上方继服 10 剂。

5 月 2 日三诊：肿块缩小如黄豆大小，诸症明显减轻，二诊方加生牡蛎 30g，继服 7 剂。

5 月 12 日四诊：肿块基本消失，守法继服 7 剂，巩固疗效。

方药：柴胡 10g，半夏 10g，海藻 15g，昆布 15g，海浮石 15g，川贝母 10g，枳壳 10g，黄药子 10g，生牡蛎 30g，夏枯草 15g，玄参 12g，当归 10g，土鳖虫 10g，丹参 30g，桔梗 6g。水煎服 7 剂，诸症痊愈。

【按】王某，因心情郁闷，气机不舒，气郁可进一步发展为血郁和痰郁。治以疏肝理气、化痰行瘀、消饮散结为法。方中逍遥散疏肝理气，解郁散结；海藻、昆布、土贝母、半夏、黄药子化痰软坚，消瘿散结；丹参、土鳖虫化瘀散结；蒲公英、夏枯草、醋鳖甲解毒、软坚、散痰结；枳壳、桔梗载药上行，直达病所。合而用之，气既疏，痰、瘀、火焉有不散之虑。

3. 赵某，女，35 岁。2009 年 8 月 7 日初诊。

病史：患者 2 年前做过颈部左侧甲状腺手术。今年春发现甲状腺又如红枣大小，质坚且痛。刻诊：右颈有一表面光滑而富有弹性的枣核大小肿物，并随吞咽移动，伴胸闷，太息，心烦。舌红，苔薄黄，脉细。

西医诊断：甲状腺腺瘤。

辨　　证：肝阴不足，痰热凝筋。

治　　法：养阴柔肝，软坚化痰。

方　　药：消瘰丸加减。

生地黄 15g，何首乌 30g，党参 15g，牡丹皮 10g，当归 12g，生牡蛎 30g，夏枯草 15g，海藻 15g，昆布 15g，浙贝母 12g，山慈菇 10g，蒲公英 30g，麦冬 12g，海浮石 15g，赤芍 30g，青皮 10g，桔梗 3g。水煎服 15 剂。

8 月 24 日二诊：肿块缩小三分之一，手足心热明显，上方加醋鳖甲（先煎）24g，再服 15 剂。

9 月 18 日二诊：肿块缩小如蚕豆大小，诸症明显减轻，仍遵前法加减。

方药：生地黄 15g，何首乌 15g，当归 12g，麦冬 10g，赤芍 30g，山慈菇 10g，夏枯草 24g，海藻 15g，昆布 15g，浙贝母 10g，海浮石 15g，全瓜蒌 24g，枳壳10g，生牡蛎30g，桔梗3g。水煎服10剂，肿块消失，余症悉平。

【按】赵某，两年前因左侧颈部甲状腺腺瘤而手术，今春右侧甲状腺又肿大。中医学谓瘿瘤，多属热属痰，或气郁凝结肝经，而其本则又以肝肾阴虚者居多。本例即辨证为肝阴不足，阴虚则生内热，夹痰凝结而成甲状腺瘤。阴虚是本，痰热是标，养阴柔肝以治本，软坚化痰而治标，标本同治，痰热化而阴虚复，腺瘤得以消散，服药40余剂而症平。

虚 劳

【概述】

虚劳亦称"虚损""劳损"，是指气血虚弱，脏腑亏损而发生的多种证候的总称。关于虚劳的论述，中国医学文献记载颇多，内容丰富。早在《黄帝内经》中就提出"精气夺则虚""阳虚则外寒，阴虚则内热"等理论，及"形不足者温之以气，精不足者补之以味"的治疗原则。《难经》以"五损"立论，并做了进一步论述，提出了"五损"的治疗大法："损其肺者，益其气；损其心者，调其营卫；损其脾者，调其饮食，适其寒温；损其肝者，缓其中；损其肾者，益其精。"为后世治疗虚证奠定了理论基础。《金匮要略》立虚劳专篇，对于亡血、失精、虚劳里急、风气百疾、干血劳等症论述颇详，除着重治疗以甘温补中外，又提出扶正祛邪和祛瘀生新等法，进一步丰富了治疗虚劳的法则。《诸病源候论》提出五劳、七伤、六极，并做了详细的描述。

金元以后对虚劳的证治又有新的发挥，如李东垣阐发了劳倦内伤等症，主张对虚损以脾胃立论，长于甘温补中，升阳益气，朱丹溪提出"阳常有余，阴常不足"，以滋阴降火为主。明代张景岳认为"人体虚多实少"，重在温补。《理虚元鉴》阐明了虚劳与肺、脾、肾三脏的关系。清代《不居集》汇集了前人对虚劳的论述，并有所阐发。

《黄帝内经》《难经》《金匮要略》把劳瘵包括在劳损或虚劳篇中论述，至《肘后方》已认识到劳瘵有传染性。《千金方》中把尸疰等列入肺脏病篇。《外台秘要》骨蒸传尸等篇，对劳瘵的病因、病理、证治、预后都有进一步的认识，了解到无论长少都易传染此病。《济生方》更指出："五劳六极之后，非传尸骨蒸之比。"至此，已明确把虚劳与劳瘵区分开来。

现代医学许多慢性疾病过程中出现的各种虚损症候，均属虚劳范畴。

【病例】

1. 朱某，男，76 岁，2002 年 10 月 5 日初诊。

病史：患者头昏、乏力、精神不振半年余，伴下肢、两足浮肿，手足厥冷发凉，走路不稳，小便次数多而尿量较少，大便溏泄。舌淡，苔白，脉沉细无力。经检查血压、血常规、尿常规、胸透、心电图、肝功能均属正常。

西医诊断：水肿。

辨　　证：肾阳衰微，脾气不足。

治　　法：温肾健脾，培本扶正。

方　　药：桂附四君子汤加味。

制附子 6g，肉桂 6g，黄芪 30g，山药 30g，茯苓 15g，白术 12g，泽泻 30g，车前子 12g，续断 15g，怀牛膝 10g，猪苓 10g，党参 15g，甘草 6g。水煎服 5 剂。

10 月 12 日二诊：药后精神好转，走路较前稳健，小便增多，浮肿减轻，上方继服 5 剂。

10 月 18 日三诊：浮肿基本消失，头昏好转，食纳增进，精神振作，大便成形，手足肢体已不凉，二诊方去车前子、猪苓，加生薏苡仁 30g，继服 5 剂，诸症得愈。

【按】朱某，时年七十有六，肾火不足，不能腐熟水谷，滋养脏腑，加之脾阳不振，中气虚寒，纳运失常，故纳食减少，形寒肢冷，大便溏泄，阳气衰微，形神不振，故精神疲惫，脾阳不振，运化失常，水液不能正常五津四布；肾阳不足，蒸化无权，则下肢浮肿，治以温肾健脾，培本扶正。方中附子、肉桂温肾助阳以补命火；黄芪、党参补中益气；山药、茯苓、白术健脾利湿；猪苓、泽泻、车前子利水消肿；续断、怀牛膝补肝肾，强筋骨。服药 15 剂，下肢浮肿消失，精神振作，便溏、厥冷缓解，食纳增，体力恢复。

2. 李某，男，50 岁。2003 年 8 月初诊。

病史：患者患慢性前列腺炎 5 年，半年来腰膝酸软，遗精滑泄，耳鸣耳聋，五心烦热。潮热盗汗、口干咽燥、颧红面赤。舌红少津，脉细数无力。

检查心电图、血常规、空腹血糖，均未见异常。

西医诊断：慢性前列腺炎。

辨　　证：肾阴亏虚。

治　　法：滋阴补肾。

方　　药：六味地黄丸加味。

熟地黄 30g，山药 15g，山茱萸 12g，茯苓 10g，泽泻 12g，牡丹皮 10g，龟甲 15g，黄柏 10g，知母 10g，桑螵蛸 12g，狗脊 30g，续断 15g。水煎服 5 剂。

8 月 16 日二诊：腰膝酸痛减轻，耳鸣耳聋也好转，仍有盗汗、遗精现象，上方加生龙牡各 30g、生地黄 30g，水煎服 5 剂。

8 月 22 日三诊：上述诸症均缓解，唯两目干涩，此肝肾阴虚，阴血不能上荣于目所致，故守方略有增损。

方药：熟地黄 30g，山药 15g，山茱萸 12g，牡丹皮 10g，泽泻 10g，茯苓 10g，龟甲 12g，黄柏 10g，知母 10g，桑螵蛸 12g，决明子 30g，枸杞子 12g，菊花 10g，何首乌 10g。继服 5 剂，诸症痊愈。

【按】李某，素体肾阴不足，肾水不能上济于心，心火偏亢，扰乱心神，则心烦少寐，潮热盗汗；心火上炎，则口燥咽干；心火不能下交于肾，肾阴不足，虚火内炽，扰动精室，故遗精滑泄；虚火上扰，则头晕耳聋；腰为肾之府，阴精亏损，肾不藏精，故见腰酸腿软；舌红少苔，脉细数均为阴虚火旺之象。故以六味地黄丸为主方，重在滋阴补肾。方中重用熟地黄滋阴补肾，生津润燥，复诊加生地黄 30g，以滋阴清热；黄柏善泻肾家之火，与知母伍用，滋阴降火功效显著；山茱萸酸温滋肾益肝，收敛精气；山药甘平补脾滋肾而固精。三药相合，共成三阴并补以收补肾治本之功，亦即王冰所谓"壮水之主以制阳光"之义。泽泻配熟地黄而泻肾降浊；牡丹皮配山茱萸以泻肝火；茯苓配山药而渗脾湿。此即所谓"三泻"以治其标。龟甲善能滋阴潜阳，补肾壮骨，与熟地黄、知母、黄柏参合，滋阴降火，相得益彰；狗脊、续断补肾壮腰，以治腰膝酸软；桑螵蛸补肝肾，助阳固精，能治肾虚遗精，总的说来，补肾收涩，是它的主要效用。全方如此配伍，补泻结合，以补为主，以泻为次。故费伯雄说："此方非但治肝肾不足，实三阴并治之剂。"总之，本方配伍药性平和，不燥不寒，三补三泻，补中有泻，寓泻于补，补而不滞，其特点是偏重于填补，虽泻而非大泻，滋补而非峻补，是为平补之剂。患者服药 15 剂，诸症悉平而愈。

3. 韩某，女，55 岁，2000 年 7 月 14 日初诊。

病史：患者素有贫血，面色不华，心悸头晕 1 年余。经心电图、CT 检查均属正常。现症：心悸气短，头晕目眩，失眠多梦，面色无华，肌肤麻木，惊惕不安，偶有胁痛。舌淡，苔薄白，脉弦细。

西医诊断：贫血。

辨　　证：心肝气血两虚。

治　　法：补血养肝，健脾安神。

方　　药：补肝汤合归脾汤加味。

党参 15g，白术 10g，黄芪 15g，当归 10g，茯神 10g，远志 6g，炒酸枣仁 30g，龙眼肉 10g，木香 10g，熟地黄 15g，白芍 10g，鸡血藤 30g，制何首乌 15g，木瓜 15g，甘草 10g。水煎服 5 剂。

7 月 21 日二诊：诸症同前，胁痛消失，加磁石 15g、生牡蛎 30g，继服 5 剂。

7 月 27 日三诊：心悸、头晕缓解，睡眠尚好，肌肤仍麻木。

方药：熟地黄 15g，当归 10g，黄芪 30g，白芍 10g，鸡血藤 30g，木瓜 15g，炒酸枣仁 18g，太子参 15g，远志 6g，龙齿 24g，香附 10g，何首乌 15g，红花 6g，生姜 3 片，大枣 5 枚。水煎服 10 剂，再以归脾丸善后。

【按】韩某，素患贫血之疾，诸症以血虚为主。心主血脉，心血不足，故心悸怔忡、失眠多梦，血虚不能上荣，故面色不华；肝血不足，肝阳上扰，故头晕、目眩、耳鸣、惊惕不安。血虚不能养肝，故胁痛隐隐；血虚气滞，脉络不和，故肌肤麻木。舌质淡、脉弦细为血虚肝郁之候。治以补血养肝，安神健脾。方中以参、芪、术、草、姜、枣甘温补脾益气；当归甘辛温养肝而生心血；茯神、酸枣仁、龙眼肉甘平养心安神；远志交通心肾而定志宁心；木香理气醒脾，以防益气补血滋腻滞气，有碍脾胃运化功能。熟地黄、何首乌滋阴养血；木瓜、白芍舒挛急而止痛；鸡血藤配木瓜活血舒筋、养血调肝。治疗始终紧扣血虚、益气补血、健脾养心而病愈，后以归脾丸巩固。

4. 杜某，女，22 岁，2010 年 6 月 17 日就诊。

病史：患者去年冬天以来，渐觉面黄乏力，饮食减少，贫血现象明显。4

月初在某医学院附属医院经骨髓穿刺检查，排除了再生障碍性贫血，确诊为缺铁性贫血。刻诊：面无华色，体重下降，精神疲惫，纳食甚少，月经色淡量少，经期延长。舌质淡，脉细数。化验检查血红蛋白100g/L。

西医诊断：缺铁性贫血。

辨　　证：肝脾两虚。

治　　法：健脾养肝，调补气血。

方　　药：八珍汤加味。

党参15g，白术10g，茯苓10g，炙甘草6g，当归12g，川芎3g，白芍15g，熟地黄15g，仙鹤草30g，巴戟天12g，肉苁蓉15g，仙灵脾10g，龟鹿胶6g（烊冲），续断10g，红枣5枚。水煎服10剂。

6月29日二诊：精神好转，脉症同前，上方继服20剂。

7月21日三诊：精神佳，食欲渐增，月经色红，经期正常，守法遵方，改汤为丸，继服。

方药：西洋参80g，白术40g，茯苓40g，黄芪80g，当归30g，白芍30g，巴戟天30g，肉苁蓉30g，仙灵脾30g，鹿角胶30g，龟甲胶20g，熟地黄50g，仙鹤草30g，制何首乌30g，制黄精30g，山茱萸30g，牡丹皮30g，泽泻30g，建神曲30g，砂仁30g，鸡内金50g，紫河车30g，大枣10枚。以上共研细末，炼蜜为丸，每丸10g，每日2次，早晚各服1丸，白开水送下。服药3月余，化验血红蛋白13g，贫血状态改善，精神佳，体重增加，又准备外出打工。

2011年3月10日：为巩固疗效，三诊方丸药继服3月余。

2012年4月5日：仍守上方，继服丸药3月余。体质好，精神佳，血色佳，血小板均为正常值。本年度11月登记结婚，2015年顺产一男婴，身体状况良好。

【按】杜某所出现的症状，主要表现为面色无华、全身乏力、食欲减少、月经淋漓不尽。中医认为血液来源于水谷的精气，通过脾胃的生化输布，上奉于心，化而为血，注之于脉，营养全身。今患者血弱气衰，不能上荣于面，周流于内外，故面无华色，全身疲惫乏力。肝主藏血，脾主统血，肝脾藏统失职，见有月经淋漓不尽而经期延长。本例由于肝脾内伤，藏统失职，故治法以养肝健脾、补气摄血为主，进而对肾阳肾阴俱衰，从根本上采用补阳生阴之法，取阳生阴长之义。主方以八珍汤益气生血，用鹿角胶、仙灵脾、巴戟天等温柔之品，助阳而不伤阴。方中重用仙鹤草，取其凉血止血、补虚养血，其性味偏于苦而凉，无助热化燥之弊，用量 30g 左右，治疗虚证的效果较佳。贫血衰弱，精神萎靡或脱力劳伤，疲惫不堪等症，用仙鹤草配伍红枣效佳。患者服药 30 剂，效果满意，因阴阳气血是缓生慢长的，故改汤为丸，五脏俱补而恢复正常。

通过此案的治疗，我进一步体会到《景岳全书》说："善补阳者，必于阴中求阳，则阳得阴助而生化无穷；善补阴者，必于阳中求阴，则阴得阳升而泉源不竭。"这是从实践中得出的经验。对气血俱虚，阴阳并伤，久治无效的病例，值得我们深刻体会，并善于灵活运用。

5. 高某，男，10 岁，1996 年 6 月 12 日初诊。

病史：患者 1 年来疲乏无力，嗜卧不想动，渐感面黄不华，食纳减少，贫血现象明显。去年冬天在某省医院检查：血红蛋白 60g/L，血小板 $30 \times 10^9/L$，骨髓穿刺，诊断为再生障碍性贫血，即输血 300ml，血红蛋白上升为 100g/L，同时用西药抗感染。经过维生素 B_{12}、叶酸等治疗，体质慢慢好起来。5 月底化验，血红蛋白、血小板均又下降，同时配合中药治疗。刻诊：面无华色，神疲乏力，体重下降，纳食不香，经常鼻衄血。苔薄白，脉细而无力。

西医诊断：再生障碍性贫血。

辨　　证：脾肝两虚。

治　　法：健脾养肝，调补气血。

方　　药：归脾汤合人参养荣汤加减。

黄芪 15g，党参 15g，白术 10g，当归 10g，白芍 12g，仙鹤草 30g，鹿角霜 10g，巴戟天 10g，茯苓 10g，炙甘草 6g，红枣 5 枚。水煎服 30 剂，每日 1 剂，煎服 2 次。同时配合西药治疗。

7 月 15 日二诊：患儿精神好转，食饮有味，余症同前，上方加龟甲 12g，继服 30 剂。

8 月 20 日三诊：5 月初第二次输血 300ml，在服中药两月期间，没有输血，血象明显上升，血红蛋白为 88g/L，血小板 $80 \times 10^9/L$。继服二诊方加肉桂 6g、龟甲胶 10g（炖）、鹿角胶 10g（炖），去龟甲，隔日 1 剂，继服 30 剂。

10 月 28 日四诊：经过 4 个月的治疗，血红蛋白为 10g，血小板

100×10^9/L，患者体质渐好，面色泛红润，贫血现象明显改善，仍遵健脾养肝、调补气血，佐以温阳养阴。

方药：黄芪60g，太子参45g，白术30g，陈皮30g，当归30g，白芍30g，仙灵脾30g，巴戟天30g，熟地黄60g，枸杞子30g，何首乌30g，制黄精30g，砂仁30g，仙鹤草90g，茯苓30g，鹿角胶30g，龟甲胶30g，紫河车2具，大枣20枚。

以上共为粉末，炼蜜为丸，每丸6g，早晚各服1丸，白开水送下，以巩固疗效。此配方每年服1料，坚持服药4年，贫血再未复发，化验血红蛋白、血小板均趋于正常值。现在患者已到而立之年，早已成家立业，为人父了，红光满面，体态丰胖，忙碌在行政工作岗位上。

【按】高某所出现的症状，主要表现为面白无华，全身乏力，食欲减退，形成贫血现象。血液来源于水谷精气，通过脾胃的生化输布，上奉于心，化而为血，注之于脉，营养全身。患者体质未充，阴血虚弱，不能上荣于面，周流于内外，故面无华色，全身乏力。肝主藏血，脾主统血，肝藏脾统失职，可见衄血等症。本病由于肝脾内伤，藏统失职，故治法以健脾养肝，调补气血，佐以补阳生阴之法，取阳生阴长之义。方中归脾汤合人参养荣汤，益气补血，健脾养心。以鹿角胶、仙灵脾、巴戟天等温柔之品，助阳而不伤阴，体现了"善补阴者，必于阳中求阴，则阴得阳升而泉源不竭。"患者通过4个多月中药煎剂疗法，化验各项指标上升，贫血现象明显改善。而后以滋阴补血、健脾益气、和胃生津，诸法汇集于一炉，形成阴阳双补之大剂，依法蜜制为丸，继服4月有余，取"丸者缓也"之义，病体渐渐康复。因为再生障碍性贫血，病因复杂，病机根深，所以此丸药患者持续服之4年，顽疾之贫血再未复发。20多年过去了，患者成家立业，身体壮实，不忘初心，积极为党、为人民工作。

发　热

【概述】

发热是人体邪正相争的表现，为临床常见的症状之一，其原因，外感多因六淫之邪所致，内伤多由气虚、血虚、阴虚、气郁、血瘀等引起。至于发热的轻重则由邪气的盛衰及正气的强弱而决定。

早在《黄帝内经》中对发热即有所论述，此后历代医家各有阐发，不论在理论上，还是在外感热病或内伤发热中，都积累了丰富的经验。内伤所引起的发热，临床以低热为常见，多见于体质虚弱及慢性病患者，但也有表现为高热者。以下医案所涉发热，均系内伤所致。

现代医学之结核病、血液病、肿瘤、功能性低热及慢性感染性疾病所致的发热，均属本病范畴。

【病例】

1. 刘某，女，32岁，1999年8月12日初诊。

病史：患者1年来低热不退，体温37～37.8℃。曾疑为肺结核，经太原某医院胸片、血常规、血沉、肝功能、结核菌培养等检查，均属正常，多种药物治疗亦未见效。刻诊：午后身热明显，口干不欲饮，食纳减退，时而胃脘胀闷不适，性情急躁，善太息，睡眠不好，梦多，月经提前，量少。舌质淡红，苔薄白，脉沉弦。

西医诊断：功能性低热。

辨　　证：肝气不疏，肝经郁热。

治　　法：疏肝解郁，清泄肝热。

方　　药：逍遥散加味。

柴胡6g，当归10g，白芍12g，茯苓10g，生地黄15g，牡丹皮10g，栀子10g，地骨皮10g，青蒿15g，黄芩10g，鳖甲15g，甘草6g。水煎服5剂。

8月18日二诊：症状好转，身热减轻，上方继服5剂。

8月25日三诊：体温正常，37℃，五心烦热亦退，腰困，口干，二诊方去地骨皮、青蒿，加女贞子15g。继服5剂。

9月2日四诊：身热退，诸症消失，唯睡眠欠佳，苔薄白，脉弦。

方药：柴胡6g，当归10g，白芍10g，牡丹皮10g，栀子10g，白术10g，夜交藤30g，合欢皮15g，香附10g，鳖甲12g，生地黄15g，女贞子12g，甘草6g。水煎服5剂而愈。

【按】刘某，诸方面检查均正常，系功能性低热。由于情志刺激，肝气不舒，气郁化火；火热伤津，阴津不足。午后是阴气渐旺之时，由于阴不足，阴虚生内热，故午后身热明显；肝失条达，气机受阻，故胸闷脘胀，善太息；肝郁化火，故性情急躁而易怒；肝经郁热，累及冲任，故月经不调；阴亏火旺，热扰心神，神不守舍，故失眠多梦。苔薄白、脉弦为肝经郁热之象。治宜疏肝解郁，清泄肝热。方中柴胡、黄芩疏肝清热，和解少阳；牡丹皮、栀子清肝经郁热；当归、白芍清热养血；生地黄、鳖甲滋阴养血；青蒿、地骨皮清退虚热；香附理气和胃消胀满；茯苓健脾渗湿，宁心安神。患者服药20剂，加之精神调养，月事正常，诸症痊愈。

2. 方某，男，70岁，2006年12月3日初诊。

病史：低热畏风半年余，现症自汗，疲乏无力，气短懒言，胃脘满闷，食少便溏，易感冒。舌淡，苔白，脉虚大无力。

西医诊断：功能性低热。

辨　　证：气虚发热。

治　　法：益气健脾，甘温除热。

方　　药：补中益气汤加味。

黄芪24g，党参12g，白术10g，陈皮10g，升麻6g，柴胡6g，当归10g，桂枝6g，生龙牡各30g，山药15g，茯苓10g，甘草6g。水煎服5剂。

12月10日二诊：怕风缓解，胃胀满，食少便溏，上方加枳壳10g、生薏苡仁30g，继服5剂。

12月17日三诊：精神振作，自汗出减，低热怕风基本消失，大便成形，胃脘舒适，食欲增进，仍动则气短，苔白脉虚。

方药：黄芪30g，党参10g，白术15g，陈皮10g，升麻3g，柴胡6g，当归10g，生龙牡各30g，山药15g，茯苓10g，生薏苡仁30g，佛手10g，砂仁10g，甘草6g。水煎服10剂，诸症得愈。

【按】方某，年方七旬，劳倦过度，素体脾气虚弱，以致脾阳外越，故而低热。脾气亏虚，生化精微不足，脏腑失养，故疲乏无力，气短懒言，胃脘满闷；气虚则卫外不固，故多汗容易感冒。脾气虚弱，健运失常，故少食便溏。舌淡苔薄，脉虚大无力均为气虚之征。治宜益气健脾、甘温除热法。方中黄芪补中益气，升阳固表；党参、白术、甘草甘温益气，补益脾胃；升麻、柴胡升阳举陷；当归补血和营；山药、茯苓健脾渗湿；生龙牡收敛固涩以止汗。诸药合用，一是补气健脾以治气虚之本；一是升提下陷之阳气，以求浊降清升；一是醒脾利湿，以甘温除热而止汗。于是脾胃和调，水谷精气生化有源，脾胃气虚诸症可以自愈，中气充足，则发热自除。

3. 王某，男，35 岁，2012 年 6 月 7 日初诊。

病史：患者有肺结核史，胸片病灶全部硬结。刻诊：近日出现午后至夜间低热不退。体温 37.5 ~ 38℃，五心烦热，口干咽燥，尿黄便秘。舌红，苔少，脉细数。

西医诊断：低热。

辨　　证：阴虚火旺。

治　　法：滋阴降火，清透虚热。

方　　药：青蒿鳖甲汤加味。

青蒿 12g，鳖甲 15g，生地黄 30g，知母 10g，黄柏 10g，地骨皮 15g，沙参 15g，牡丹皮 10g，麦冬 12g，白薇 10g，银柴胡 10g，竹叶 10g。水煎服 7 剂。

6 月 15 日二诊：药后低热已退，二便正常，口干不欲饮，舌红少苔，脉细数。上方去玄参，加百合 12g、山茱萸 12g，继服 7 剂，再以知柏地黄丸善后。

【按】王某，原有肺结核病史，病灶虽已钙化，但肝肾阴虚，邪伏阴分，虚火亢盛之候明显。治以滋阴透热为主，方以青蒿鳖甲汤加味治之。方中青蒿鳖甲汤为核心，重在养阴透热。加黄柏泻肾家之虚火，与知母相合，清火以保阴，乃正本清源之法；加大生地黄用量，意在滋阴清热，再增玄参、麦冬合用，滋阴清热之力倍增，润肠通便功效显著，正是《温病条辨》之本意也；泽泻长于泻相火，去邪水，以保真阴；牡丹皮清芳透达，善清血中伏热，泻阴中之火，除烦热，使火退而阴生。二者相合，相得益彰，共收泻相火，清伏热，去邪水，以保真阴之功。肺属金，为水之上源，胃为水谷之海，故以沙参、麦冬相须配伍，肺胃同治，增强滋阴生津之力；银柴胡功能清热凉血，善退虚热、除骨蒸，与鳖甲相须相助，清中寓补，补中寓清，清退虚热之功明显增强；地骨皮入血分，长于清热凉血，降肝肾虚火，除阴分伏热；白薇泄热益阴，善走阳明经，清肺胃之热而透邪外出，竹叶清热除烦；复诊加山茱萸、百合以增强滋阴退热之力。综观本案立法用药，对素体阴虚，骨蒸潮热，邪伏阴分之低热不退者是为良剂也。患者服药 14 剂，虚热告退，继

以知柏地黄丸善后固本。

遗 尿

【概述】

遗尿，是指尿液不能随意控制，而自行排出的一种病证。古人以症状表现的不同分为两种类型：一是小便频数，滴沥不尽，虽知而不能自行控制，以白昼为多见，称小便不禁；一是夜间睡中排尿，醒后方知，称睡中遗尿，简称为遗尿。如《医宗金鉴》曰："不知为遗，知不禁。"

一般遗尿，实包括"小便不禁""睡中遗尿"。小便不禁，多见于年高衰老，肾气虚亏，下元不固，膀胱约束失职，或病后体弱，脾肺虚损，不能约束水道而致；睡中遗尿，多见于儿童，但到成年尚未痊愈者，系因肺、脾、肾不足，膀胱之气不固所致。

【病例】

1. 刘某，女，14 岁，2005 年 3 月 15 日初诊。

病史：患者 3 岁时高热抽风，病愈后出现寐中尿床。多年来往往每 30 ～ 40 天遗尿 1 次，去年时间缩短，每月不拘时间遗尿 2 次，由于今年升初中要住校，故看中医治疗，平素无不适之症，偶有头晕，夜寐易醒，口干欲饮，舌质红，舌体瘦而少苔，脉细数尺小弱。

西医诊断：神经衰弱。

辨　　证：水火不交，心肾不足。

治　　法：交通心肾，缩泉固涩。

方　　药：二至交泰丸加味。

女贞子 12g，旱莲草 12g，黄连 4.5g，肉桂 3g，远志 6g，桑螵蛸 24g，煅龙牡各 30g，益智仁 10g，山药 10g，五倍子 3g，炒酸枣仁 18g，石菖蒲 6g，覆盆子 10g。水煎服 7 剂。

3 月 24 日二诊：睡眠尚好，口干不渴，头不晕，上方继服 7 剂。

4 月 2 日三诊：上次遗尿，距今 40 余天，未出现夜寐尿床，效不更方。

方药：山茱萸 10g，女贞子 10g，金樱子 10g，覆盆子 10g，煅龙牡各 30g，石菖蒲 6g，远志 6g，黄连 3g，桑螵蛸 24g，旱莲草 12g，五倍子 2g，鸡内金 12g。水煎服 7 剂，遗尿再未发生。后服桑螵蛸散，每次 6g，每日 2 次，以固肾缩泉。

【按】张某，由于心火不能下交于肾，肾水不能上济于心，水火不交，心肾不足乃致遗尿。此证非温补肾阳所能奏效的，故投以二至交泰丸加味。方中女贞子、旱莲草、桑螵蛸、远志滋补肾阴，养血安神而固涩；黄连清心火，反佐肉桂之温而入心肾，以引火归原；煅龙牡、益智仁、覆盆子、五倍子以补肾固涩、止遗；酸枣仁养心安神，石菖蒲、远志安神定志而交通心肾。诸药合用，既能补肾止遗，又能补心养神，从而起到两调心肾、交通上下、收敛固涩之效。后以桑螵蛸散调补心肾，涩尿止遗。

2. 赵某，男，13 岁，2002 年 7 月 10 日初诊。

病史：患儿经常遗尿，冬天尤甚，症见面色㿠白，性格内向，记忆力差，自述每次遗尿后即清醒。舌淡，苔薄白，脉沉弦。

西医诊断：神经衰弱。

辨　　证：阴阳不调。

治　　法：调和阴阳。

方　　药：桂枝加龙骨牡蛎汤加味。

桂枝 10g，白芍 12g，煅龙牡各 30g，炙甘草 6g，山药 10g，桑螵蛸 15g，生姜 10g，大枣 5 枚。水煎服 7 剂。

7 月 19 日二诊：药后每 4～5 天尿床 1 次，遗尿频次减少，继服上方加味。

方药：桑螵蛸 15g，煅龙牡各 30g，桂枝 6g，白芍 12g，山药 10g，山茱萸 10g，熟地黄 12g，炙甘草 6g，石菖蒲 6g，远志 6g，当归 10g，小麦 18g，生姜 6g，大枣 5 枚。水煎服 7 剂。

7 月 28 日三诊：药后近 10 天未遗尿，饮食增进，心情亦好，二诊方继服 7 剂。后以六味地黄丸口服 1 个月，遗尿再未发生。多年痼疾告愈，患儿愉快地上学了。

【按】赵某，小儿先天不足，肾阴亏虚，肾气不固是其本，应急以调和阴阳。先以桂枝加龙骨牡蛎汤，方中桂枝汤调和阴阳，加龙骨、牡蛎潜阳入阴以镇心神，阴阳和调，则阳能固摄，阴能内守，诸症可愈。加桑螵蛸收敛固涩以保肾精，桑螵蛸归肝、肾经，具固精缩尿、补肾助阳之功。《名医别录》言："疗男子虚损，五脏气微，梦寐失精，遗尿。"益智仁归脾、肾经，具暖肾固精缩尿之功，《本草经疏》曰："益智子仁，以其敛摄，故治遗精虚漏及小便余沥，此皆肾气不固之证也。"二诊加小麦即甘麦大枣汤之意，以养心安神亦补脾气；当归、熟地黄养血和营；石菖蒲、远志交通心肾，山茱萸补益肝肾，涩精止遗，增强益智仁、桑螵蛸固精缩尿之功。后以六味地黄丸，每晚睡前服1丸，滋补肝肾之阴以助膀胱固涩小便。

汗　证

【概述】

汗证是指人体阴阳失调，营卫不和而引起的以汗液外泄为主要临床表现的病证。汗证有自汗、盗汗、冷汗、大汗之分，亦有局部的额汗、手足汗、半身汗、阴汗等，甚至有病危的"脱汗"等。对于汗的生理病理历代医家多有论述。如《素问·评热论篇》云："人所以汗出者，皆生于谷，谷生于精。"言谷气化为精，精气胜乃为汗。可见汗为津液所化生，以津液为物质基础，是津液的组成部分。又《素问·宣明五气篇》云："汗为心液"，意即心血由津液所化，汗由津液所泄，故大汗不但散热，过多而耗气，也会伤及津液而损于心血，故有"汗血同源"之说。《三因极一病证方论·自汗证治》对自汗、盗汗做了鉴别，"无问昏醒，浸浸自出者，名曰自汗；或睡着汗出，即名盗汗，或云寝汗。若其饮食劳役，负重涉远，登顿疾走，因动汗出，非自汗也。"并指出其他疾病中表现的自汗，应着重针对病源进行治疗。《丹溪心法·自汗》说："自汗属气虚、血虚、阳虚、湿、痰。"《丹溪心法·盗汗》说："盗汗属血虚、阴虚。"《景岳全书·汗证》对汗证做了系统的整理，认为自汗属阳虚，盗汗属阴虚。但是亦认为："自汗、盗汗亦各有阴阳之证，不得谓自汗必属阳虚，盗汗必属阴虚也。"关于汗证的治疗也多有论述。朱丹溪指出："宜敛心气，益肾水，使阴阳调和，水火升降，其汗自止。"明代医家龚廷贤云："大抵自汗宜补阳调卫，盗汗宜补阴降火，心虚而冷汗自出者，理宜补肝，益火之源以消阴翳也。阴虚火炎者，法当补肾，壮水之主，以制阳光。"叶天士《临证指南医案》论汗："故凡汗证，未有不由心肾虚而得之者……如气虚表弱，自汗不止者，仲景有黄芪建中汤，先贤有玉屏风散；如阴虚有火，盗汗发热者，先贤有当归六黄汤、柏子仁丸；如劳伤心神，气热汗泄者，先生用生脉四君子汤，如营卫虚而汗出者，宗仲景黄芪建中汤及辛甘化风法；如卫阳虚而汗出者，用玉屏风散、芪附汤、真武汤及甘麦大枣汤。"王清任《医林改错·血府逐瘀汤所治症目》曰："竟有用补气、固表、滋阴、降火，服之不效，而反加重者，不知血瘀亦令人自汗盗汗，用血府逐瘀汤。"

【病例】

1. 周某，男，30岁，2012年11月5日初诊。

病史：患者平日汗多，头、背、手心明显，劳累后体倦乏力，嗜睡，腰困，大便偏干，2日1行，小便黄，口干渴，夜间易醒，入睡则盗汗出，五心烦热，梦多心慌。舌淡红，苔薄白，脉沉弱。

西医诊断：神经衰弱。

辨　　证：气阴两虚。

治　　法：益气养阴。

方　　药：参芪四物汤加味。

生黄芪30g，党参15g，生熟地黄各15g，当归10g，川芎6g，白芍15g，生何首乌30g，桑寄生30g，夜交藤30g，合欢花10g，决明子30g，陈皮10g，火麻仁30g，甘草6g。水煎服7剂。

11月13日二诊：自汗略有减轻，眠可梦少，大便干，小便黄，腰困，苔白脉细。

方药：生黄芪30g，党参15g，生地黄18g，当归10g，白芍15g，夜交藤30g，茯苓15g，狗脊30g，桑寄生30g，火麻仁30g，桑螵蛸15g，生龙牡各30g，陈皮10g。水煎服7剂。

11月21日三诊：盗汗已止，大便调，腰困缓解，二诊方继服7剂。

11月29日四诊：自汗现象已止，饮食佳，精神好，三诊方继服5剂，巩固疗效。

【按】周某，为气阴两虚之自汗、盗汗。由于阴阳失调，腠理不固，而致汗液外泄。治以益气养阴，调和阴阳。方中黄芪、党参补脾肺之气，固表止汗；生熟地黄、当归、白芍、川芎补血调血；决明子、生何首乌、火麻仁润肠通便；夜交藤、合欢花养心安神；桑寄生、狗脊补肝肾、强筋骨，为腰酸困而设；陈皮理气醒脾，防益气养血药滋腻滞气。复诊加生龙牡、桑螵蛸固涩敛汗。患者服药 20 余剂，终使气旺阴复，汗止眠安，诸症得愈。

2. 张某，女，52 岁，2006 年 9 月 8 日初诊。

病史：患者动则自汗 1 年余。现症：自汗多，一走动就须擦汗，所以毛巾不离身，尤以头面、胸腹部汗多，口干欲饮，饮而汗出，睡眠不适，烦躁梦多。舌淡，苔微黄腻，脉弦滑。

西医诊断：神经官能症。

辨　　证：阴阳失调，肌表不固。

治　　法：调和阴阳，敛汗安神。

方　　药：桂枝加龙骨牡蛎汤加味。

桂枝 10g，白芍 15g，生龙牡各 30g，丹参 30g，炒酸枣仁 30g，茯苓 30g，泽泻 30g，远志 10g，萆薢 15g，生姜 10g，大枣 3 枚。水煎服 7 剂。

9 月 16 日二诊：睡眠改善，仍动则汗出，上方去萆薢，加生黄芪 18g，继服 10 剂。

9 月 29 日三诊：出汗大大减少，睡眠好，食纳香，精神振作，苔薄白，脉象弦。

方药：黄芪 30g，白术 10g，防风 6g，生龙牡各 30g，夜交藤 30g，葛根 15g，白芍 15g，桂枝 6g，丹参 30g，枳壳 10g，茯苓 15g。水煎服 10 剂。继以玉屏风散（中成药）善后。

【按】张某，阴阳失和，阳不入阴，致入睡困难，多梦易醒。治当调和阴阳，兼以敛汗安神。方中桂枝、白芍合生姜、大枣，共奏调和阴阳之功；生龙骨、生牡蛎镇惊安神，收敛止汗；丹参凉血清心以安神；茯苓、酸枣仁、远志养心安神；泽泻、萆薢清热利湿。三诊加黄芪、白术、防风益气固表以止汗，对机体免疫系统有双向调节作用。患者服药 27 剂，动则汗出已止，继服玉屏风散（中成药），善后巩固。

奔豚气

【概述】

奔豚气是病人自觉有气起于少腹，上冲于胸，或冲咽喉的一种证候。由于气冲如豚之奔突，故称为奔豚气病。

奔豚之名，始见于《黄帝内经》，与伏梁、息贲、肥气、痞气等并称。《难经·五十六难》则列为五脏积病之一。《金匮要略》对本病有专篇的论述，除详列证候外，并对其致病因素与治则方药都有较详细的记载。如"奔豚病，从少腹起，上冲咽喉，发作欲死，复还止，皆从惊恐得之。"又说："奔豚气上冲胸，腹痛，往来寒热，奔豚汤主之。"隋代巢元方亦认为本病起于惊恐忧思所生，由于惊恐伤神，忧思伤志，神志伤，则动气积于肾，而气游走于上下，如奔豚之状。所以本病的发生，主要是由于惊恐损伤肝肾之气，或气郁逆而上冲，或气夹寒饮而上逆，皆能引起本病。对本病的治疗，当以调气降逆、养肝和营、温化水饮为主。

【病例】

1. 张某，女，65 岁，2012 年 5 月 15 日初诊。

病史：患者自述有一股气从脐周向上冲至咽喉后消散，并伴恶心感 1 年。刻诊：近月加重，发作频繁，1 日 2～3 作，思想恐惧，精神紧张。经胃镜检查，未见异常。两胁时感胀闷，脘腹痞满，大便干结，睡眠不适，五心烦热，困倦乏力。舌淡尖略红，少白苔，脉弦。

西医诊断：神经官能症。

辨　　证：肝气上逆，胃气不降。

治　　法：平肝降胃。

方　　药：半夏泻心汤加味。

制半夏 15g，黄连 6g，黄芩 10g，干姜 10g，旋覆花 12g（包），陈皮 10g，降香 15g，大黄 10g，白术 30g，枳实 10g，厚朴 30g，甘草 10g。水煎服 5 剂。

5 月 21 日二诊：胃脘及两胁不胀，大便不畅，加火麻仁 30g，上方继服 5 剂。

5月27日三诊：药后口干苦，恶心感消失，仍有气逆上冲，大便通畅，睡眠尚可，拟以奔豚汤加减。

方药：当归15g，川芎10g，制半夏12g，黄芩10g，葛根30g，白芍15g，桑白皮15g，川楝子10g，旋覆花10g（包），生姜10g，大黄3g，代赭石30g。水煎服5剂。

6月4日四诊：逆气上冲消失，诸症均缓解，三诊方加桃仁10g，继服5剂。8月10日患者因咳嗽来诊说："药后逆气上冲之症已除，2月来再未发作。"

【按】张某，属肝郁化火所致奔豚气上逆。病程既久，症状繁多。初诊从胃脘痞满、大便干结之症入手，以半夏泻心汤加味，协调升降，斡旋气机，辛开苦降，通腑和胃。方用黄连、黄芩之苦寒降泄除其热；干姜、半夏之辛温开结散其寒；重用白术健脾，以防泄热伤正；大黄、厚朴、枳实名小承气汤，以轻下热结，重用厚朴取其苦辛而温，性燥善散，功能散满运脾，行气导滞除胀；厚朴与枳实相伍，增强了行气导滞降逆之性；旋覆花、降香降气散结，以除逆气之上冲。复诊胃脘胀满消失，矢气已通，说明邪热已清，因大便不畅加火麻仁润肠通便。三诊时仍有逆气上冲感，故改投奔豚汤加减而取效。

2. 孙某，男，30岁，2013年10月3日初诊。

病史：两年来患者晨起干呕恶心，现症胃脘胀满，不欲饮食，时有气自脐周上逆至胸，打嗝后略缓解，或矢气则觉舒畅。喉有异物感，痰涎壅盛。舌质暗，边有齿痕，苔白而润滑，脉弦滑。

西医诊断：神经性呕吐。

辨　　证：痰涎壅盛，胃气上逆。

治　　法：降逆化痰，逐饮利咽。

方　　药：旋覆代赭石汤加减。

旋覆花12g（包），代赭石12g，半夏10g，茯苓30g，川芎6g，桂枝10g，桔梗10g，党参15g，炙甘草10g，生姜10g，大枣3枚。水煎服5剂。

10月10日二诊：干呕恶心未作，唯咽部堵塞感，脘腹胀则有气上冲，上方加玄参12g、降香12g、桃仁10g，水煎服5剂。

10月16日三诊：逆气上冲之感消失，效不更方。

方药：旋覆花 10g（包），代赭石 12g，半夏 10g，茯苓 15g，白术 15g，玄参 10g，当归 10g，桃仁 10g，砂仁 10g，降香 10g，枳壳 10g，桔梗 10g，甘草 6g。水煎服 5 剂，诸症消失。

【按】孙某，发病 2 年，整个治疗过程，始终立足于痰饮为患，痰饮蠲除，奔豚自止。由于久病致瘀，痰瘀聚结于会厌部则咽部有异物感。《灵枢·口问篇》亦曰："寒气客于胃，厥逆从下上散，复出于胃，故为噫。"所以治当用性温之品，降气以平上逆，益气以补正虚。方中旋覆花性温而能下气消痰涎，降逆以除噫；代赭石体重而沉降，善镇冲逆，但味苦气寒故用小量以降逆；生姜温胃化痰，散寒止呕；半夏祛痰散结，降逆和胃；重用茯苓健脾渗湿以制生痰之源；党参益气补虚；炙甘草温益中气，扶助已伤之中气；大枣养胃补脾，调和营卫；桔梗、甘草利咽散结。复诊加砂仁、降香、枳壳以降气和胃。诸药合用，共成降逆化痰、益气和胃之剂，使痰涎得消，逆气得平，中虚得复，则心下之痞硬除而上逆之气自止。

斑　秃

识药选方
尽在码中
☆ 打 基 础
☆ 学 知 识

【概述】

斑秃又名油风，是头发骤然呈圆形或椭圆形脱落，头皮光亮，发孔可见。此病有的过一段时间自能复生。大部或全部头发逐渐脱落者为全秃；全身毛发均脱落者为普秃。本病可发生于任何年龄，青少年较多见。本病常与劳累过度、睡眠不足，或精神刺激有关。

现代医学的神经性脱发，属本病范畴。

【病例】

1. 杨某，男，19 岁，2003 年 7 月 4 日初诊。

病史：患者上月军营野外集训，发现头发片状脱落。刻诊：头顶和枕部 5 处椭圆形或钱币状头发脱落，头皮光，发孔可见，全身无不适，精神佳，食欲好，二便正常。舌淡，苔薄白，脉弦数。

西医诊断：神经性脱发。

辨　　证：精血亏损，血络不通。

治　　法：滋阴补肾，养血祛风。

方　　药：七宝美髯丹合首乌延寿丹加减。

何首乌 30g，茯苓 12g，当归 10g，枸杞子 15g，菟丝子 15g，女贞子 15g，补骨脂 15g，桑椹子 30g，生地黄 15g，山药 12g，丹参 30g，牡丹皮 10g，黑芝麻 30g，乌梢蛇 18g。水煎服 7 剂。

7 月 14 日二诊：洗头少脱落，上方继服 7 剂。

7 月 22 日三诊：脱落处少见有纤细绒毛发长出，二诊方继服 7 剂。

8 月 1 日四诊：细发已长出，三诊方加白芷 10g，继服 10 剂，患者病愈归部队了。

【按】杨某，既无明显原因，也无其他症状而突然脱发。遵照"发为血之余""发为肾之外华"的理论，治以滋补肾精，养血祛风，活血通络之法。方中何首乌、桑椹子、菟丝子、女贞子、枸杞子、黑芝麻，补肾益精，滋阴生发；山药、茯苓、当归，健脾疏肝，养血生发；当归与何首乌、枸杞子、菟丝子、补骨脂并进，则可补肝肾，益精血而润发、生发；丹参、牡丹皮活血通络；乌梢蛇祛风通络，润肤生发。综合全方共奏滋补肝肾，养血祛风，活血通络，促进毛发再生。

2. 韩某，女，20 岁，2017 年 6 月 12 日初诊。

病史：患者今年高考，精神较紧张，复习压力大，睡眠不踏实，在高考前夕，一次洗头后发现 3 处头发片状脱落，头皮光滑。刻诊：后头枕部 2 处，头正中 1 处，脱落面约核桃大，头皮发孔可见。舌淡红，苔薄白，脉弦细。

西医诊断：神经性脱发。

辨　　证：肝郁血虚，肾阴不足。

治　　法：滋补肾精，疏肝祛风。

方　　药：逍遥丸合首乌丸加味。

当归 18g，白芍 15g，柴胡 6g，茯苓 12g，何首乌 30g，桑椹子 30g，菟丝子 15g，熟地黄 12g，女贞子 15g，黑芝麻 24g，鸡血藤 50g，豨莶草 15g，蛇蜕 10g，防风 15g。水煎服 7 剂。

6 月 20 日二诊：脉症同前，上方继服 7 剂。

6 月 28 日三诊：细绒毛发新生长出，发孔有的略粗，二诊方继服 7 剂。

7 月 7 日四诊：新生毛发长出约三分之二，效不更方，稍事加减。

方药：何首乌 30g，桑椹子 30g，鸡血藤 30g，熟地黄 15g，黑芝麻 30g，女贞子 15g，防风 10g，蛇蜕 10g，当归 15g，白芍 12g，柴胡 3g，旱莲草 12g，豨莶草 12g。水煎服 10 剂，头发再生长出，患者心情愉悦，高考达一本线。

【按】韩某，由于高考复习紧张，神经衰弱而致肝血不足，肾阴亏损，骤然出现脱发。治以疏肝养血，滋补肾精，祛风生发。方取逍遥散疏肝解郁，健脾和营；配首乌丸功能补肝肾，强筋骨，乌须生发。根据突然发病为风，故加蛇蜕祛风止痒，润肤生发；重用鸡血藤行血补血，舒筋活络，本品活血之中有养血之效，养血功同四物，且藤类药有通络作用，其性走而不守，养血而不滞结，活血而不伤正。全方共奏滋补肝肾，疏肝祛风，养血生发之效。患者服药 31 剂，毛发再生如前。

鼻　渊

【概述】

鼻渊是指鼻窍时流浊涕，涕味腥臭，甚则脓涕夹血的一种化脓性疾病。常伴鼻塞不通，前额胀痛，香臭难辨等症状。属西医学"鼻窦炎"。有急、慢性之分，急性鼻渊多继发于急性鼻炎；慢性鼻渊常继发于急性鼻渊。本病是一种常见病、多发病，尤其在青少年学生中发病率较高。病久累及记忆，影响学业，值得重视。

【病例】

1. 武某，男，15 岁，2011 年 7 月 10 日初诊。

病史：患者经常感冒，鼻流清涕，西医诊为鼻窦炎。刻诊：鼻流清涕，继则发黄而黏，偏头痛，干咳少痰。舌淡，苔薄黄，脉弦数。

西医诊断：鼻窦炎。

辨　　证：痰热壅肺，鼻窍不宣。

治　　法：疏散风热，宣肺通窍。

方　　药：苍耳子散加味。

苍耳子 12g，辛夷 10g，鹅不食草 15g，川芎 10g，菊花 10g，白芷 10g，桑叶 6g，黄芩 10g，鱼腥草 24g，山豆根 24g，薄荷 3g。水煎服 5 剂。

7 月 16 日二诊：鼻塞、鼻痒、流清涕减轻，唯咽部不适，继以上方加减。

方药：苍耳子 12g，辛夷 10g，鹅不食草 15g，菊花 10g，射干 10g，桔梗 6g，山豆根 15g，鱼腥草 24g，白芷 10g，川芎 6g，夏枯草 12g。水煎服 7 剂而愈。

【按】武某，西医诊为鼻窦炎。鼻者肺之窍，或风寒，或风热，邪干肺窍，肺热内扰，内外合邪，熏灼鼻窍而发病。方中首选苍耳子散，宣肺气，通利鼻窍；配鹅不食草，其性辛温，气香入肺，为祛风解表，豁痰通窍，散瘀解毒的有效药物。鼻炎主要是鼻塞不通，鼻流清涕或黄脓涕。鼻是呼吸的门户，肺气调和，则呼吸通利，嗅觉灵敏。由于痰热邪毒留恋于肺，故宣肺、祛痰、解毒是清除这些病理产物的大法，由此重用鹅不食草，一者辛散温通，达到宣肺通窍之功；二者祛痰解毒，达到通调水道之用。川芎、白芷清头风；菊花、黄芩清肝泄热；山豆根、鱼腥草、桑叶、薄荷配合鹅不食草，清热解毒，宣肺利窍。患者服药 12 剂而病愈。

2. 刘某，女，51 岁，1998 年 5 月 11 日初诊。

病史：患者患过敏性鼻炎 4 年，每年 4～5 月经常感冒而鼻炎发作。今年以来，每次发作伴有咳嗽哮喘。刻诊：鼻流涕，涕质黏滞，咳嗽吐黄痰，鼻痒而痛，口干渴。舌苔薄白微黄，脉弦数。

西医诊断：过敏性鼻炎。

辨　　证：风热束肺，痰热壅滞。

治　　法：宣肺清热，祛风通窍。

方　　药：麻杏石甘汤合苍耳子散。

麻黄 6g，杏仁 10g，生石膏 30g，生甘草 10g，桑白皮 15g，枇杷叶 10g，蝉蜕 10g，僵蚕 10g，全蝎 4g，鱼腥草 30g，苍耳子 15g，辛夷 10g，鹅不食草 18g，白芷 10g。水煎服 7 剂。

5 月 19 日二诊：鼻流清涕、咳喘缓解，口不渴，上方继服 5 剂。

5 月 26 日三诊：咳喘已止，鼻流清涕亦止，苔白脉弦。

方药：苍耳子 12g，辛夷 10g，鹅不食草 18g，僵蚕 10g，菊花 10g，夏枯草 15g，杏仁 10g，生石膏 24g，川芎 6g，麻黄 3g，生甘草 10g。水煎服 7 剂，诸症消失。

【按】刘某，过敏性鼻炎合并过敏性哮喘。每年4～5月鼻窦炎定时发病，有明显的时间节律性。此时春阳升，与木火刑金有关。鼻为肺之外候，鼻塞流涕，属肝热犯肺，肺中热盛，气逆津伤，所以喘咳气急。此时急当清泻肺热，自然热清气平而咳喘亦愈。所以方用麻杏石甘汤，辛凉宣肺，清肺平喘；配桑白皮、枇杷叶宣肺止咳；苍耳子宣散肺气，通利鼻窍；蝉蜕、僵蚕、全蝎有抗过敏之功；鹅不食草、鱼腥草宣肺解毒，通鼻利窍，对鼻炎有良好疗效。患者病因、病理、症状较单纯，抓住主症，服药19剂而鼻炎止，咳喘停，诸症愈。待第二年春夏季，鼻炎未发作。

脚 气

【概述】

脚气是以腿足软弱、行动不便等为特征，因病从脚起，故名为脚气。《黄帝内经》称之为厥（蹷），晋宋以前，又名为缓风，后世以其腿足软弱，故又有"脚弱""软脚病"等名称。在临床分型上，祖国医学也有详细的记载，如《诸病源候论》将脚气病分为脚气疼不仁、缓弱、痹弱、痹挛、肿满、上气、心腹胀急以及风经五脏惊悸等八个部分。以后《千金要方》《外台秘要》均对本病做了详细的论述。其中谈到风土饮食与本病的关系，皆认为感受风毒水湿之气为其致病的主要因素。根据不同的症状，故又有"湿脚气""干脚气""脚气入心"等分型，并且远在《千金方》中，已提出使用大豆、乌豆、赤豆等食饵辅助治疗，至今仍在临床应用，效验显著。

本病相当于现代医学的脚气病即维生素 B_1 缺乏症。

【病例】

1. 杨某，男，42岁，2001年6月20日初诊。

病史：患者系深井下采煤工人，曾患有风湿性关节炎。近2个月来足胫肿大重着，下肢软弱麻木无力，行动不便，小溲不利，形寒胫冷，或恶寒发热。舌苔白腻，脉象濡缓。化验血尿常规正常；X线示：膝关节、脚胫部均无异常，血沉50mm/h。

西医诊断：脚气病。

辨　　　证：风湿流注，筋脉浮肿。

治　　　法：辛温逐湿，舒筋通络。

方　　　药：鸡鸣散加味。

陈皮 12g，木瓜 15g，吴茱萸 10g，桔梗 10g，槟榔 10g，生姜皮 12g，大腹皮 10g，桑白皮 15g，冬瓜皮 15g，紫苏叶 12g，生姜 10g。水煎服 5 剂。

6 月 26 日二诊：足胫浮肿渐散，小便清利，恶寒怕冷自觉缓解，苔白腻，脉濡缓。

方药：陈皮 12g，槟榔 10g，木瓜 15g，生薏苡仁 30g，紫苏叶 12g，吴茱萸 6g，桔梗 6g，生姜 10g，生姜皮 10g，丹参 30g，晚蚕沙 24g，防己 12g。水煎服 5 剂。

7 月 3 日三诊：足胫肿大消退，下肢活动有力，舌苔薄腻，此湿热渐去，筋脉亦通，二诊方加活血药调之。

方药：丹参 30g，土鳖虫 10g，陈皮 10g，生薏苡仁 30g，防己 10g，紫苏叶 10g，吴茱萸 6g，生姜皮 10g，赤芍 24g，桔梗 5g，晚蚕沙 15g，木瓜 10g，槟榔 6g。水煎服 10 剂而愈。

【按】杨某，井下作业多年，易感水湿雨雾之气，湿邪乘虚袭入皮肉筋脉，故此病在水湿低洼之地及长夏湿土主令之时较为多见。水湿之邪从地而发，故感受水湿之邪，多见两足受病。此即《灵枢·百病始生篇》所说："则清湿袭虚，而病起于下。"由于湿邪壅注经络，气血受阻，多出现足胫肿重，软弱麻木无力，行动不便而麻木酸痛；肺脾之气机为湿所困，致膀胱气化不行，故小便不利；卫气不能外达肌表，故形寒；阳气不能下达于足，故胫冷；恶寒发热，为湿脚气初期，兼表证之象；苔白腻脉濡缓，为湿盛于内之征。治以辛温逐湿、舒筋通络为主，以鸡鸣散加味。本方为治湿脚气的主方，方中以槟榔质重下达，行气逐湿。吴又可谓："槟榔能消能磨，除伏邪，为疏利之药，又除岭南瘴气。"木瓜舒筋活络，并能化湿。陈皮、大腹皮、桑白皮、生姜皮、生薏苡仁，健脾燥湿，更能理气消水。紫苏叶、桔梗宣通气机，外散表邪，内开郁结。吴茱萸、生姜温化寒湿，降逆止呕。蚕沙配防己，祛风除湿，和胃化浊，消肿止痛。三诊加丹参、土鳖虫养血活血，化瘀通络，以助康复。诸药相合，祛湿化浊，宣通以散邪，温散寒湿，行气开壅。但总以宣通为要，适用于湿脚气而偏寒者。

2. 王某，男，65 岁，1999 年 10 月 7 日初诊。

病史：患者 3～4 个月来纳食减少，饮食乏味，身体消瘦，下肢无力，走路跌闪，两胫不肿，日渐枯瘦，麻木酸痛，干呕恶心时作，大便秘结，小便热赤。舌质红，脉弦数。

西医诊断：脚气病。

辨　　证：营血虚燥，筋脉失养。

治　　法：和营活血，利湿清热。

方　　药：四物汤合四妙散加味。

当归 15g，川芎 10g，白芍 15g，熟地黄 12g，苍术 10g，黄柏 12g，川牛膝 10g，生薏苡仁 30g，木瓜 12g，知母 10g，伸筋草 24g，建神曲 15g，火麻仁 30g，炒麦芽 30g。水煎服 7 剂。

10 月 26 日二诊：纳食增进，大便通畅，上方继服 7 剂。

11 月 5 日三诊：食欲可，精神好，下肢麻木酸痛渐消，偶有腰困，二便通利。

方药：当归 18g，川芎 10g，赤芍 15g，熟地黄 12g，木瓜 12g，生薏苡仁 30g，怀牛膝 10g，知母 10g，黄柏 10g，狗脊 30g，地龙 10g。水煎服 7 剂。后以健步虎潜丸补肝肾，强筋骨。

【按】王某，属于脚气之疾，本证由于热重，营血虚燥，津伤液亏，筋脉失养，故足胫日渐消瘦，麻木酸痛；由于湿热内蒸，邪犯阳明，故饮食减少，形体消瘦；胃气上逆则干呕恶心；热结下焦，津亏火旺，津液耗损，故大便秘结，小便热赤；舌质红，脉弦数，均为里热伤阴之象。故治以和营活血，利湿清热。方中四物汤养血和血，滋阴润燥；四妙散健脾利湿清热。木瓜、伸筋草舒筋活络；加狗脊补肾壮腰。服药 21 剂，诸症消失。由于患者年过花甲，肝肾亦亏，故以健步虎潜丸补肝肾，强筋骨。

识药选方
尽在码中

☆ 打 基 础
☆ 学 知 识

三　妇、皮、外杂症

痛　经

【概述】

妇女在月经前后，或经期当中，腹胁腰背发生剧烈疼痛，甚至疼痛难忍，乱滚呼号，最严重者可见面色苍白，四肢厥冷，呕吐泄泻，脉微欲绝，甚至虚脱。由于此种疼痛，随月经周期而发作，故名"痛经"。患者每因极大痛苦，如生重病，严重威胁其体力精神，影响工作。从月经初潮即伴发剧痛者，称原发性痛经。开始经行无痛，以后才发生疼痛者，称继发性痛经。前人对此病称为经行腹痛，或经期腹痛，或月经痛。

【病例】

1. 刘某，女，25 岁，1988 年 8 月 12 日初诊。

病史：患者晚发月经，16 岁初潮，周期尚准，经色有时黑红，有时色淡，量不多，一般持续 3 ~ 4 天，有血块，唯经行腹痛，逐渐加重，每月常存畏心，婚后益甚，竟发展成经期前后均痛，痛甚则呕吐，不能饮食。一月之内，竟有六七天痛经之时，所以必须时时备有止痛片。结婚 3 年未孕。刻诊：平素腰亦酸困，食眠尚佳，小便有时频数。面色㿠白，神疲形弱。舌苔薄白，脉弦而沉细。

西医诊断：原发性痛经。

辨　　证：肾虚肝郁，气滞血瘀。

治　　法：调补肝肾，理气活血。

方　　药：补肾调经方。

桑寄生 30g，川续断 15g，赤白芍各 24g，醋五灵脂 15g，香附 10g，延胡索 10g，乌药 10g，制没药 6g，当归 15g，小茴香 4.5g，炙甘草 6g。水煎服 5 剂。

8 月 18 日二诊：脉症同前，继服 5 剂。

8 月 25 日三诊：昨日经水至，腹痛较前缓解，免服止痛药，腰困如折，继以补肾调经。

方药：桑寄生 30g，川续断 15g，白芍 24g，醋五灵脂 10g，当归 12g，制没药 6g，延胡索 10g，乌药 10g，小茴香 4.5g，吴茱萸 3g，茺蔚子 30g，生甘草 6g。水煎服 6 剂。嘱其下次月经前服药。

9 月 26 日四诊：今日经水即至，少腹微痛，经量较前多，色淡红，血块少，腰痛亦止。

方药：桑寄生 15g，杜仲 12g，川续断 12g，白芍 24g，制没药 6g，延胡索 10g，香附 10g，乌药 10g，鸡内金 15g，桂枝 10g，茯苓 15g，木瓜 15g，甘草 6g，小茴香 3g。水煎服 6 剂，痛经再未复发。

【按】刘某，原发性痛经。中医认为经前腹胀者，多为气滞，剧痛上引胸胁，甚至呕吐者，亦多为气滞；经行腹剧痛者，多为血瘀，痛而有癥块坚硬不移者，亦多属血瘀。气之所以滞，由于肝气之不疏；血之所以瘀，由于气滞之不畅，而致瘀痛。肝喜条达，最忌抑郁，若情志过极，欲念不遂，则致肝郁，乃生气滞。气为血帅，气行则血行，气滞则血滞，瘀血遂成。搏结冲任，当发痛经而致不孕。腰酸痛者，乃五脏之所伤，穷必及肾之征象也。患者病已 9 年，气滞已深，血瘀亦较甚，故长期陷于苦痛之中。更参之以脉，肝郁脉必弦，脉沉则气滞，其喜按当为虚候反呈。小便频数也为肾虚之候。病属肝郁肾虚，血凝气滞。治宜调补肝肾、理血活血、调经止痛。方中桑寄生、川续断二药均有补肾强筋骨、固经止带之功。然续断偏于补肝肾、通血脉，补而不滞；桑寄生偏益血脉，且有祛风湿之力。续断以温肾阳为主，桑寄生以滋补阴血为先。二药合用，又有补肾调经、调补冲任之力。当归、白芍养血柔肝；延胡索、赤芍、五灵脂、制没药活血调经止痛；白芍、甘草可以缓急舒挛定痛。三诊时加入茺蔚子以调经止痛；小茴香、香附、乌药温肾固本，理气止痛。患者每逢经期腹痛，以经期服药为宜，服药20余剂，痛经自愈。

2. 高某，女，35岁，2014年9月7日初诊。

病史：患者既往月经周期正常，行经5~6天方净，无痛经，足月顺产两胎。近3年来，每次经行均有下腹疼痛，去年始痛经时坐卧不安，打滚呼叫，必须肌注安痛定方能缓解。腹部B超：妇科未见异常。现症：胸胁胀闷，下腹发凉。舌质暗，有瘀斑，脉沉弦。

西医诊断：继发性痛经。

辨　　证：气滞血瘀，经脉不通。

治　　法：行气活血，化瘀止痛。

方　　药：抵当汤加味。

水蛭10g，川续断15g，怀牛膝10g，土鳖虫10g，五灵脂15g，延胡索10g，桃仁10g，红花10g，川楝子15g，丹参30g，赤芍30g，花蕊石18g（先煎），艾叶10g，小茴香4.5g，降香15g。水煎服7剂。嘱其下次月经前服药。

10月4日二诊：今日月经至，仍感少腹痛，但没有注射安痛定，上方去艾叶，加制附子10g、香附10g。继服7剂。

11月3日三诊：今晨经至，下腹发凉消失，少腹疼痛亦减八九，精神佳，食饮正常，二诊方继服7剂。

12月4日四诊：昨天月经至，少腹不痛，唯胸乳胀闷，舌淡苔白，脉沉弦。再以养血和肝、行气化瘀以善后。

方药：当归12g，白芍15g，柴胡10g，枳壳10g，香附10g，延胡索10g，五灵脂12g，土鳖虫10g，丹参30g，川楝子12g，益母草24g，乌药10g，花蕊石15g，广木香6g。水煎服7剂，多年痼疾告愈。

【按】高某，继发性痛经，初诊服7剂，而后在月经期每月服7剂，服药3次，痛经未复发。本案患者结婚生育以后才有痛经，久则寒凝血瘀，气血郁结，胞脉失养，致使冲任月行不畅，不通则痛。印会河教授说："若欲通之，必先化之，瘀化血行，脉道充盈，运行无阻，通则不痛矣。"方取抵当汤加味以化瘀止痛。方中丹参、赤芍长于清血分之实热，善散瘀行滞；桃仁、红花、延胡索、五灵脂辛散血瘀，活血行气而通利血脉；水蛭、土鳖虫、降香、花蕊石破血逐瘀，软坚散结，通经止痛；川楝子、川续断补益肝肾，通行血脉；

怀牛膝引药下行，直达病所。全方以化瘀行气，调理冲任，使血脉和畅，四诊以调理肝脾为善，则痛经自愈。

凡痛经属瘀滞者，笔者每以抵当汤加味调之，经治多例，屡治屡验。

月经先期

【概述】

正常月经周期为 28～32 天，如果提前 7 天以上且连续 2 个周期或 2 个周期以上称为"月经先期"。本病主要由于平素嗜食辛辣油煎食物或郁怒伤肝引动肝火，以致血分蕴热。因为冲为血海，任主胞胎，冲任二脉与月经密切相关，热伤冲任，则血热妄行，月经先期而至。另外脾虚不能摄血，冲任不固，月经也可先期而至。血热所引起的月经先期又分实热与虚热两种情况，经量多称为实热，量少为虚热。如《傅青主女科》说："先期而来多者，火热而水有余也，先期而来少者，火热而水不足也。"脾虚者又多兼肾虚，肾虚闭藏失职，开而不阖，也能引起月经先期而至。所以，本病在治疗上多以清经化热或健脾补肾、固涩冲任为大法。

【病例】

1. 张某，女，24 岁，2017 年 6 月 27 日初诊。

病史：患者既往月经正常，近半年来，月经先期而至，每次提前 10 余日，量多，色紫，质稠且有血块，经前腹胀痛，腰困。舌质微红，苔薄白，脉弦滑。妇科 B 超、血常规化验均正常。

西医诊断：月经失调。

辨　　证：血热气滞，热迫血行。

治　　法：清热凉血，理气调经。

方　　药：清经汤加减。

地骨皮 12g，青蒿 12g，黄芩 10g，生白芍 15g，木香 6g，川楝子 12g，生地黄 15g，续断 12g，生牡蛎 30g（先煎），乌药 10g，茺蔚子 30g。水煎服 5 剂。

7 月 2 日二诊：本次经量较前减少，上方加桑寄生 15g，待经净后继服 5 剂。

8月9日三诊：患者述本次8月3日来经，8月8日经停，血色鲜红无瘀块，无腹痛，腰少困。仍遵首法进退。

方药：地骨皮12g，青蒿12g，黄芩10g，酒白芍15g，木香6g，川楝子10g，乌药10g，生地黄15g，川续断15g，生牡蛎30g，茺蔚子30g，乌贼骨15g。水煎服5剂以善后。

【按】张某，月经提前10余天，量多，色紫，质稠，有血块。属于实热迫血妄行，故月经先期而量多；血为热灼，故见质黏稠而有块；冲任有热，可以影响心、肝二经，故见心烦急躁；腹胀痛、腰困痛亦为气滞所致。结合脉弦滑，舌质微红，辨为血热气滞。治以清热凉血、理气止痛，用清经汤加减。方中地骨皮、生白芍清血热而平肝；青蒿养阴清热且能清肝；黄芩清血分实热；乌药、川楝子行气疏肝；生地黄凉血止血；生牡蛎收敛固涩；茺蔚子活血调经；续断补肾固冲；反佐以辛温之木香行气止痛，以制其苦寒之性。全方清热凉血，患者服药15剂，月经正常。

2. 刘某，女，32岁，1993年5月12日初诊。

病史：患者近年来月经提前10余日，血量较多，紫黑有块，经行不畅，经前、经期腰困，末次月经为4月20日，行经20余天，淋漓不止，伴有头昏耳鸣、心悸气短、周身乏力。舌质暗，苔薄白，脉沉弱。

西医诊断：月经不调。

辨　　证：脾肾不足，冲任不固。

治　　法：调补脾肾，固冲安经。

方　　药：固冲安经汤加减。

山药30g，阿胶珠12g，乌贼骨15g，生龙牡各30g，侧柏炭15g，地榆炭12g，续断15g，生黄芪15g，藕节10g，杜仲炭15g，棕皮炭12g，白术12g，甘草6g。水煎服5剂。

5月18日二诊：药后经血渐少，昨天开始，突然恶心呕吐，身热面赤，胸胁满闷，胃脘灼痛。大便3日未解，舌质红，苔薄腻，脉弦滑数。证属饮食不节，胃热停滞上逆作呕，急则治标，以清热和胃，降逆止呕。

方药：黄连6g，竹茹12g，半夏10g，枳壳10g，陈皮10g，石斛10g，天花粉12g，金银花10g。水煎服3剂。

5月22日三诊：胃肠道症状消失，再拟养阴清热以调其月经。

方药：生地黄 12g，乌贼骨 12g，藕节 12g，牡丹皮炭 6g，地榆炭 12g，棕皮炭 12g，阿胶珠 12g，黄芪 18g，焦白术 15g，续断 15g，甘草 6g。水煎服 5 剂。

5 月 28 日四诊：药后阴道出血止，精神体力均见好转，继服上方 5 剂，以善其后。

【按】刘某，病情比较复杂，开始月经先期而量多，行经日长，系因脾虚中气不足，脾虚不能统血，中气下陷不能摄血，冲任不固故也；所以月经淋漓不断，又因肾虚不能摄纳相火，相火妄动，热蕴血分，故经行先期而至；脾肾两虚，故兼见心悸气短，乏力及腰困耳鸣等症。治以健脾补肾，固冲调经。生黄芪、白术、山药、甘草补气健脾；阿胶珠、棕皮炭、杜仲炭养血益阴，固冲调经；乌贼骨、续断固肾安冲而止血；生龙牡固冲任，侧柏炭、藕节、地榆炭清热凉血，又能止血。又因饮食不慎，夜感寒凉，胃热停滞，以致湿热蕴结中焦，清气不升，浊气不降，故见胸膈痞闷，心腹胀痛，胃热上逆而致呕吐，湿热弥漫而身热烦躁。所以暂停安冲之剂，以黄连、石斛、天花粉清心胃之热；陈皮、半夏、竹茹、枳壳和胃降逆止呕；仅以金银花清解表热，3 剂而愈。后继以健脾补肾，固冲止血以调经，辨证施治，灵活运用，服药 18 剂而月经正常。

识药选方
尽在码中
☆ 打基础
☆ 学知识

经 闭

【概述】

妇女在应当有月经的年龄内无月经的，或是曾经来过而又中断不来的，皆称经闭。但对于妊娠期、哺乳期、绝经期以及暗经等之无月经者，并不属之。所以中医在习惯上凡是称经闭的，类皆指病理性的无月经而言。对妊娠期无月经则称停经。对绝经期之无月经而称绝经。至于一生无月经而能受孕的，称为"暗经"。此外，曾来过月经而又中断不来的，必须过 3 个月（即 3 个月经周期）以上的，才称经闭，否则属于经行后期。

【病例】

1. 冯某，女，36 岁，2015 年 6 月 7 日初诊。

病史：患者经闭 1 年，现症少腹隐痛，拒按，两手发凉，腰困乏力，胸闷，烦躁易怒，妇科B超无异常。舌质暗淡，苔白少，脉沉弦而细。

西医诊断：继发性闭经。

辨　　证：肾阳虚损，胞络瘀阻。

治　　法：温肾助阳，活血通经。

方　　药：桃红四物汤合三棱丸加减。

柴胡10g，当归30g，赤芍30g，茺蔚子30g，泽兰15g，桃仁10g，红花10g，川芎6g，熟地黄10g，巴戟天10g，仙茅10g，怀牛膝10g，三棱10g，莪术10g，香附10g，菟丝子15g。水煎服7剂。

6月16日二诊：脉症同前，上方继服7剂。

6月24日三诊：腰困、手凉、烦躁诸症均减轻，去熟地黄，加降香10g。继服7剂。

7月3日四诊：6月27日月经来潮，少腹隐痛，月经量少，3天即干净，效不更方。三诊方去泽兰，加生牡蛎30g，继服7剂，以期观察。

【按】冯某，为继发性原因不明的经闭。患者月经1年未至，少腹隐痛，腰困乏力，这是由于肾虚精亏，冲任失调而经闭不行。同时伴有胸闷烦躁、手足发凉，为肝郁气滞，阳气不能通达四末所致。而少腹隐痛拒按，此为瘀血气滞型经闭。治疗宜活血化瘀、温阳补肾、调理冲任为法，取桃红四物汤合三棱丸为基础方加减。桃红四物汤养血活血，逐瘀通经；三棱丸破血逐瘀，行气止痛而通经；茺蔚子、泽兰活血调经；菟丝子、巴戟天、仙茅、怀牛膝补肾温阳，调补冲任。患者服药28剂，任脉通，冲脉盛，月事以时下矣。

2. 吕某，女，32岁，1998年9月4日初诊。

病史：患者月经14岁初潮，周期尚准，经色发暗，轻微腹痛，每次月经5天方净。1992年足月顺产1胎。刻诊：经闭10月余，B超、尿检均无妊娠征象。经常两胁胀闷，乳房憋胀，性情急躁，尤其每届周期，似有少腹隐痛现象，但经水不行，白带不多，饮食正常。舌淡，苔白，脉弦细而涩。

西医诊断：继发性经闭。

辨　　证：肝郁血虚，气滞血瘀。

治　　法：行气开郁，调经散结。

方　　药：丹栀逍遥散加味。

当归15g，茯苓10g，白术10g，柴胡10g，牡丹皮10g，栀子10g，白芍

12g，醋香附 10g，茺蔚子 30g，泽兰 15g，红花 10g，怀牛膝 10g，桃仁 10g，甘草 6g。水煎服 7 剂。

9 月 18 日二诊：脉症同前，上方继服 7 剂。

9 月 26 日三诊：胁肋胀满消失，性情平和，二诊方加益母草 30g，继服 7 剂。

10 月 5 日四诊：昨日月事已通，经水量少，色暗有血块，少腹隐痛，乳房有憋胀感，施以化瘀理血法。

方药：水蛭 10g，桃仁 10g，红花 10g，川续断 15g，赤芍 30g，丹参 30g，香附 10g，川楝子 10g，延胡索 10g，降香 10g，生薏苡仁 30g，茺蔚子 30g，怀牛膝 10g，花蕊石 15g。水煎服 7 剂。

12 月中旬患者因咳嗽就诊，得知月经已能按期而至。

【按】吕某，经闭 10 月有余，脉来弦细而涩。弦为肝郁，细乃血虚，涩不乏力，当主经脉滞涩，气滞血瘀。症见两胁胀闷，时而窜痛，性急好怒，胸闷不疏，此一派肝郁气滞表现，是出现在经闭之后。究其源当属血虚肝失所养，肝木失荣，而致肝气郁结不疏，气机失畅，经隧壅滞，导致经闭。然脉之涩不乏力又为气滞血瘀。每届周期，腹多隐痛，而月经不行，又为瘀兼郁热。由于郁久气滞血瘀，以致壅塞经脉而郁久化热。以行气开郁，养血调肝，通经散结，兼疗郁热。方中丹栀逍遥散疏肝健脾，和血调经；香附理气调经止痛；茺蔚子、泽兰、红花活血通经，化瘀止痛；怀牛膝补肝肾，引诸药下行；甘草调和诸药以调经散结。患者服药 21 剂，月经始通。唯痛经而量少，有血块，故改投化瘀理血法，经期服药，以善其后，月经亦按月而至。

崩　漏

【概述】

"崩漏"是指妇女不规则的阴道出血。一般以来势急、出血量多的为"崩"，或称"崩中"；以来势缓、出血量少或淋漓不尽的为"漏"，或称"漏下"。"崩"与"漏"的症状表现截然不同，但其发病机理是相同的，在疾病演变过程中，常可相互转化。如血崩日久，气血大衰，可变成漏；久漏不止，病势日进，亦能成崩。

"崩漏"是概括阴道出血而言，如功能性子宫出血、女性生殖系统炎症及肿瘤等疾病所引起的阴道出血，都属"崩漏"范畴。

【病例】

1. 周某，女，44 岁，2007 年 4 月 20 日初诊。

病史：患者月经量多、行经日久已半年。患者继往月经正常，半年前因恼怒生气后，诱发月经先后不定期，量多，半年来淋漓不断。此次月经 4 月 18 日来潮，量特别多，色鲜红，无血块。伴有心慌气短，身倦乏力，腰酸腿软，易出虚汗，睡眠较差，纳食正常。化验血红蛋白 90g/L。舌质淡，脉弦缓。

西医诊断：功能性子宫出血。

辨　　证：心脾不足，冲任不固。

治　　法：健脾养心，益气固冲。

方　　药：归脾汤加味。

黄芪 30g，党参 15g，焦白术 15g，炙甘草 10g，远志 10g，炒酸枣仁 30g，炒续断 24g，煅牡蛎 30g，乌贼骨 18g，阿胶珠 12g，棕榈炭 15g，侧柏炭 10g，地榆炭 12g，仙鹤草 30g，三七 3g（冲服）。水煎服 7 剂。

4 月 28 日二诊：药后月经量明显减少，仍感气短乏力，舌质淡，脉沉弱。续以健脾补肾，养心安神。

方药：黄芪 30g，党参 18g，白术 10g，山药 15g，炒续断 24g，熟地黄 12g，菟丝子 15g，远志 10g，炒酸枣仁 30g，阿胶珠 10g，仙鹤草 30g，生龙牡各 30g，砂仁 10g。水煎服 7 剂。

5 月 7 日三诊：服上方后，5 月 5 日经水干净，心慌气短好转，但有轻度下肢浮肿，四肢发胀，再以健脾养心、升阳除湿法。

方药：黄芪 30g，党参 12g，白术 15g，生薏苡仁 30g，茯苓 30g，远志 10g，藁本 6g，荆芥穗 6g，防风 6g，龙眼肉 10g。水煎服 10 剂。

5 月 20 日四诊：患者精神振作，睡眠质量较好，稍事劳累则腰酸困，再以补肾健脾，以固冲任。

方药：黄芪 15g，太子参 12g，当归 10g，焦白术 30g，茯苓 15g，仙鹤草 30g，炒杜仲 18g，炒续断 15g，香附 10g，夜交藤 30g，合欢皮 15g，炙甘草

10g，益母草 18g。水煎服 7 剂，以巩固疗效。

【按】周某，起初也是月经先后不定期，量多，行经日久逐渐发展为功能性子宫出血。此次经量多，已出现贫血现象。其证见脾肾两虚、冲任不固之象。所以方用归脾汤益气补血，健脾养心；加炒续断而且量较大，既能补肝肾、强筋骨，又能止血治崩漏下血；熟地黄、阿胶珠以养血止血；煅牡蛎、乌贼骨养阴固冲以治其本；棕榈炭、侧柏炭、地榆炭、三七，凉血止血以治其标，7 剂经血量明显减少，血止后去凉血止血之剂，重用黄芪、生薏苡仁、茯苓、炒酸枣仁以益气健脾，养心安神；仙鹤草大量用之可养血止血。本案始终抓住心脾两虚的病理实质，重在健脾养心，调补冲任，并根据月经周期而加减变化。患者服药 31 剂，功能性出血已止，之后月经周期正常。

2. 郑某，女，29 岁，2004 年 12 月 2 日初诊。

病史：患者以往月经正常，3 年前顺产一胎。末次月经于 2004 年 9 月 15 日干净。又于 10 月 19 日经来淋漓不止，量少，曾行诊断性刮宫为"增殖期子宫内膜"，术后阴道仍淋漓出血不止，经治疗不愈。舌质暗淡，苔白，脉细缓。

西医诊断：功能性子宫出血。

辨　　证：血虚血瘀，冲任失调。

治　　法：养血活血，化瘀调经。

方　　药：生化汤加味。

当归 12g，川芎 3g，桃仁 6g，红花 6g，益母草 30g，丹参 15g，柴胡 3g，赤芍 10g，蒲黄炭 10g，棕榈炭 15g，阿胶珠 12g，炒杜仲 15g，制没药 6g，荆芥穗 10g。水煎服 5 剂。

12 月 8 日二诊：上方继服 5 剂，出血程度缓解。

12 月 14 日三诊：二诊方加煅牡蛎 30g，继服 7 剂。

12 月 22 日四诊：出血已止，继以养血固冲。

方药：黄芪 30g，当归 10g，丹参 30g，炒杜仲 15g，炒续断 15g，桑寄生 30g，阿胶珠 10g，煅牡蛎 30g，棕榈炭 15g，香附 10g。水煎服 7 剂，功能性出血告愈。

【按】郑某，经来淋漓点滴，量少而病程短，通过诊断性刮宫术，明确为"增殖期子宫内膜"，功能性子宫出血。此次行经仍淋漓不止，色紫，舌暗红苔白，脉弦缓。证属血虚血瘀，冲任失调。瘀血不化，新血不守，离经而行。故选用产后生化汤加减以养血化瘀。方中当归、川芎、益母草、没药、桃仁养血活血，祛瘀生新；红花化瘀，少用则养血；赤芍、丹参凉血活血兼能养血化瘀；蒲黄炭、棕榈炭、阿胶珠活血化瘀而止血；柴胡、荆芥穗既能升阳除湿，又能疏解血热。炒杜仲、炒续断、桑寄生补肾固冲。全方养血凉血，活血祛瘀而生新。患者服药 10 剂而血止近半，继服 14 剂血止症除。经随访已规律行经两次，说明治疗本病病程较短者，疗效也较满意。

不孕症

【概述】

不孕症是指男女双方皆在生育年龄之内，婚后同居 3 年以上，有正常性生活，未用避孕方法，而女方从未受孕；或曾经生育过或流产过而又已 2 年以上，未能怀孕者，统谓之不孕症，前者称原发性不孕症，后者称继发性不孕症。

又根据医学统计结果，女子婚后有百分之九十以上不满 2 年即能受孕，只有百分之十以下的女子婚后 2 年才第一次怀孕。因此有人主张结婚 2 年以上不孕者，即可视为不孕症。

【病例】

1. 张某，女，27 岁，1996 年 3 月 5 日初诊。

病史：患者结婚 4 年未孕，月经 15 岁初潮，周期 30 天左右，行经 5~6 天，量多，色深紫，有血块，经来腰腹胀坠而疼痛，全身畏寒怕冷，少腹发凉，手足厥冷，纳差。舌淡，苔白，脉沉弦。

西医诊断：原发性不孕。

辨　　证：肝郁血虚，寒客胞宫。

治　　法：疏肝养血，温经散寒。

方　　药：得生丹加味。

当归 12g，川芎 6g，白芍 15g，益母草 30g，香附 10g，菟丝子 15g，白术 10g，胡芦巴 10g，高良姜 10g，小茴香 4.5g，艾叶 6g，续断 18g，乌药 10g，肉桂 6g。水煎服 7 剂。

3月13日二诊：脉症同前，上方继服7剂。

3月22日三诊：手足厥冷，少腹发凉缓解，纳可，不恶心，二诊方继服7剂。

4月10日四诊：4月2日月经来潮，腰酸腹痛缓解，4月7日干净，仍有少腹发凉感，继以温经散寒法暖宫促孕。

方药：小茴香10g，肉桂10g，胡芦巴10g，乌药10g，香附10g，续断15g，桑寄生15g，艾叶6g，淫羊藿10g，益母草30g，荔枝核10g，菟丝子15g。水煎服7剂。

4月19日五诊：少腹发凉感消失，四末温和，四诊方继服5剂。

5月18日六诊：闭经40多天，妊娠试验（＋），1997年1月足月分娩一男婴。

【按】张某，原发性不孕症，有痛经史。经来小腹坠胀疼痛，恶心、便溏等是因为肝郁不疏影响脾胃所致。肾气不足，胞宫寒冷，故少腹发凉，手足厥冷。在治疗上，除疏肝外，尚须用温经散寒之剂，以得生丹加味治之。方中当归、川芎、白芍、益母草养血调经；香附、乌药理气暖宫；菟丝子、胡芦巴、续断补益肾气；白术、高良姜温运脾阳；艾叶、小茴香、肉桂温暖胞宫下元。药后症状减轻，纳食增加，经期已无恶心便溏，但小腹发凉感仍未减轻，说明本方温宫之力不足。改用暖宫散寒，佐以理气调经之品，加荔枝核、小茴香温暖下元，胞宫得暖，冲任得调，而后受孕，足月生一男婴。

关于女性不孕，中医认为"妇人以血为主"，月经正常而不受孕者，极为罕见，故有"种子必先调经"，以及"月经不调，必不受孕，即使受之，亦不全美"等论点。

2. 袁某，女，32岁，2013年6月10日初诊。

病史：患者近5年来不孕。患者15岁月经初潮，周期正常，经来腰腹痛，经前见有头晕、恶心，经服中药治疗后症状好转。婚后于2008年生一女孩，产后月经先后不定期，量少，色淡红，经期腰腹痛，喜暖、喜按，心慌，乏力，睡眠多梦。第一胎产后已5年未孕。妇科检查：子宫后倾。输卵管造影：输卵管通畅。舌质暗淡，苔薄白，脉细缓。

西医诊断：继发性不孕症。

辨　　证：气血两亏，心脾不足。

治　　法：益气养血，补益心脾。

方　　药：归脾汤加味。

当归 12g，川芎 6g，白芍 15g，熟地黄 12g，党参 15g，黄芪 24g，茯苓 12g，炒白术 15g，益母草 30g，龙眼肉 10g，山药 15g，酸枣仁 18g，红花 6g，甘草 6g。水煎服 7 剂。

6 月 18 日二诊：畏寒怕冷，心慌、心悸缓解，睡眠亦改善，上方去熟地黄，加桑寄生 30g，水煎服 7 剂。

6 月 26 日三诊：月经周期正常，色正常，无血块，腰腹已不痛。二诊方继服 7 剂。

2013 年 10 月 25 日因闭经 40 余天，查妊娠免疫试验阳性，妇科 B 超检查有妊娠图像。2014 年 8 月 5 日足月分娩一男婴。

【按】袁某，属于气血两亏，心脾不足。患者第一胎产后，月经开始先后不定期，量少色淡，是由于产后气血两虚所致。血海空虚，胞脉失养，则经来腹痛，喜按、喜暖。心脾不足则心慌、气短、乏力，睡眠多梦，舌暗淡、苔薄白、脉细缓。血海空虚，精失所养，则不能再次受孕。治以益气养血，补益心脾。方用归脾汤加减治疗。方中当归、白芍、川芎养血；黄芪补气；参、术、苓、草、山药健脾补气；龙眼肉、酸枣仁养心安神；益母草、红花活血调经。方中益母草、当归、白芍为坤顺丹之意，主治妇人胎前、产后、诸虚百损，还可促孕安胎。二诊时去熟地黄，加桑寄生既能调补冲任，又可补肾促孕。全方益气血补心脾，活血调经。经过 3 个多月的治疗，由于气血冲任得以充养，月经正常，腰腹痛止，故而受孕。

男性不育

【概述】

男性不育，究其成因，主要有性机能障碍，如阳痿、早泄、不射精；精液异常，如精液过少（每次排精不足 2.5ml）、精子数量不足（每毫升低于 6000 万），甚或无精子、精子活动率低（不足 60%）、畸形精子多（超过 20%）、精液液化时间过长或不液化。此等均难以嗣育，即或偶有受孕，亦多胚胎发育不良，容易导致早期流产。

及其论治，无论阳痿、早泄，抑或精液异常，多归于肾虚。或责之精气清冷，或隶于阴虚有热，治当分别阴阳，不能概用温补，以免灼燥阴精。大抵宜用阴阳并补，或有侧重，做到补阴不忘阳，补阳不忘阴。亦即前人张景岳云："善补阳者，必于阴中求阳，则阳得阴助而生化无穷；善补阴者，必于阳中求阴，则阴得阳升而泉源不竭。"细辨析之，精子数量少，应以滋养肾阴为主，可用左归丸、左归饮之类；阴虚火旺者，宜滋阴清热。方投知柏八味丸；精子活动率低下者，以温阳益气为主，宜右归丸、右归饮配伍人参、黄芪；对于不射精患者，首重心理调治，解除思想顾虑，确立必胜信心，必要时予以方法指导，若此，可收事半功倍之效。论治一般以虚证为多，治宜益精壮阳，以提高兴奋性，激发射精。

【病例】

1. 冯某，男，23 岁，2013 年 9 月 18 日初诊。

病史：患者结婚 3 年半，夫妻生活正常，但一直未怀孕。经北大人民医院检查，女子一切正常，男子精液异常。通过精子形态分析，结果如下：总共分析精子个数 200 个，正常形态精子 10 个，占 5%；头部畸形精子 158 个，占 79%；颈部畸形精子或中段畸形精子 28 个，占 14%；尾部畸形精子 4 个，占 2%；精子活动率 36.98%（低），精子活力 27%，精子密度 10.00×10^6/ml（低），精子活率 14.29%。

超声波提示：双侧睾丸小（左侧睾丸体积 7.1ml，右侧睾丸体积 6.4ml）。

北大人民医院高冰教授建议辅助生殖。患者家属放弃做试管婴儿，故求治于中医治疗。刻诊：患者中等身材，体质偏瘦，体重 47.5kg。观其精神饱满，精力旺盛，性格开朗活泼，每天出车劳作，房事正常，性功能良好。舌淡，苔白，脉沉缓。

西医诊断：精液异常。

辨　　证：肾虚精亏。

治　　法：抑阳益阴，补肾生精。

方　　药：自拟强精丸。

熟地黄 80g，山药 40g，山茱萸 40g，牡丹皮 30g，泽泻 30g，茯苓 30g，当归 30g，肉苁蓉 30g，巴戟天 30g，枸杞子 30g，韭菜子 30g，车前子 30g，菟丝子 30g，补骨脂 30g，女贞子 30g，黄柏 30g，知母 30g，鹿角胶 30g，龟甲胶 30g，香附 30g，黄芪 50g，白芍 30g，草薢 30g，蚂蚁 30g，蜈蚣 15 条，淫羊藿 30g，人参 80g，蛤蚧 2 对，列当 30g，锁阳 30g，羊睾丸 150g。以上共为细末，炼蜜为丸，每丸 9g，早晚各服 1 丸，白开水送服。

2014 年 1 月 4 日二诊：上药服 3 月余，精神佳。患者于 2013 年 12 月 26 日，去北大人民医院行精液及精子质量分析检查。被检精子总数 65 个，活动精子总数 35 个，精子活率 53.84%，畸形率 15.4%。服药 3 月余，精子系列指标改变，初见成效。精子活率由服药前 14.29%，上升至 53.84%；畸形率由服药前 95%，下降至 15.4%。症见五心烦热，舌淡苔白，脉沉尺小无力，仍守前方加减。

方药：熟地黄 80g，山药 40g，山茱萸 40g，牡丹皮 30g，泽泻 30g，茯苓 30g，肉苁蓉 30g，巴戟天 30g，菟丝子 30g，女贞子 30g，覆盆子 30g，金樱子 30g，韭菜子 30g，车前子 30g，枸杞子 30g，知母 30g，黄柏 30g，龟甲胶 30g，鹿角胶 30g，制何首乌 30g，黄芪 30g，黄精 30g，人参 80g，蛤蚧 2 对，蚂蚁 30g，补骨脂 30g，淫羊藿 30g，兔耳草 30g，列当 30g，锁阳 30g，莲须 15g，丹参 30g，小茴香 15g，紫梢花 30g，羊睾丸 200g。共为极细末，炼蜜为丸，每丸 9g，早晚各服 1 丸。

2014 年 6 月 5 日三诊：服药 3 月余，体重增加，精力充沛。于 2014 年 5 月 26 日再去北大人民医院行精液及精子质量分析示：被检精子总数 81 个，精子畸形率 11.9%，精子密度（百万/毫升）：5.89，活动精子总数 56 个；精子活率 69.23%。总体检验指标与上次相比较，均有改善，精子活率提高，精子畸形率进一步下降，故再宗前法，缓图治之。

方药：熟地黄 80g，山药 40g，山茱萸 40g，牡丹皮 30g，泽泻 30g，茯苓 30g，肉苁蓉 30g，巴戟天 30g，菟丝子 30g，覆盆子 30g，金樱子 30g，韭菜子 30g，车前子 30g，枸杞子 30g，女贞子 30g，金樱子 30g，知母 30g，黄柏 30g，黄芪 30g，黄精 30g，龟甲胶 30g，鹿角胶 30g，仙茅 30g，淫羊藿 30g，补骨脂 30g，五味子 30g，人参 80g，蜈蚣 10 条，蛤蚧 2 对，列当 30g，蚂蚁 30g，柴胡 30g，白芍 30g，木瓜 30g，神曲 30g，枳壳 30g，锁阳 30g，羊睾丸 150g。以上共研细末，炼蜜为丸，每丸 9g，早晚各服 1 丸，白开水送服。

2014 年 7 月下旬，患者的爱人经闭 50 天，妊娠试验阳性，B 超探查已妊娠。于 2015 年 3 月 25 日顺产一男婴，体重 3.7kg。患者将丸药服尽，体重增至 62.5kg。2017 年 10 月又生二胎女婴。

【按】冯某，精液异常症。精子数目少，存活率低、畸形率高是造成男性不育的常见原因。肾藏精，精子的生成依赖于肾阴的滋养与肾阳的温煦。有无生育能力完全取决于肾中真阴、真阳的盛衰。动气属火为阳，精液属水为阴。细而析之，精液之中，附睾、前列腺、精囊腺的分泌物可谓"阴中之阴"；精子则为"阴中之阳"。再论精子本身又可分别阴阳，即精体为阴，为"阳中之阴"。精子数目的多寡，当受肾阴影响较大，而精子活动率的高低，多由肾阳盛衰所决定。

患者婚后 3 年半未育，经北大人民医院检查，精子数少而畸形率高，精子活动率低，故致不育。辨证属肾阴不足为主，治以抑阳扶阴，补肾生精。自拟强精丸，由多个中医名方组合加减。如知柏地黄丸、大补阴丸、五子衍宗丸、龟鹿二仙丹、左归丸、右归丸、右归饮、七宝美髯丹等。共奏滋阴补肾、温肾填精、温补肾阳、填精补血、滋肾水、益肝血之效。用蜈蚣、蚂蚁通经活络，补肾生精，并有壮阳起痿之用。这里首先要说明睾丸的生理功能，睾丸是男性重要的生殖腺，是产生精子的基地和分泌大量雄激素的场所，也是繁衍后代和维持第二性征的重要器官，睾丸变小了，只是影响生育能力，并不影响性功能。患者右侧睾丸偏小，故而重用羊睾丸，羊睾丸性味甘温，《神农本草经百种录》谓："（羊睾丸）补肾气，益精髓"，《日华子本草》云："（羊睾丸）补虚耳聋，阴弱，壮阳益胃，止小便，治虚损盗汗。"羊睾丸乃血肉有情之品，阴阳平补之剂，对肾精不足者皆可用之。所以用羊睾丸以生精补髓，有助于提高精子的活力。

患者坚持服中药 8 月余，未用任何西药，精子活力提高，精子数量增加，足月顺产一男婴。两年后其爱人第二胎怀孕，生一女婴，家庭美满幸福。

2. 韩某，男，42 岁，2008 年 9 月 10 日初诊。

病史：患者患神经衰弱 10 年，家中男孩已 10 岁，再未育。素日眠差梦多，心烦易怒，腰膝酸软，眼花耳鸣，性生活质量差，阴茎能勃起，但痿弱不力，一接触女方就射精自溢，精毕而痿，渐至性功能冷淡。

西医诊断：性功能低下。

辨　　证：肾阳不足。

治　　法：温肾固涩，壮阳起痿。

方　　药：锁阳固精丸加味。

制附子 10g，炒杜仲 15g，五味子 10g，锁阳 12g，芡实 10g，莲须 10g，生龙牡各 30g，山茱萸 10g，巴戟天 12g，山药 15g，枸杞子 12g，菟丝子 15g，蜈蚣 2 条，列当 10g。水煎服 7 剂。

9 月 18 日二诊：药后阴囊、手足冷皆缓，早泄可以控制，上方继服 7 剂。

9 月 26 日三诊：性欲提高，性交时间可维持 5 分钟，精神、睡眠、食欲明显改善。二诊方加蚂蚁 10g、柴胡 10g、白芍 10g、白术 10g、盐黄柏 10g、淫羊藿 10g、炙甘草 10g、土鳖虫 10g。配 3 剂量，加蛤蚧 2 对、狗肾 2 条，炮制为蜜丸，每丸 9g，早晚各服 1 丸，以善其后。

【按】韩某，神经衰弱，早泄而渐至阳痿，多年体弱，心身俱虚，病久及肾，肾亏早泄而阳痿。任脉总任一身阴气，督脉总督一身阳气，上下循环，周而复始，上达于脑，下通于肾，且肾藏精生髓，通于脑，故临证神经衰弱者多伴随早泄、阳痿。因此选锁阳固精丸温肾固精，治肾虚滑精，可用于神经衰弱的遗精、滑精。在滋阴填精的基础上，增加了壮阳、生气、通络之品。同时，注重先后天同补，取后天养先天之意。服药 14 剂，疗效显著，继以汤改丸，缓图巩固。

胎　漏

【概述】

"胎漏"也叫"胎动不安"。多因肾气不足或脾胃虚弱，以致胎元不固或因素体阳盛，热迫血行所致。连续数次流产，多在怀孕 3 个月前后，发生腹痛、腰疼、阴道出血。如及时给予适当治疗和休息，其胎尚可保住。如腹中剧烈阵痛，阴道出血多者，则其胎难保。中医认为其病因，多因气血亏损，冲任不固，不能养胎、载胎所致。因病高烧、跌仆撞打、强力努挣、房事逐犯等等，亦可引起流产。

现代医学的"习惯性流产"，祖国医学称为"滑胎""胎漏"。

【病例】

1. 马某，女，25 岁，1994 年 10 月 20 日初诊。

病史：患者第 1 次妊娠 3 个月，因帮其母干活过劳而流产，第 2 次妊娠 7 个月，无明显诱因早产。今属第 3 次妊娠 60 余天，忽感腰酸困，小腹坠胀，少腹亦隐痛。舌淡，苔白，脉沉弱、滑而无力。

西医诊断：习惯性先兆流产。

辨　　证：脾肾两虚，胎元不固。

治　　法：健脾益肾，养血安胎。

方　　药：泰山磐石散加味。

当归 12g，白芍 12g，川芎 3g，熟地黄 15g，菟丝子 15g，巴戟天 15g，续断 15g，桑寄生 15g，焦杜仲 15g，党参 15g，黄芪 30g，焦白术 30g，黄芩 10g，砂仁 10g，炙甘草 10g。水煎服 5 剂。

10 月 26 日二诊：腹痛止，少腹坠胀消失，腰困亦缓解，继服 5 剂。嘱其卧床静养，少思虑，保持心情乐观。

11 月 3 日三诊：妊娠正常，嘱其每周服药 1 剂，卧养胎元，至妊娠 6 个月停药。1995 年 8 月 20 日，足月分娩一女婴。

【按】患者马某，一次流产，一次小产，足见其脾肾两虚，胎元不固，而见食纳少，腰酸困，小腹坠胀，舌质淡，苔薄白，脉滑无力而沉弱。治以健脾益肾、养血安胎，用泰山磐石散加味。方中黄芪、党参补气升阳，补中益气。党参既可补脾胃而益肺气，又能益气以补血安胎；当归、川芎、白芍、熟地黄名四物汤，以补血行血，补血而不滞血，行血而不破血，补中有散，散中有收，构成养血安胎之剂。菟丝子、巴戟天、续断、桑寄生、焦杜仲补益肝肾，安胎固本；黄芩、白术、砂仁养胃安胎，重用焦白术者，取其能培补脾胃，其补气的作用较弱，但苦温燥湿，能补脾阳。因脾司运化，喜燥恶湿，得阳始运，能升则健，即补脾阳而固胎元。全方共奏健脾益肾、养血安胎之用。

带下病

【概述】

"带下病"是指妇女经常从阴道流出如涕、如唾样分泌物。现代医学认为本病仅仅是个症状，大多数是由妇科常见病引起的。《黄帝内经·骨空论》：

"任脉为病，男子内结七疝，女子带下瘕聚。"《妇人良方》说："人有带脉，横于腰间，如束带之状，病生于此，故名为带。"把"带下"看成一个独立的病种，而且有白、黄、赤、青、黑等五种之分，古称"五色带下"。以白带、黄带为多见，有时在白带中夹有血丝名为赤白带。单性分泌物似血非血称为赤带。青带、黑带较为少见。

现代医学的宫颈糜烂、慢性盆腔炎、阴道滴虫属于"带下病"的范畴。

【病例】

1. 李某，女，28岁，2012年10月12日初诊。

病史：患者2~3年来阴道经常有血性黏液，自认为是带经日久，月经周期提前，经后血量少夹白带黏稠物，有时心慌气短，倦怠乏力，纳食不香，结婚3年未孕。苔白微腻，脉沉缓。

西医诊断：宫颈糜烂。

辨　　证：脾虚湿盛，热蕴血分。

治　　法：健脾除湿，解热止带。

方　　药：清带汤加味。

炒荆芥穗10g，柴胡10g，藁本10g，山药30g，生薏苡仁30g，茜草10g，焦白术30g，椿根白皮15g，续断15g，乌贼骨24g，怀牛膝10g，生龙牡各30g，莲子肉10g。水煎服7剂。

10月20日二诊：药后赤带减少，阴道痒改善，上方继服7剂。

10月29日三诊：阴道分泌黏液基本干净，精神佳，偶有腰困。效不更方，稍事加减。

方药：柴胡10g，山药15g，生龙牡各30g，乌贼骨18g，茜草10g，炒杜仲20g，白芍15g，芡实12g，椿根白皮15g，生薏苡仁30g，土茯苓30g，苦参6g。水煎服7剂而愈。

【按】李某，开始曾按行经日久，且用清经汤清热凉血论治，结果不效。后经详细询问病情，确诊为月经先期，行经后仅有少量经血混杂多量的白带，实属赤带。脾失健运，不能统摄，故倦怠乏力，纳食不香；脾虚湿盛，湿蕴化热，热蕴血分，则为赤带。病程已2~3年，正气受损，故见气短诸症。后以健脾除湿为法。方中炒荆芥穗、柴胡、藁本升阳除湿并能散发郁热；山药、焦白术、生薏苡仁、莲子肉补气健脾；椿根白皮、续断、乌贼骨、炒杜仲补肾固冲，收敛止带。本例虽有血分湿热，又不能过用苦寒，故用健脾升阳除湿，解热化带之法，佐以牛膝引热下行从血分而解，也是通因通用之法。升降收合，各从其适，则热邪得解，湿邪得除，带下自愈。

2. 高某，女，36 岁，2008 年 7 月 12 日初诊。

病史：患者带下量多，色黄，质稠 3 月余，近一个月加重。刻诊：阴部瘙痒灼痛，带下气味秽臭。舌质红，苔黄腻，脉滑数。

西医诊断：宫颈糜烂，滴虫性阴道炎。

辨　　证：湿热下注。

治　　法：清热利湿，杀虫止带。

方　　药：三妙丸合八正散加减。

苍术 15g，黄柏 15g，生薏苡仁 30g，土茯苓 30g，木通 10g，车前子 12g（包），萆薢 15g，泽泻 30g，滑石 15g（包），甘草 10g，苦参 10g，椿根白皮 15g，蛇床子 15g，百部 12g，马齿苋 30g。水煎服 7 剂。

7 月 21 日二诊：腰痛缓解，黄带明显减少，上方继服 7 剂。

7 月 29 日三诊：黄带逐渐转白，数量减少一半，阴部瘙痒明显减轻，黄腻苔已退，此湿热渐去，二诊方去马齿苋，加芡实 10g，继服 7 剂。

8 月 2 日四诊：带下已除，阴痒亦愈，大便偏干，前方稍事加减。

方药：苍术 10g，黄柏 10g，生薏苡仁 30g，土茯苓 30g，苦参 10g，山药 15g，白果 10g，泽泻 30g，椿根白皮 15g，车前子 12g（包），火麻仁 30g，萆薢 12g。水煎服 5 剂，巩固疗效。

【按】高某，带下黄稠黏腻，有腥臭味，苔黄腻，系湿热下注，清浊不化；阴部瘙痒灼痛，为湿热灼盛，湿热生虫所致。方中苍术、黄柏、生薏苡仁为三妙丸，功能清热利湿，止带下；萆薢、木通、滑石、车前子、泽泻利水分清，化浊止带；椿根白皮、土茯苓、苦参、蛇床子、百部、马齿苋清湿热，止带下，杀虫止痒，解湿毒。患者服药 25 剂，诸症痊愈。临床有些带下看上去是白带，但干燥后发黄，也是湿热下注的表现，是以黄带为治。

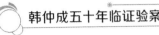

乳　癖

【概述】

乳癖多由思虑伤脾，郁怒伤肝，以致气滞痰凝而成。亦有兼因冲任失调所致者。

本病在病理形态上包括乳腺小叶增生（多为青春期患者），乳腺导管纤维增生（多为哺乳期患者）及慢性囊性乳房病（多为更年期妇女），统称为乳腺增生病。本病常见于青春期、哺乳期、更年期妇女。

中医认为乳房属足厥阴肝经和足阳明胃经，郁怒伤肝，思虑伤脾，气机郁滞，痰湿不化，乳络阻滞，遂使乳内历历结核。因其核随喜怒而消长，故肝郁痰滞是本病的主要病机。部分患者的发病与青春期、绝经期、月经期以及生育流产有一定关系。所以亦有冲任失调的因素参与。患者或因天癸将绝，或因肝血不足，肾阴亏损，甚至阴损及阳，而出现肝肾阴虚或肾阳虚损的证候。

乳癖包括现代医学的乳腺增生病，又称慢性增生性乳房病。

【病例】

1. 闫某，女，37岁，1991年5月10日初诊。

病史：今年3月下旬，发现乳房节肿。刻诊：右乳房按之内肿块约2cm×3cm大小，质硬而坚，压痛明显，无波动感，皮色如常，烦躁胸闷，善太息。舌质淡，少苔，脉沉弦。

西医诊断：乳腺增生。

辨　　证：肝郁痰凝。

治　　法：疏肝散结。

方　　药：印氏疏肝散结方加味。

柴胡10g，当归30g，赤芍30g，丹参30g，生牡蛎60g（先煎），蒲公英30g，皂角刺30g，浙贝母10g，山慈菇10g，玄参12g，海藻15g，昆布15g，海浮石15g，夏枯草15g。水煎服7剂。

5月18日二诊：乳房肿块变软，饮食佳，心烦、善太息减，精神好转，上方加全瓜蒌30g，继服7剂。

5月27日三诊：肿块较软而且缩小，疼痛缓解，二诊方继服7剂。

6月6日四诊：肿块基本消散，效不更方，三诊方再进10剂，以巩固疗效。

【按】闫某，乳房结块，主要由肝气郁结，胃热蕴蒸，以致气血凝滞而成。证属肝郁痰凝，治以疏肝散结、化痰软坚，佐以活血化瘀。疏肝散结方是印会河教授专为治疗肝经循行部位的多种良性占位性病变而设。足厥阴肝经循行乳部及少腹，肝经气郁，血行不畅，痰凝血滞，故乳房结块；肝木克伐脾土，脾胃受损而不思饮食；由于情绪消沉而肝气更加郁结，故肿块逐日增大；气机阻塞不通，则不通则痛；脉沉弦者，为肝郁气结之征；舌质淡为气血不足之象，故治以疏肝散结。方中重用当归、赤芍、丹参活血化瘀；生牡蛎、玄参、贝母、瓜蒌化痰散结；山慈菇、夏枯草、蒲公英清肝经郁热，消肿块；海藻、昆布软坚散结，海浮石化老痰顽痰；重用之皂角刺形如钉子，故俗名为"天丁"。本品辛散温通，性较锐利，加强了他药消肿散结的功效。以上诸药通过柴胡疏肝解郁、引经之作用，直达肝经，达到疏肝理气、活血化痰、消肿散结的目的。患者服药31剂，乳腺增生告愈。

2. 李某，女，30岁，2009年8月3日初诊。

病史：患者经前乳房胀痛1年余，月经先期量少，色粉红，行经2天，经期腹痛，腰困，全身乏力。刻诊：乳房左侧胀痛，乳内散见多数小硬结，压之疼痛，于经前1周疼痛加重，不得触摸，行经后乳房胀痛逐渐消失，至下次月经前又加重，平日烦躁易怒，情绪不佳。舌质淡，苔薄白，脉沉缓。

西医诊断：慢性乳腺增生。

辨　　证：气血不足，肝郁血滞。

治　　法：养血益气，疏肝散结。

方　　药：四物汤加味。

生黄芪30g，当归10g，川芎3g，远志10g，黄精15g，白芍15g，丹参30g，生牡蛎60g（先煎），何首乌15g，醋鳖甲18g（先煎），柴胡10g，甘草6g。水煎服7剂。

8月12日二诊：经前两乳胀痛减轻，上方继服7剂。

8月21日三诊：精神佳，左乳房内小结节减少，压之不痛，二诊方加夏枯草24g。继服14剂，诸症消失。

【按】李某，乳房硬结，属于气血不足，肝郁血滞。治以益气养血，解郁化滞，软坚散结。方中当归、川芎、白芍、丹参养血活血化瘀滞；生黄芪补气益脾，黄芪配当归气血双补，芍药合甘草缓急止痛；黄精益阴，何首乌配黄精滋肾养阴更佳；生牡蛎、醋鳖甲滋阴潜阳，散结软坚，鳖甲清虚热的作用强，且能通血脉，破瘀散结，增强了牡蛎软坚散结之效。对于远志一药临床多用于安神益智。《本草正义》中记载可以"用于寒凝气滞，湿痰入络，发为痈肿等证，其效最捷。"《本草从新》也说它"善豁痰"。故用黄芪、黄精、远志三者配伍，具有益气补脾，解郁化痰，散结消痈的作用。用于治疗乳房肿块，属于气血虚，寒凝气滞，痰核结聚者，效果较好。

癥 瘕

【概述】

癥瘕是妇科的一种少腹中"有块可掬，有形可征"的疾病。病块之有定形的，坚硬不可推动，疼痛有定处，且推揉不散，名之为癥；病块之无定形，推之可动，可聚可散，时大时小，或左或右，且痛无定处，名之曰瘕。但中医妇科在临床上是癥瘕并称，对于妇女少腹中有包块的病，皆称为癥瘕。

现代医学的卵巢囊肿及畸胎瘤、子宫肌瘤、输卵管积水、异位妊娠、盆腔炎包块等，均属于癥瘕的范畴。

【病例】

1. 王某，女，30岁，2002年5月4日初诊。

病史：患者1个月前发现下腹左侧有一肿块，不痛不胀，只于走路时觉有不适，饮食如常，小便难，大便正常。经B超检查示：卵巢囊肿。西医要求手术治疗，患者欲求中药施治。症见面色黄而无华，少腹左侧触得癥块，犹如鸡蛋，推之不移，无压痛。舌质淡，苔薄白，脉息弦数，按之无力。

西医诊断：卵巢囊肿。

辨　　证：肝气郁结，脾胃亦虚，血瘀成癥。

治　　法：疏肝解郁，温补脾胃，化瘀散结。

方　　药：桂枝茯苓丸合三棱丸加味。

当归 15g，赤芍 30g，三棱 6g，莪术 6g，茯苓 15g，桃仁 10g，牛膝 10g，牡丹皮 10g，黄芪 24g，萹蓄 10g，柴胡 10g，片姜黄 10g，川芎 6g，延胡索 10g。水煎服 5 剂。

5 月 10 日二诊：脉症同前，小便难，上方改萹蓄为 15g，继服 5 剂。

5 月 17 日三诊：自扪癥块较前缩小，小便亦多，二诊方继服 5 剂。

5 月 24 日四诊：今日月水来潮，小腹痛而略胀，身感畏寒，脉息无显著变化，三诊方加醋五灵脂 15g，水煎服 5 剂。

6 月 2 日五诊：月经 4 天而净，病块虽自扪觉小，但触诊其缩小程度、速度变化不大，以前方略事损益。

方药：当归 15g，赤芍 15g，桂枝 10g，干姜 3g，茯苓 12g，桃仁 10g，黄芪 24g，萹蓄 10g，牡丹皮 10g，三棱 10g，莪术 10g，刘寄奴 10g，鸡内金 24g，生牡蛎 50g（先煎），醋大黄 4.5g，炙甘草 6g。水煎服 10 剂。

6 月 15 日六诊：少腹感痛，主要痛在皮里，自扪块物有上移之势，小便黄，食纳正常，口干多饮，五诊方继服 10 剂。

6 月 28 日七诊：癥块处亦感微痛，咳时也牵及癥块作痛，但不甚剧，脉息弦数，舌质红润少苔，药力已达病所，拟方制丸，一鼓作气以消之。

方药：当归 30g，鸡内金 30g，黄芪 30g，桂枝 12g，茯苓 18g，赤白芍各 18g，桃仁 12g，红花 10g，牡丹皮 12g，萹蓄 10g，木通 10g，炒白术 30g，土鳖虫 10g，三棱 10g，莪术 10g，醋大黄 10g。配 3 剂量，共研细末，炼蜜为丸，每丸 9g，早晚各服 1 丸，红糖水送服。

10 月 10 日八诊：自述病块已无，触诊确已不复触及，几若鸡蛋大小之肿物，已消失于无形矣。正值经期，一切均无所苦，告以暂不服药。B 超检查示：卵巢无阴影可见。

【按】王某，腹中块物，大若鸡卵，盘底牢固，块体坚硬，推之不移，位于冲任，是癥积也。癥积之成虽非一端，究之无非气聚于先，而血凝于后，积渐而成。初无所苦，日以益大，至其体大重增始觉不适。脉症合参，可知肝郁较甚，而脾气虚弱，为癥积之成因，气较亏弱，而血亦虚损，乃癥瘤之所害，苔虽白而不腻，且带下无多，说明湿非重甚，脉虽兼数，而按之无力，足证非热非实。癥病属实而肝气尚郁，体质转弱而脾胃亦虚，不胜速攻，亦难骤补，因拟攻补兼施之法，扶脾胃以益气，调管卫以活血。处以桂枝茯苓丸合三棱丸加味。方中茯苓渗利下气而益心脾之气，既有助于行瘀血，亦有利于化癥积；宿有癥块，郁久化热，故又配伍牡丹皮、赤芍合桃仁以化瘀血，并能清郁热。三棱为血中气药，长于破血中之气，以破血通经；莪术为气中血药，善破气中之血，以破气消积，二者相须为用，气血同治，活血化瘀，行气止痛之力倍增。川芎功能行气开郁，善行血中之气滞，通行十二经脉，能破瘀结，通血脉；延胡索长于活血化瘀，行气止痛；黄芪健脾益气，当归养血和血，片姜黄理气活血，柴胡、当归疏肝养血；萹蓄利尿通淋，使郁热从小便而解；牛膝性善下行，长于破血通经，寓于诸药之中，引诸药下行，共奏化瘀散结，疏肝醒脾，消癥瘕之效。患者服药 40 余剂，继服丸药 100 天，顽瘤之积块，渐消而去。

2. 李某，女，24 岁，1991 年 8 月 10 日初诊。

病史：患者 6 年前因急腹症少腹刺痛，于某省级医院被诊为右侧畸胎瘤而施手术。今年 4 月左侧少腹疼痛复作，痛如锥刺。又急诊去某医院 B 超示：左侧输卵管畸胎瘤。建议手术是唯一选择。患者未婚，拒绝手术，求中医治疗。多方求医，遂延余诊治。刻诊：面色黄白，精神抑郁，短气懒言。体温 38℃，腹诊皮肤燥热，脐左下方有肿物触及，形圆隆突，大若核桃样。平日痛无定时，一般夜晚痛甚。舌苔薄白，脉息沉细而弦。

西医诊断：左侧输卵管畸胎瘤。

辨　　证：肝郁痰结，瘀阻胞络。

治　　法：疏肝散结，化瘀通络。

方　　药：印氏疏肝散结方合三棱丸加味。

柴胡 10g，赤芍 30g，丹参 30g，当归 30g，生牡蛎 60g（先煎），川牛膝 10g，三棱 10g，莪术 10g，生香附 10g，茺蔚子 30g，泽兰 15g，桃仁 10g，浙贝母 10g，海藻 15g，昆布 15g，海浮石 15g，夏枯草 15g。水煎服 30 剂。

另配合自制万应止痛膏（大黄、桃仁、蛇蜕、黄连、杏仁、蜈蚣、香附、三棱、莪术、羌活、白芷、细辛、草乌、川乌、槟榔、黄柏、大戟、甘遂、芫花、巴豆、皂角刺、全蝎、厚朴、血竭、独活、苍术、蚂蚁等。）外贴阿是穴、神阙穴，一日一换，加强软坚散结、化瘀消癥之力。

9 月 15 日二诊：左下腹疼痛缓解，肿块触之如前，上方继服 30 剂，外贴万应止痛膏。

10月20日三诊：肿块明显缩小，精神振作，食欲增进，二诊方再服30剂。B超检查已无肿物阴影。患者于1992年5月1日结婚。

【按】李某，未婚，6年前右侧畸胎瘤手术。现左侧少腹剧痛，又诊为左侧输卵管畸胎瘤。患者恐将来丧失生育能力，故拒绝手术，一心求治于中医。她们一行不远千里来到医院，我盛情接待。但笔者治这种病临床经验少，心里底气不足。经请教恩师印会河教授，印老说："抓主症，疏肝散结。"我以疏肝散结方配合三棱丸加茺蔚子、泽兰组方，达到疏肝理气、活血化瘀、软坚散结的功效。患者服药90剂，外贴万应止痛膏（自制传统黑膏药）。"咬定青山不放松"地耐心治疗，顽症痼疾告愈，于次年结婚。这里重点说一下膏药外贴取神厥穴的意义。因为药物敷脐有"回阴复阳，开窍固气"之功，可以"疏通闭塞之经脉，鼓动气血之流畅"。现代研究表明，脐为腹壁最薄弱之处，其表皮角质层较全身其他外表皮薄，且脐周围血管神经丰富，敏感性强，渗透性好，对药物吸收好，散播快，药物可以迅速通过脐下黏膜吸收，进入体液与血液循环，达到比较好的治疗效果。

识药选方
尽在码中
☆ 打 基 础
☆ 学 知 识

瘰 疬

【概述】

瘰疬，相当于现代医学的颈部淋巴结核，是一种以初起颈部结成肿核，累累如珠，日久溃后难敛为特征的疾病。其大者为瘰，小者为疬，故名。根据其发病特点，中医文献中又有"疬子颈""鼠疮""痰疬""蟠蛇疬""重台疬"等名。如清代《疡科心得集》记载："其候多生于耳前后，连及颈项，下至缺盆及胸胁之侧，其初起如豆粒，渐如梅李核……或坚而不溃，或溃而不合。皆由气血不足，故往往变为瘰疬。"本病多见儿童及青年。好发于颈项、耳前后，亦可延及颌下、腹下等处，病积长久，易于反复。

【病例】

1. 王某，男，16岁，2000年8月10日初诊。

病史：1年前患者因腮腺炎服中药清热解毒剂而愈。后来发现右颈项部有黄豆大两个结核，皮色不变，不痛不痒，故没有在意。最近每洗脸摸到结核渐长，至大豆粒大，故前来诊治。刻诊：右侧颈部及耳后摸到大豆粒大两个结核，皮色不变，触之坚实，不痛不热，伴有烦躁易怒。舌红，苔白，脉弦滑。

西医诊断：颈部淋巴结核。

辨　　证：肝气郁结，痰瘀成疬。

治　　法：疏肝理气，化痰散结。

方　　药：印氏疏肝散结方加味。

柴胡 10g，当归 30g，丹参 30g，赤芍 30g，生牡蛎 30g，玄参 15g，浙贝母 10g，海藻 15g，昆布 15g，海浮石 15g，夏枯草 15g，僵蚕 10g，桔梗 10g，枳壳 10g，黄药子 10g，鱼腥草 30g。水煎服 7 剂。

8 月 18 日二诊：脉症同前，上方继服 20 剂。

9 月 5 日三诊：烦躁易怒消失，颈部结核似有萎缩，二诊方继服 30 剂。

10 月 10 日四诊：颈部结核明显缩小，症见舌红少苔，口干渴，脉弦细。有肺肾阴亏、痰火凝结之象，治宜滋肾益肺、清降虚火。

方药：太子参 12g，天麦冬各 10g，赤芍 30g，白芍 15g，生熟地黄各 30g，生牡蛎 60g（先煎），夏枯草 15g，海藻 15g，昆布 15g，海浮石 15g，浙贝母 10g，桔梗 10g，枳壳 10g，天花粉 30g。水煎服 30 剂。

11 月 20 日五诊：淋巴结核基本消退，继服上方 10 剂，巩固疗效。

【按】王某，颈部淋巴结核发现半年余，逐渐变大。患者系青少年，思想单纯，但病变在颈部，属足厥阴肝经循行部位的瘤积肿块。由于情志不遂，肝气郁结，脾失健运，痰湿内生，结于颈项。辨证为肝经瘤积。治宜疏肝散结，佐以开肺气利三焦。选印氏疏肝散结方，疏肝理气，化瘀散结；并配鱼腥草清热解毒；僵蚕配合浙贝母、夏枯草，对由于痰气结聚引起的瘰疬结核有化痰消瘤作用。配伍天花粉清热祛痰，解毒消肿。服药 30 余剂，颈部淋巴结核明显缩小，症见舌红苔白、口干渴，有肺肾阴虚之象，在疏肝散结的前提下，加入天麦冬、生熟地黄以滋肺肾之阴，配桔梗、枳壳加疏肝理气祛痰的作用，兼以载药力上浮，服药 97 余剂，颈部淋巴结核消退。

紫　癜

【概述】

关于紫癜类的疾病，在中医学中记述得比较分散，因而找不出一个比较恰当的中医病名。但根据临床表现，此类病可以归纳在《医宗金鉴·外科心法要诀》中的"血风疮"和"葡萄疫"范围之内。从其临床特点来看，又可分为阴斑、阳斑两大类。过敏性紫癜，偏于血热妄行，属于阳斑；血小板减少性紫癜，多为正虚脾不统血，血不归经，偏于血虚，属于阴斑。前者以清热凉血、活血、解毒为主；后者应以健脾养血、凉血、活血化瘀为主。

【病例】

1. 周某，女，48岁，1998年8月10日初诊。

病史：患者双下肢紫癜半月余，时隐时现。刻诊：双下肢皆发，色红，怕热瘙痒，伴有腹痛便溏。舌暗，苔薄白而润，脉细涩模糊。

西医诊断：过敏性紫癜。

辨　　证：脾虚不摄，血热外溢。

治　　法：益气凉血，祛风消斑。

方　　药：玉屏风散合痛泻要方。

黄芪18g，白术10g，防风10g，乌梅10g，牡丹皮10g，紫草15g，赤芍15g，丹参15g，生地黄15g，苦参10g，陈皮10g，蝉蜕10g，仙鹤草30g，生甘草6g。水煎服5剂。

8月17日二诊：阵发性紫癜每周发一次，发则烦热，腹痛便溏，眼下虽发但症状较前减轻，舌淡红润，脉细涩。上方去苦参，加当归10g，继服5剂。

8月24日三诊：本周紫癜未发，腹痛便溏烦热亦瘥，纳增，精神转佳，脉细，舌淡红。患者正气渐复，血热亦清，治以扶正和营以善后。

方药：炙黄芪24g，防风10g，白术10g，乌梅10g，当归10g，仙鹤草30g，紫草10g，茯苓12g，紫珠草12g。水煎服7剂而愈。

【按】周某，过敏性紫癜，因血热壅盛兼感风邪，风热与血热相搏，壅盛聚毒，迫血妄行，以致血溢脉络，瘀滞凝聚而发斑。因而骤然发病，发无定处，稍隆出皮面，有轻度瘙痒，均反映了风善行而数变和血热壅盛的特点。患者平素脾气虚弱，以致血液溢于肌表，而又见腹泻腹痛之症。故以玉屏风散合痛泻要方加凉血清热之品。在益气固表时兼以补脾泻肝。辨病结合辨证，又选用乌梅、防风、苦参、蝉蜕等具有抗过敏作用的中药，以祛风止痒消斑；丹参、赤芍、生地黄、牡丹皮活血通络，滋阴清热；紫草凉血、解毒、透疹，《本草纲目》论述："其功长于凉血、活血、利大小肠，故痘疹欲出未出，血热毒盛，大便闭涩者，宜用之，已出而紫黑，便闭者，亦可用之。"仙鹤草性能收敛，止血作用较好，不仅可用于身体各部位出血病证，且无论病情属于寒、热、虚、实者均可应用。患者服药17剂，紫癜痊愈。

2. 张某，女，13岁，2014年6月20日初诊。

病史：患者双下肢起紫红点，不痛不痒10余天。10余天前患者突然发现双下肢有大小不等的密集紫红点，按之不褪色，未引起注意。以后逐渐增多，曾到县医院就诊，诊断为过敏性紫癜。饮食尚好，二便正常。舌尖红，苔白微黄，脉弦数。

西医诊断：过敏性紫癜。

辨　　证：血热灼络，迫血妄行。

治　　法：清热凉血，解毒消斑。

方　　药：凉血消斑方。

当归10g，生地黄12g，地榆10g，板蓝根12g，紫草10g，玄参10g，白茅根30g，牡丹皮10g，槐花15g，仙鹤草15g，茜草10g，蝉蜕6g。水煎服5剂。

6月26日二诊：紫斑消退大半，上方继服5剂。

7月3日三诊：一周内未见新的出血点，见舌红少苔，此乃伤阴之象，继以养阴清肺法。

方药：生地黄15g，玄参10g，麦冬10g，石斛10g，牡丹皮10g，白茅根24g，茜草10g，百合10g，当归6g，沙参10g，甘草6g。水煎服7剂，下肢紫红点再未发。

【按】张某，始于半个月前，突然发现双下肢出现大小不等的密集紫斑，按之不褪色。治以清热凉血，解毒消斑。方中白茅根、板蓝根、槐花、地榆清热解血中之毒而凉血；茜草、紫草、牡丹皮凉血活血，化瘀消斑。其中地榆酸苦微寒，性沉寒入下焦，凉血止血。热不除则血不止，热既清则血自安。地榆既能清降，又能固涩，但是清而不泄，涩而不滞，为凉血止血之要药。特别是对下肢的紫斑，效果较好。紫草能凉血活血，凉血而不滞，活血而不散，又能补中益气，对于紫癜类疾病虚证、实证均能应用。仙鹤草凉血止血，补虚养血，加强了紫草凉血消斑之功。复诊时患者自觉口渴，脉象沉细数，已有伤阴之候，故又用生地黄、玄参、麦冬养阴清热凉血，既助正气，又达凉血止血之功。

3. 张某，男，53 岁，2016 年 2 月 10 日初诊。

病史：今年 1 月下旬，患者突然双下肢从膝盖至脚部起大片紫红点，某省级医院诊断为过敏性紫癜。刻诊：双下肢大小不等的密集紫红点，脚部已连成片，不痛不痒，按之不褪色，表面光滑，未见苔癣样改变，食欲尚可，二便正常，精神好，腰膝酸困。苔薄黄微腻，脉沉细无力。

西医诊断：过敏性紫癜。

辨　　证：气阴两虚，血热妄行。

治　　法：滋阴益气，凉血消斑。

方　　药：六味地黄丸加减。

生熟地黄各24g，大小蓟各30g，牡丹皮10g，车前草、子各30g，蒲黄炭12g，五灵脂12g，山茱萸12g，泽泻10g，当归10g，生黄芪30g，赤芍30g，仙灵脾15g，杜仲炭15g，山药15g，紫珠草15g。水煎服10剂。

2 月 21 日二诊：脉症同前，脚背有红疹隐退，上方继服 10 剂。

3 月 2 日三诊：脉症同前，上方继服 5 剂。

3 月 10 日四诊：脚背部紫红点基本消退，三诊方加水牛角15g，水煎服5 剂。

3 月 21 日五诊：昨天下肢内侧及脚背又发出针尖样密集小红点，但症状减轻，舌苔薄白，脉弦。仍守前法。

方药：生地黄24g，小蓟30g，大蓟30g，白茅根30g，紫珠草12g，断血流12g，生黄芪30g，车前子12g（包），车前草15g，水牛角10g，仙茅10g，白术15g，侧柏叶12g，山药15g，杜仲炭15g。水煎服10剂。

4 月 2 日六诊：偶见几粒小丘疹，夜静或心静时感下肢发凉，苔白脉沉弦。五诊方加桂枝6g，继服10剂并配合药浴泡脚，倍感舒适。

4月13日七诊：紫癜消退，新疹未发，院内散步可小幅度活动，体质安然。

方药：黄芪30g，小蓟30g，大蓟30g，白茅根30g，紫珠草15g，断血流15g，生地黄30g，熟地黄15g，紫草15g，当归15g，仙茅15g，山药30g，茯苓30g，白术15g，山茱萸12g。水煎服10剂，以巩固疗效。

患者连续服药60剂，紫癜痊愈。通过2年走访，患者体质壮实，照常上班。

【按】张某，过敏性紫癜，相当于中医学的"血风疮"。多因风邪入于血分化热，热迫血行，溢于孙络而见发斑，郁久血燥伤阴，肌肤失养则皮肤粗糙作痒。由于患者素体阴虚，加之伤阴耗血，所以治宜凉血散风，活血化瘀，佐以益气养阴为其总则。因其血溢脉络，阻隔气血，辅以活血通络，使之气血归经，脉络得通，紫癜得以消退。方中生地黄、熟地黄并用，生地黄甘寒多汁，略带苦味，性凉而不滞，质润而不腻，主要功用为清热生津，凉血止血且能止血而不留瘀，配以牡丹皮、赤芍，则清热凉血，用于热入营血，血热妄行之证；熟地黄补血滋阴，山药补而不滞，不热不燥，能补脾气而益胃阴，故为培补脾胃性质平和的药物；当归配黄芪为当归补血汤，以补气生血。由于有形之血生于无形之气，故重用黄芪大补脾肺之气，以滋生血之源，更用当归养血和营，以使阳生阴长，气旺血生；五灵脂配蒲黄炭为失笑散，主以活血祛瘀，通利血脉而止血消斑；杜仲炭、仙灵脾补肾强筋骨，与熟地黄、生地黄、山茱萸、山药相伍，有"善补阴者，必于阳中求阴"之义；泽泻配车前草、车前子利水渗湿，以防补药滋腻之性；方中大剂量用大小蓟凉血止血；紫珠草、断血流相须为用止血解毒，凉血消斑。全方共奏益气养血，凉血消斑之效。从临床症状来看，本例与其他患者大有区别。其人不腿痛亦不肚痛，而发病于双下肢，从膝下至脚背，全然密集成片，整个下肢红色疹点密密麻麻，肤色暗红，皮肤粗糙，临床少见。故在治疗中，医患配合，连续服药60余剂，诸症痊愈。随访2年，身体壮实。

4. 张某，男，51岁，2018年2月7日初诊。

病史：双下肢发紫红点1周，不痛不痒。经县医院就诊，诊断为过敏性紫癜。刻诊：双下肢大小不等的紫红点，不痒亦不痛，按之不褪色，尤以脚部为多，精神好，食饮正常，自觉口渴，活动较多。苔黄白，脉沉细数。化验检查血小板计数 170×10^9/L。出血时间 1 分 10 秒，凝血时间 2 分钟，血沉 5mm/h。

西医诊断：过敏性紫癜。

辨　　证：血热灼络，迫血妄行。

治　　法：清热凉血，解毒消斑。

方　　药：凉血解毒方。

白茅根 30g，茜草 10g，板蓝根 15g，紫草 10g，生地黄 24g，牡丹皮 10g，槐花 18g，地榆 12g，当归 10g，白鲜皮 15g，枳壳 10g，仙鹤草 30g，断血流 15g，玄参 12g，白僵蚕 12g。水煎服 7 剂。

2 月 17 日二诊：紫癜全部消退，遗有色素沉着斑。上方继服 7 剂，1 周内未见新的出血点。

2 月 27 日三诊：由于患者参与晨练健走，昨日双下肢又有新的紫红色丘疹出现，口干，余无不适。继以养阴清热，凉血止血，并嘱其在家静坐休息。

方药：生地黄 30g，石斛 12g，麦冬 12g，白茅根 30g，大小蓟各 30g，地榆 10g，牡丹皮 10g，断血流 15g，仙鹤草 30g，当归 10g，白芍 12g，天花粉 30g。水煎服 7 剂而愈。

【按】张某，男，51 岁，1 周前突然发现双下肢出现大小不等的密集紫斑，按之不褪色。此为血热壅盛，迫血妄行而致。方中白茅根、板蓝根、生槐花、地榆清热解血中之毒而凉血；茜草、紫草、牡丹皮凉血活血，化瘀消斑。其中地榆酸苦微寒，性沉寒入下焦；对于血热证，常言道"热不除则血不止，热既清则血自安"。地榆既能清降，又能固涩，善用于下肢的紫斑。紫草能凉血活血，其凉血而不滞，活血而不散。仙鹤草、断血流能凉血止血而消斑。白僵蚕祛风清热，抗过敏而消紫癜。诸药合用，清热解毒，凉血止血。患者发病急，药效直达病所，服药 21 剂而愈。

浸淫疮

【概述】

浸淫疮，是一种以皮肤瘙痒渗水，湿烂浸淫为特征的皮肤病，故名。如隋代《诸病源候论·浸淫疮候》记载："浸淫疮，是心家有风热，发于肌肤。初生甚小，先痒后痛而成疮，汁出侵溃肌肉，浸淫渐阔，乃遍体。其疮若从口出，流散四肢者，则轻；若从四肢生，然后入口者，则重。以其渐渐增长，因名浸淫也。"本病可发生于任何年龄，皮损可对称发生在头面、躯干、四肢、前后阴等任何部位。起病多急，病程较久，并可反复发作。

本病因禀性不耐，食入鱼腥海味，五辛发物，或恣食生冷，以致湿邪内生；或地居潮湿，坐卧湿地，湿邪乘袭；或心绪烦扰，思虑伤脾，则湿热蕴蒸；或内蕴湿热，外受风邪，均可使风热湿邪相合，浸淫肌肤而发病。

浸淫疮，近似现代医学的急性湿疹。

【病例】

1. 韩某，女，12岁，1999年4月12日初诊。

病史：患儿9岁发病，时轻时重。初起患处发红，迭起粟疹，继而生有多个水疱，小若针尖粟米，大似绿豆芡实，四周红晕。刻诊：四肢面部疱破糜烂，脂水频流，瘙痒难忍，尤以夜晚为甚，抓破上结黄痂，湿烂脱皮，浸淫周身，泛及遍体，伴便干溲赤。舌红，苔腻，脉滑数。

西医诊断：急性湿疹。

辨　　证：湿热蕴结，浸淫体肤。

治　　法：清热利湿，凉血止痒。

方　　药：龙胆泻肝汤加味。

柴胡10g，龙胆草10g，栀子9g，黄芩9g，生地黄15g，白鲜皮10g，车前子10g（包），乌梢蛇10g，泽泻10g，滑石10g，甘草6g，金银花15g，土茯苓24g，野菊花10g。水煎服5剂。

4月18日二诊：瘙痒减轻，上方继服5剂。

4月25日三诊：面部糜烂结痂，渗出液减少，二诊方加生薏苡仁15g。继服5剂。

5月2日四诊：药后遍体湿疹已愈八九，纳食不香。

方药：龙胆草9g，栀子9g，生地黄15g，白鲜皮10g，野菊花10g，泽泻10g，乌梢蛇10g，蒲公英12g，生薏苡仁15g，土茯苓18g，焦山楂12g，赤芍15g，鸡内金12g。继服7剂，以免复发。

【按】韩某，急性湿疹，属湿热内蕴所致。由于肝胆实火，湿热为患。凡初起病急，浸淫周身，泛及遍体，湿烂瘙痒，脂水淋漓，伴便干溲赤，舌红苔腻，脉象滑数，为湿热蕴结，浸淫体肤。治宜清热利湿，凉血止痒法。方选龙胆泻肝汤化裁。药用柴胡、栀子、龙胆草、生地黄、车前子、泽泻，泻肝胆实火，清利上下焦湿热；金银花、野菊花清热解毒，白鲜皮、乌梢蛇清热燥湿，祛风止痒；土茯苓、滑石、甘草清热解毒，除湿通络。服药10剂，瘙痒减轻，加生薏苡仁健脾利湿，再进12剂，病愈。

2. 高某，男，48岁，2009年8月7日初诊。

病史：患者胸腹后背部湿疹已10年，患者曾在井下采煤10年，而后腿痛并发湿疹。刻诊：反复发作，时轻时重，以背部为甚，皮肤呈褐色，表面粗糙，瘙痒难忍，痒处糜烂，疹子集簇性排列成片，抓之皮损干燥脱落，咽干口渴，大便干。舌淡，苔黄腻，脉滑细。

西医诊断：慢性湿疹急性发作。

辨　　证：血热风燥，湿阻络脉。

治　　法：凉血祛风，燥湿通络，佐以活血。

方　　药：三妙散加味。

苍术12g，黄柏15g，生薏苡仁30g，土茯苓30g，乌梢蛇24g，赤芍30g，牡丹皮10g，泽泻30g，紫草15g，地肤子30g，白鲜皮15g，红花10g，浮萍10g，槐花18g。水煎服。因患者在山区石料场工作，不便看诊，要求每次取30剂。

9月12日二诊：服药30剂，痒减，疹退一大半，口不渴，大便调，胸及背部新疹均已渐退，少痒，上方加野菊花10g，继服30剂。

10月25日三诊：湿疹已退，背部皮肤暗褐粗糙，不痒。多年随身带的竹木抓痒痒挠亦扔掉了，近来皮肤干燥，五心烦热，此湿热已清，络脉亦通，尚有阴虚内热之象。

方药：生地黄30g，当归12g，丹参30g，土茯苓30g，泽泻30g，玄参15g，黄芪30g，沙参15g，红花10g，乌梢蛇15g，地肤子30g。水煎服10剂，以巩固疗效。5年后相见，病再未发。

【按】高某，曾在井下采煤10余年，寒湿侵袭而致腿痛，后继发湿疹。湿疹是一种变态反应性皮肤病，其症顽固难愈，湿为重浊黏腻之邪，若邪从外受者，皆由地气冲腾而发。从内而生病，皆由脾阳不运。自然界云雾雨湿，上先受之,地中潮湿,下先受之。湿从内生者,必由人膏粱酒醴厚味过度而发。患者嗜饮酒酪,湿热蕴蒸,脉络受损,壅于肌肤而致病。瘙痒难忍,善行数变是风邪的特点。故治宜凉血祛风,燥湿通络。方中苍术、黄柏清热燥湿,泻火解毒;生薏苡仁、土茯苓、泽泻利湿健脾,祛湿邪之有余;赤芍、牡丹皮清热凉血,配紫草解毒透疹;白鲜皮、地肤子清热利湿止痒;浮萍、槐花轻浮升散,善开毛窍,入肺经达皮肤有透疹的功效;赤芍、红花活血化瘀,通络消斑;乌梢蛇通经络,祛风止痒。患者服药 30 剂,病去三分之二有余,加野菊花再进 30 剂。三诊时症见阴虚之象,故加重生地黄、玄参、沙参以滋阴润肺,继服 10 剂,以巩固疗效。虽痼疾顽疴 10 年之久,但患者坚持服药 70 剂而愈,时隔 5 年后相见,得知湿疹再未复发。

牛皮癣

【概述】

癣是最常见的皮肤病,中医文献早有记载,我国现存最早的中医外科专著《刘涓子鬼遗方》中已有用雄黄、矾石、黄柏等治疗癣的记载。隋代《诸病源候论·癣候》说:"癣病之状,皮肉隐胗如钱文,渐渐增长,或圆或斜,痒痛,有匡郭。"当时分为干癣、湿癣、风癣、白癣、牛癣、圆癣、狗癣、雀眼癣、刀癣等九种。言癣者,病名既多,包括的病种亦广。牛皮癣因其顽久难愈,状如牛颈之皮,厚而且坚,故名。

【病例】

1. 陈某,男,17 岁,2016 年 5 月 3 日初诊。

病史:患者 7 岁时发现牛皮癣,经中药清热解毒、祛风止痒法而愈。13 岁复发,再服中药而愈。今年 4 月是第二次复发。现症:背部四肢粟粒大散在性皮损,脱白屑,有的已融合成片,瘙痒尤以夜晚为甚,新疹不断显现,鳞屑附着较薄,搔抓后白屑增多,强行剥脱后基底色红,有筛状出血点,皮肤干燥,五心烦热。舌质红,苔微腻,脉沉细。

西医诊断:寻常型银屑癣。

辨　　证:血热风燥,邪热入营。

治　　法：清热解毒，凉血祛风。

方　　药：自拟解毒凉血方。

生地黄24g，连翘15g，生槐花24g，浮萍10g，白茅根30g，当归15g，桃仁10g，白鲜皮15g，赤芍30g，地肤子30g，土茯苓30g，乌梢蛇15g，蜂房10g，金银花24g，甘草6g。水煎服15剂。

5月21日二诊：新疹已退，皮损鳞屑减少，上方继服15剂。

6月10日三诊：服药30剂，临床皮损基本消退，舌质红少白苔，脉沉细。此热清毒解，似有阴虚之象。

方药：生地黄30g，玄参10g，牡丹皮10g，浮萍10g，槐花18g，土茯苓30g，地肤子30g，白鲜皮15g，乌梢蛇12g，白茅根30g，生薏苡仁30g，当归10g，地榆10g，马齿苋30g。水煎服10剂，以善后巩固。

【按】陈某，患牛皮癣10余年，这是第二次复发，给患者心身上带来极大的痛苦。该病急性期和早期治愈的概率较高，慢性和年久者较难治。患者属血热风燥型，血热是机体和体质的内在因素，是发病的主要根据。然而血热的形成，是与多种因素有关的。可以因为七情内伤，气机壅滞，郁久化热，以致心火亢盛，因为心主血脉，心火亢盛则热伏营血或饮食失节，过食腥荤动风的食物，以致脾胃失和，气机不畅，郁久化热，因为脾为水谷之海，气血之源，功能统血而濡养四肢百骸，若其枢机不利，则壅滞而内热生。外因方面主要是由于外受风邪或夹杂燥热之邪客于皮肤，内外合邪而发病。热壅血脉则发红斑，风热燥盛，肌肤失养则皮肤发疹，搔之屑起，色白而痒。若风邪燥热之邪久笃，阴血内耗，夺津灼液则血枯燥而难荣于外。方中生地黄、槐花、白茅根、连翘清热凉血，其中槐花苦微寒，入肝、大肠经，《药品化义》中说"此凉血之功独在大肠也，大肠与肺为表里，能疏皮肤风热，是泄肺金之气也。"赤芍、当归、桃仁凉血活血；白鲜皮、乌梢蛇祛风止痒；金银花、连翘清热解毒；浮萍、土茯苓、地肤子燥湿止痒。复诊加玄参、牡丹皮、地榆滋阴凉血，养阴清热，加生薏苡仁以健脾燥湿，扶正祛邪。

2. 高某，女，33岁，2017年3月8日初诊。

病史：患者19岁那年在外打工患牛皮癣，经服中药20余剂而病愈，现已成家结婚，孩子也上小学了。时隔14年后又旧病复发。刻诊：上下肢、胸腹部泛发大小不等的红斑，上附皮屑，瘙痒难忍，搔后脱屑，基底筛状出血点，在情志波动时，症状似有加重。舌质红，苔黄腻，脉沉弦。

西医诊断：银屑病进行期。

辨　　证：湿热壅滞，肤络瘀阻。

治　　法：清热燥湿解毒，凉血祛风止痒。

方　　药：三妙散加味方。

苍术 12g，黄柏 15g，生薏苡仁 30g，炒薏苡仁 30g，白鲜皮 15g，牡丹皮 10g，赤芍 30g，乌梢蛇 24g，地肤子 30g，土茯苓 30g，虎杖 10g，僵蚕 10g，苦参 10g，红花 10g。水煎服 10 剂。

3 月 20 日二诊：新疹消退，瘙痒减轻，上方继服 10 剂。

4 月 3 日三诊：皮损消，鳞屑退，基底淡红，皮肤滑润，患者湿热已去，佐以养血滋阴。

方药：当归 15g，生地黄 30g，赤芍 15g，白鲜皮 15g，乌梢蛇 18g，地肤子 30g，土茯苓 30g，虎杖 10g，麦冬 12g，白蒺藜 15g，紫草 12g，土鳖虫 10g。水煎服 10 剂而愈。

【按】高某，19 岁时发现牛皮癣，以清热解毒、祛风止痒服中药而愈。时过 14 年后又旧病复发。证属湿热壅滞，肤络瘀阻。治宜清热燥湿解毒，凉血祛风止痒。方中苍术、黄柏、生熟薏苡仁清热利湿；牡丹皮、赤芍、红花活血化瘀，凉血消斑；地肤子、土茯苓、苦参燥湿止痒；白鲜皮、僵蚕、乌梢蛇祛风止痒，通经活络，加强营血运行；虎杖活血通经，利湿清热，有报道其对斑片型牛皮癣有治疗作用。患者服药 30 剂，因湿热清利，佐以滋阴养液之品而病愈。并嘱患者于今年霜降前后和明春清明节前后，再预防性地服几剂中药。

3. 王某，女，14 岁，1983 年 2 月 5 日初诊。

病史：患者去年 7 月在田间拔草，突然风雨交加，致使淋雨着湿半个多小时。随之出现感冒症状，过 4~5 天两上肢出现散在性红色皮疹，暗红色斑片，表面覆盖有多层云母样疏松易剥脱的银白色鳞屑，奇痒难忍，鳞屑脱落后，底面为一红色平滑的薄膜，将薄膜除去，即出现露珠状小出血点，皮疹呈钱币状，对称分布。曾静脉注射溴化钙、葡萄糖酸钙，口服灰黄霉素，症状未见改善。当时笔者正值寒假在家，故患者前来就诊。刻诊：上下肢、腹部钱币状斑片，皮损多，瘙痒夜晚为甚，微恶风寒，乏力嗜睡。舌苔薄白微腻，脉浮而弦滑。

西医诊断：急性牛皮癣。

辨　　证：暑湿外侵，脾湿不化。

治　　法：宣肺醒脾，祛风化湿。

方　　药：麻杏薏甘汤加味。

麻黄 6g，杏仁 10g，生薏苡仁 50g，甘草 6g，荆芥 10g，防风 10g，白鲜皮 15g，土茯苓 24g，浮萍 10g，赤芍 24g，羌活 6g，桑白皮 12g。水煎服 5 剂。

8 月 16 日二诊：鳞屑脱落，斑疹初见消退，口干，上方加生石膏 24g，改生薏苡仁 60g，去羌活，继服 7 剂。

8 月 24 日三诊：症状渐消，新疹未现。

方药：麻黄 6g，炒杏仁 10g，生薏苡仁 60g，甘草 10g，何首乌 24g，白鲜皮 15g，当归 10g，土茯苓 30g，白蒺藜 12g，生地黄 24g，槐花 15g，刘寄奴 10g。水煎服 10 剂，诸症消失，时至今日已 36 年，患者亦 50 多岁了，她说："儿童时患的牛皮癣，您治好了，病再未发，现在我是当奶奶的人了。"

【按】王某，发病于暑湿之季，因斯时阴雨连绵，阴雨之后日气煦照，暑热地湿交相蒸并，湿浊弥漫空间，加之素体阳虚，脾胃运化失调，湿浊内停，弥漫表里上下，阻滞气机，湿郁化热，湿热留连于卫气分，初期病在上焦，邪从湿化而归于太阴。致使营卫失调，肺为华盖，其位最高，主宣发肃降，外合皮毛，湿热之邪上受，肺气郁闭，气化不利，湿阻中焦，气机升降转枢失职，三焦升降之气，由脾鼓动，脾主四肢肌肉，因此宣肺气、调理气机、醒脾化湿、养血祛风是治疗本病的关键。麻杏薏甘汤，仲景之旨为治"风湿相搏，一身尽痛，日晡潮热"。而本病例，病机与湿热有关，病变与肺脾相连。风与湿合，易化热化燥，究其病因，每每由汗出受风，表虚受湿，或时常贪凉，湿从外侵所致，邪在表而气机不利，湿化热而痹着肌腠，故斑疹不散，当微发其汗，清化湿热而愈。方中麻杏薏甘汤配桑白皮，宣肺利气，解表化湿；荆芥、防风、羌活协助麻、杏微微发汗而祛风胜湿；白鲜皮、土茯苓、浮萍清热燥湿，祛风解毒止痒；赤芍凉血活血，通络消斑。患者服药 25 剂，诸症消失。至今 36 年已过，牛皮癣再未复发，当年的小孩童现在已成奶奶辈了。

多形性红斑

【概述】

多形性红斑多发生在春秋季节，皮损好发于四肢，也可发生在躯干，病程缠绵不断，反复发作，有时可出现高烧，黏膜也出现水疱，皮肤损害常呈深紫红色，中心略凹陷，可有中心水疱，部分水疱干燥后又可在上面出现新的水疱，这种重迭水疱为本病的特点。此病与古代文献记载之"血风疮"相似，乃因血热受风所致。

【病例】

1. 贺某，女，46岁，2017年5月11日初诊。

病史：于2017年2月8日，患者恶寒发热，咽喉不适，身躯发抖、手颤，第二天两手背及上肢皮肤泛起数个水疱，自觉微痛，过4～5天泡退变成红斑，手背起红疙瘩，圆形和不规则圆形，微微肿起，经省级某医院诊断为"多形性红斑"。一直用激素类治疗3个月，每天服强的松，每日3次，每次3片（5mg），红斑未退。刻诊：头面部激素样肿较甚，头面肿大、全身粗胖，面颊两侧、双上肢及手背散在大小不等之红斑，大者约0.5cm×0.5cm，小者如绿豆大，呈圆形、椭圆形，结节稍隆起，色红、部分为暗红色，境界清楚，有微痛感，饮食尚可，口干渴。苔薄黄，脉弦数。

西医诊断：多形性红斑。

辨　　证：血热外受风邪。

治　　法：凉血活血，疏风消斑。

方　　药：自拟凉血消斑方。

生地黄30g，地榆12g，白茅根30g，地肤子30g，土茯苓30g，乌梢蛇15g，槐花15g，浮萍10g，紫草15g，白鲜皮15g，大青叶30g，山豆根15g，蝉蜕10g，牡丹皮10g。水煎服5剂。

5月16日二诊：脉症同前，上方去地榆，加丹参30g、小蓟30g。水煎服5剂。

5月22日三诊：瘙痒减，红斑皮损较鲜红，舌脉如前。

方药：生地黄 30g，赤芍 30g，鸡血藤 30g，丹参 30g，片姜黄 10g，浮萍 10g，土茯苓 30g，枳壳 10g，槐花 15g，藤梨根 10g，紫草 15g，大青叶 30g，牡丹皮 10g。水煎服 5 剂。

5 月 26 日四诊：红斑渐渐消退，未有新疹隐现，口干小便少。

方药：生地黄 30g，鸡血藤 30g，泽泻 15g，石韦 10g，小蓟 30g，蝉蜕 10g，紫草 15g，防风 10g，藤梨根 10g，黄柏 10g，土茯苓 30g，白茅根 30g，萹蓄 10g。水煎服 5 剂。

6 月 5 日五诊：面部浮肿减轻，红斑亦退了大半，仍守前法。

方药：鸡血藤 15g，紫草 15g，蝉蜕 10g，白茅根 30g，土茯苓 30g，浮萍 10g，黄柏 10g，半边莲 10g，槐花 20g，金银花 15g，地榆 12g，小蓟 15g。水煎服 5 剂。

6 月 17 日六诊：强的松减至每次 1 片，日 3 次，发现上肢隐出 2 个圆形红疹，面颊两腮部出现 2 个多形性水肿性红斑，色紫红，未见水疱，苔薄白，脉沉细。效不更方，稍事增损。

方药：生地黄 15g，茜草 10g，黄芪 24g，鳖甲 10g（先煎），木瓜 15g，仙鹤草 30g，土茯苓 30g，槐花 15g，牡丹皮 10g，水牛角 12g，白茅根 30g，荷叶 6g。水煎服 5 剂。

6 月 26 日七诊：新发红斑已退，皮损深红色，六诊方继服 5 剂。并停药休息 1 月余。

8 月 10 日八诊：激素药停服，臃肿的身体也瘦下来了，面颊及两腕部遗有色素沉着的斑痕，气也不短了，动一下也不气喘了，饮食正常，二便通调。继以凉血活血，解毒消斑。

方药：生地黄 30g，赤芍 30g，槐花 15g，地榆 12g，水牛角 10g，白茅根 30g，土茯苓 30g，牡丹皮 10g，紫草 12g，黄芩 10g，金银花 15g，仙鹤草 15g，生甘草 10g，苦参 10g。水煎服 7 剂，多形性红斑告愈。

【按】贺某，女，46 岁，多形性红斑发病于春天，万物生发之季，属于中医血风疮的范围。本例患者发病之初，即以多种抗感染疗法，并口服大量激素药，病虽未减而致全身激素肿，特别是颜面肿甚，犹如大头瘟一般。病因血热受风所致，故以凉血、活血、清热、解毒、化瘀、消斑、祛风、除湿治之。方中重用生地黄甘寒多汁，略带苦味，其性凉而不滞，质润而不腻，主要功用为清热生津、凉血止血，且能止血而不留滞。配以地榆、白茅根则凉血止血，祛瘀消斑；地榆性寒而降，功能凉血止血，泻火解毒；白茅根味甘性寒，善清肺胃之热，因其有利水作用，故能导热下行，它的特点是味甘而不腻膈，性寒而不碍胃，利水而不伤阴，尤以热证而有阴津不足现象者，最为适宜。紫草的功用是凉血解毒透疹，在《本草纲目》上有如下的论述："其功长于凉血，活血，利大小肠，故痘疹欲出未出，血热毒盛，大便闭涩者，宜用之；已出而紫黑，便闭者，亦可用；若已出而红活，及白陷，大便利者，切宜忌之。"可供临床参考。白鲜皮、地肤子、土茯苓清热燥湿，祛风解毒；大青叶、山豆根清热凉血，苦降泄热；浮萍性寒，轻浮升散，善开毛窍，入肺经达皮肤，有发汗解表透疹的功效，配伍蝉蜕、乌梢蛇、地肤子、白鲜皮增强祛风透疹消斑的功效。因为病程缠绵不断，反复发作，所以治疗也须持之以恒，灵活辨证。患者服药3诊，瘙痒减，红斑结痂已退，皮损多鲜红；四诊、五诊红斑开始消退，未发现新斑；六诊面部肿胀减轻，红斑也退大半，强的松也减至口服1片，因减少激素用量，又发现几个红斑出现，但亦很快隐退了。七诊红斑消退，患者要求休息，故停药40余天。八诊时红斑全部消退，只见肤色淡红，强的松已停服。再以滋阴凉血，解毒消斑而皮损正常。患者服药40余剂，诸症已愈，红斑未发。12月中旬患者停药4月余，精神振作乐观，激素样肿完全消退，体形复原到以往的端庄苗条。

2. 王某，女，40岁，2012年5月10日初诊。

病史：患者右下肢伸侧红斑疼痛2年，每年冬季发作，春季自然缓解，曾按"风湿"屡治不效，今年以来症状加重，西医诊为红斑性肢痛。刻诊：右下肢约红枣大不规则红斑3枚，质硬色暗，边缘清楚，红灼疼痛，用冷水毛巾外敷可缓解，下肢麻木不适。舌质红，有瘀斑，苔薄白，脉沉涩。

西医诊断：红斑性肢痛。

辨　　证：血瘀经脉，不通则痛。

治　　法：化瘀通络，行气止痛。

方　　药：复元活血汤加味。

柴胡10g，天花粉30g，当归30g，炮穿山甲10g，王不留行12g，桃仁10g，红花10g，酒大黄6g，自然铜15g（先煎），土鳖虫10g，赤芍30g，晚蚕沙30g，木瓜15g，地龙10g，生香附10g。水煎服7剂。

5月20日二诊：药后疼痛减轻，上方减自然铜，加黄芪30g，继服7剂。

5月29日三诊：红斑色素淡红，基底柔软，红斑基本消退，隐隐作痛，二诊方去大黄，加紫草15g。水煎服10剂，红斑消退，疼痛消失，红斑性肢痛告愈。

【按】王某，红斑性肢痛症。红斑性肢痛是一种少见的，病因不明之疾，临床尚无良策。本案前医"阳和汤""四妙勇安汤"不效，说明寒凝热毒是假象，诊其脉细而涩，舌有瘀斑，显属血瘀经脉，营卫不通，不通则痛。又因迁延失治，瘀久化热，故灼热剧痛，得冷则缓。时至冬令，寒水司节，肌肤经脉为寒所束，加之瘀血内滞，更使经脉壅遏不通，故而冬季痛发，直至翌年春气肝木主令，疏泄用事，血脉得通，故而痛止。方以复元活血汤加味，达到活血化瘀、利湿解痉、疏风通络、消斑止痛之效，患者服药24剂而病愈。

识药选方
尽在码中
☆ 打基础
☆ 学知识

瘾 疹

【概述】

瘾疹即现代医学之荨麻疹。《黄帝内经》有"少阴有余，病皮痹瘾疹"的记载。《诸病源候论》中说："邪气客于皮肤，复逢风寒相折，则起风瘙瘾疹。"《疡医准绳》又云："夫风瘾疹者，由邪气客皮肤，复遇风寒相搏，则为瘾疹。若赤疹者，由冷湿搏于肌中，风热结成赤疹，遇热则极，若冷则瘥也。白疹者，由于风气，搏于肌中，风冷结为白疹也，遇冷则极，或风中亦极，得晴明则瘥，着厚暖衣亦瘥也。"中医文献中的"瘾疹"即是荨麻疹，分为赤白两种，和临床所见，颇相符合。

【病例】

1. 杨某，男，38岁，2012年7月3日初诊。

病史：患者发荨麻疹2年，每年冬轻夏重，反复发作，时轻时重。刻诊：全身散在性红色疹块，甚者皮疹突起，瘙痒难忍，挠之更甚，连接成片，白轻夜重，伴有心烦胸闷。舌苔黄腻，脉沉滑。

西医诊断：荨麻疹。

辨　　证：湿热壅滞。

治　　法：祛风燥湿。

方　　药：印氏祛风燥湿方加味。

苍术 15g，黄柏 15g，生薏苡仁 30g，萆薢 12g，紫草 15g，地肤子 30g，土茯苓 30g，乌梢蛇 30g，赤芍 30g，当归 15g，防风 10g，泽泻 30g，木通 6g，白鲜皮 15g。水煎服 7 剂。

7 月 14 日二诊：药后疹块消退，瘙痒减轻，药已中病，上方继服 7 剂。

7 月 22 日三诊：疹块消退，新疹未发，苔白少腻，脉弦滑。治以凉血祛风。

方药：当归 15g，生地黄 30g，赤芍 30g，防风 6g，乌梢蛇 18g，白鲜皮 15g，地肤子 30g，土茯苓 30g，白芷 10g，槐花 15g，牡丹皮 10g，白茅根 30g。水煎服 7 剂而愈。

【按】杨某，荨麻疹中医叫"瘾疹""风痦"。本病夏初秋末多发，瘙痒夜甚，此时气候以湿热为主，若患者体内存在类似"湿热"因素，在相应的环境气候变化或偶感风邪的情况下则易发病。由食物或昆虫叮咬引起的过敏反应，多数亦是在湿热内蕴的基础上发病。祛风燥湿汤是印会河教授之经验方，凡皮肤瘙痒，日轻夜重，属湿热壅滞者，投之即有良效。方中苍术、黄柏、生薏苡仁运脾燥湿，配以泽泻、木通，使湿热从小便而解；复以防风、乌梢蛇祛风胜湿，入气而兼行血分，使皮里膜外之风邪从表而解；紫草、赤芍、当归入血分而养血活血，凉血消斑；地肤子、土茯苓、萆薢、白鲜皮燥湿止痒。本案用方紧扣病机，运脾燥湿，祛风止痒，疏散腠理，调和气血，使阴平阳秘，沉疴乃愈。

2. 乔某，女，25 岁，2000 年 2 月 3 日初诊。

病史：患者风疹块反复发作已 2 月余，每遇冷风一吹，暴露部位即起风团，瘙痒不堪，晚上更甚，被暖方停。刻诊：面色㿠白，全身遍发蚕豆、核桃大小水肿性斑块，色白，压之无血色，部分融合成手掌大一片，以头颈腰腹最多。苔薄白，脉濡细。

西医诊断：荨麻疹。

辨　　证：风寒束表，营卫不和。

治　　法：养阴血，调营卫，祛风寒。

方　　药：桂枝汤加味。

当归 15g，鸡血藤 30g，赤芍 30g，白芍 15g，桂枝 10g，白鲜皮 15g，荆芥 10g，防风 10g，白术 10g，炙甘草 6g，僵蚕 10g，生姜 10g，大枣 3 枚。水煎服 5 剂。

2 月 9 日二诊：药后胃中舒服，斑疹渐少，筋骨拘急，瘙痒，上方加乌梢蛇 24g，继服 5 剂。

2 月 16 日三诊：风团已停发，二诊方去僵蚕，加白蒺藜 15g、黄芪 30g，为玉屏风散之意，以固表祛风，患者服药 10 剂，荨麻疹告愈。

【按】乔某，中医文献中的"瘾疹"即是荨麻疹，临床分为赤白两种。本例是典型的白疹，用驱散风寒，调和营卫的桂枝汤加味，疗效显著。三诊加黄芪益气固表，共服药 20 剂，荨麻疹告愈。

睾丸肿大

【概述】

睾丸肿大属睾丸炎范畴。睾丸炎通常由细菌和病毒引起，睾丸本身很少发生细菌性感染，是由于睾丸有丰富的血液和淋巴液供应，对细菌感染的抵抗力较强。细菌性睾丸炎大多数是由邻近的附睾发炎引起的，所以又称为附睾 - 睾丸炎。常见的致病菌是葡萄球菌、链球菌、大肠杆菌等。病毒可以直接侵犯睾丸，最多见是流行性腮腺炎病毒，这种病原体主要侵犯儿童的腮腺，引起"大嘴巴"病，但是这种病毒也嗜好侵犯睾丸，所以往往在流行性腮腺炎发病后不久出现睾丸炎。

肝之经脉绕阴器入少腹，睾丸部为肝经所行之处，由于外受风寒，肝失疏泄，气机不畅，肝气郁结或湿痰凝滞，营卫气血瘀滞而发生睾丸肿大，红肿热痛。

【病例】

韩某，男，38 岁，2010 年 4 月 10 日初诊。

病史：患者 1 周前在山坡放牧时，因外感风寒而恶寒高热，继之左睾丸肿痛。服解热消炎药后寒热症状消失，唯睾丸红肿热痛不消。刻诊：左侧

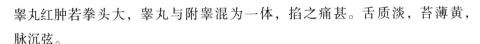

睾丸红肿若拳头大，睾丸与附睾混为一体，掐之痛甚。舌质淡，苔薄黄，脉沉弦。

西医诊断：睾丸及附睾炎。

辨　　证：气滞络阻，毒热壅盛。

治　　法：疏肝理气，解毒散结。

方　　药：印氏疏肝散结方加味。

柴胡 10g，当归 30g，赤芍 30g，丹参 30g，生牡蛎 60g（先煎），玄参 12g，浙贝母 10g，蒲公英 30g，夏枯草 15g，昆布 15g，海藻 15g，海浮石 15g，怀牛膝 10g，橘核 12g。水煎服 7 剂。

4 月 18 日二诊：睾丸周围松活，红肿亦渐消退，上方加白花蛇舌草 24g，荔枝核 12g。继服 7 剂。

4 月 26 日三诊：睾丸肿退热消，质地变软，掐之仍痛，舌红苔白，脉弦细。治当疏肝通络，软坚散结。

方药：荔枝核 10g，橘核 10g，乌药 10g，小茴香 6g，三棱 10g，莪术 10g，川楝子 10g，海藻 15g，昆布 15g，白花蛇舌草 24g，蒲公英 30g。水煎服 7 剂。

5 月 5 日四诊：左侧睾丸恢复正常，继以疏肝散结巩固疗效。

方药：柴胡 10g，当归 15g，赤芍 30g，荔枝核 10g，橘核 10g，乌药 10g，生牡蛎 30g，昆布 15g，海藻 15g，海浮石 15g，夏枯草 15g，玄参 10g，怀牛膝 10g。水煎服 5 剂而愈。

【按】韩某，睾丸肿大，西医诊为睾丸炎。患者野外放牧时外受风寒，寒滞肝脉，气机不利，痰瘀互结下焦而致本病。睾丸为肝肾两经所系，故取能入肝肾两经而能攻坚破结、消肿化痰之药味——印氏疏肝散结方主之。方中柴胡、赤芍、当归、川楝子疏肝理气；重用丹参、赤芍、当归养血活血，化瘀通络；海藻、昆布、海浮石、生牡蛎、玄参、浙贝母、夏枯草化痰消肿，软坚散结；蒲公英、白花蛇舌草清热解毒，消红肿热痛；加荔枝核、橘核、乌药、小茴香以行气散结而消疝卵肿大，以止疝痛；莪术破气中之血，三棱行血中之气，怀牛膝引诸药下行，直达病所。

狐惑病

【概述】

狐惑病病名见《金匮要略》，是以咽喉腐蚀、前后二阴溃烂为特征的疾病。由于本病的病因不甚明了，而侵犯的部位狐疑惑乱不定，或在咽喉、或在前阴、或在后阴、或在目，所以被称为狐惑病。

狐惑病的成因是湿热蕴毒，病机与心肝两脏相关，湿热毒气随心火上炎，可见咽喉溃烂，甚或声音嘶哑，下注肝经则二阴溃烂。其病变过程中有湿毒偏盛、热毒偏盛与湿热两毒俱盛之不同，临床可用甘草泻心汤、龙胆泻肝汤、当归芦荟丸等方治疗。

现代医学的白塞氏综合征，类似本病范畴。

【病例】

张某，男，42岁，2001年8月7日初诊。

病史：患者素有复发性口腔溃疡，7月初在省人民医院诊为白塞氏综合征，曾表现为结节性红斑、口腔溃疡、前阴溃烂等，经治诸症减轻，唯口腔溃疡难愈。刻诊：口腔溃烂疼痛，口疮反复发作，眼角膜发红而痒，膝肘关节亦痛。舌质暗红，边有齿痕，苔白腻而上浮灰色，脉弦数。

西医诊断：白塞氏综合征。

辨　　证：湿热瘀毒内蕴。

治　　法：清热利湿，活血解毒。

方　　药：甘草泻心汤加味。

甘草30g，黄连6g，半夏10g，干姜6g，黄芩10g，生地黄30g，黄柏10g，赤芍30g，砂仁10g，生薏苡仁30g，藿香10g，金银花30g。水煎服7剂。

8月15日二诊：药后咽痛、口疮明显减轻，但关节痛如前，舌苔白腻。

方药：生地黄30g，甘草10g，豨莶草15g，穿山龙12g，海桐皮15g，生薏苡仁30g，黄柏12g，砂仁10g，鸡血藤30g，木瓜12g，白及10g，生石膏30g。水煎服7剂。

8月24日三诊：关节疼减轻，二诊方继服7剂。

9月3日四诊：自觉效果良好，上症续轻，三诊方去生石膏，加乌贼骨15g。继服7剂。

9月11日五诊：口腔溃疡三分之二愈合，关节痛亦十去其八，患者欣喜不已，自觉症状一次比一次大减。

方药：生地黄30g，生甘草15g，黄连6g，黄芩10g，黄柏10g，砂仁10g，石斛10g，防风10g，海桐皮15g，鸡血藤30g，木瓜15g，穿山龙10g，白及10g，乌贼骨15g。水煎服14剂。

9月28日六诊：诸症续有减轻，效不更方，略事调整。

方药：生地黄15g，当归10g，甘草15g，黄连5g，黄芩10g，沙参15g，赤芍30g，海桐皮15g，海风藤15g，玄参12g，黄柏10g，砂仁10g，鸡血藤30g，竹叶6g。20剂，煎服同前。口眼生殖三联综合征已愈。

【按】 张某，证属《金匮要略》之"狐惑病"，湿热瘀毒俱盛之证，兼有血脉痹阻，瘀血阻滞。初诊以甘草泻心汤加入并重用生地黄、赤芍、金银花，养阴活血，清热解毒；重用生薏苡仁醒脾利湿，藿香芳香化湿；黄芩、黄连、黄柏有黄连解毒汤之意，主以泻火解毒，清利三焦；甘草泻心汤以益气和胃；黄柏、砂仁、甘草名封髓丹，专治口腔溃疡反复发作。二诊时口腔溃疡减轻，关节痛如前，此湿热之毒受挫，瘀热痹阻明显，故加入了豨莶草、穿山龙、鸡血藤、海桐皮祛风通络化湿，舒筋活血止痛。乌贼骨配白及，可生肌敛疮，促进口腔溃疡的愈合。这是种难治而少见的病证，患者服药60余剂，该病治愈。

流　注

【概述】

流注是发于肌肉深部的多发性脓疡。其特征是：漫肿疼痛，皮色如常，好发于四肢躯干肌肉丰厚的深处；并有此处未愈，他处又起的现象。即文献中所述："此处未愈，彼处继起，或一次起发数枚，结并漫肿，疼痛，皮色如常，好发于四肢躯干肌肉丰厚之处。"除头面部，前后二阴部，及腕、踝近侧端以外，其余任何地方都可发生，所谓"流者流行，注者住也"。因无部位可以定名，所以称为流注。由于病因不同，故可分为余毒流注、暑湿流注、瘀血流注、湿痰流注、虚损流注等等。

【病例】

1. 王某，男，50岁，1990年7月10日初诊。

病史：3个月来，患者右肩背及下腹部，各有结节2枚，红肿化脓而愈。今又起2枚，漫肿形巨，疼痛拒按，皮色如常，身热神烦，口干渴，日夜呻吟，疮面红肿结硬2~3天，待脓水出而痛缓。胃口好，饮食、二便正常。舌苔黄腻，脉滑数。

西医诊断：疮疡。

辨　　证：阳明热盛，邪客营卫。

治　　法：清热解毒，祛痰通络。

方　　药：透脓散加味。

金银花15g，蒲公英30g，黄芪15g，黄芩10g，黄柏10g，栀子10g，炙山甲片6g，当归12g，皂角刺10g，川芎10g，赤芍30g，生甘草10g，草薢12g，连翘10g。水煎服5剂。

7月17日二诊：昨天脓已出，红肿疼痛缓解，上方去皂角刺，继服5剂。

7月23日三诊：以黄连解毒汤加味。

方药：黄连4.5g，黄芩10g，黄柏10g，栀子10g，金银花15g，蒲公英30g，炙山甲片6g，当归10g，忍冬藤12g，牡丹皮10g，赤芍30g，连翘10g，草薢10g，生甘草10g。水煎服7剂。红肿热退，再没有新的病灶发出。

【按】王某，余毒流注，毒邪走散，流入经络，阻于肌肉之中壅滞而起发，一般发作较为急骤，身热口渴，脉洪数。如始起疼痛，皮色如常，但红晕出现较快，硬并收束，为浅为轻。患者始起酸痛，皮色如常，木硬漫肿而红晕出现，很快酿脓应指，为深为重。治以清热解毒，托毒排脓。方取透脓散加味。方中黄芪益气托毒；当归、川芎养血活血；山甲、皂角刺消散通透，软坚溃脓；黄芩、黄柏、栀子、连翘，清泄三焦火热，消肿散结；赤芍凉血散血，金银花、蒲公英清热解毒，托毒排脓；三诊加入黄连，为黄连解毒汤意，加强了泻火解毒的功效，由于黄连解毒汤大苦大寒，以清亢盛之火为主，但久服易伤脾胃，要对证施治。

2. 韩某，男，29 岁，2000 年 8 月 10 日初诊。

病史：患者 2 周来背部起发流注 6 ~ 7 枚之多，结并一般大如梅李，形势颇巨，高肿疼痛，引及胸肋，身热口渴，胸闷气急，经有 3 日。舌苔黄腻，脉滑数。

西医诊断：疮疡。

辨　　证：疳毒袭络，壅阻肌肉。

治　　法：清热解毒疏散，消暑利湿通络。

方　　药：黄连解毒汤加味。

连翘 10g，黄连 6g，黄芩 10g，黄柏 10g，栀子 10g，金银花 15g，紫花地丁 15g，赤芍 15g，蒲公英 30g，郁金 10g，青蒿 15g，炙山甲片 6g，生薏苡仁 30g，滑石 15g，甘草 10g。水煎服 7 剂。

8 月 18 日二诊：药后背部疳得化，针溃脓泄，流注前几枚肿痛得减，而傍处继起一枚，浸肿色白，疼痛且酸，身热未退，大便 2 日未行，兼有腹胀，此乃邪毒尚盛，腑气不调，脉滑数，苔黄腻，再以前方出入。

黄连 4g，黄芩 10g，黄柏 10g，栀子 10g，当归 10g，枳实 10g，大黄 6g，紫花地丁 15g，蒲公英 30g，金银花 15g，瓜蒌仁 18g，茯苓 15g，炙山甲片 6g，郁金 10g。水煎服 7 剂。

8 月 27 日三诊：背疳腐肉渐脱，身热已退，流注前 2 枚已消，大便通畅，腹胀消失，脉来缓滑，苔薄黄腻，再从前法出入。

方药：黄芩 10g，黄柏 10g，栀子 10g，白芍 10g，忍冬藤 12g，桑寄生 12g，伸筋草 15g，青蒿 10g，王不留行 18g，陈皮 10g，生薏苡仁 30g，甘草 10g。继服 7 剂而愈。

【按】韩某，属暑湿流注，盖发于暑湿当令的初秋季节，按节气，以小暑至霜降的三个半月，而以大暑后发病，由暑湿之邪交蒸营卫之间，阻于肌肉而成，故发病快、起发多、结并小、部位浅，患者一次发 6 ~ 7 枚之多，结并大如梅李。由于热甚毒重亦可出现神志烦躁的现象；邪毒传肺，可见胸肋疼痛、咳嗽。此实热火毒，三焦热盛之证，予以黄连解毒汤泻火解毒。方中黄连泻心火，兼泻中焦之火；黄芩清肺热，泻上焦之火；黄柏泻下焦之火；栀子通泻三焦之火，导热下行而治疗疮。金银花、蒲公英、紫花地丁清热解毒，消肿散结；赤芍、山甲片活血凉血而散结，郁金凉血清心，行气解郁；青蒿、生薏苡仁芳香醒脾，化湿开胃；时值暑令，方中用青蒿、滑石、甘草以清暑利湿，兼镇心神。二诊时症见邪毒尚盛，腑气不通，故加大黄、枳实、瓜蒌仁通腑泄热，服药21剂，疗疮流注，再未复发。

缠腰火丹

【概述】

缠腰火丹亦叫蛇丹、缠腰龙，现代医学为带状疱疹。带状疱疹是病毒感染所引起的一种常见急性疱疹性皮肤病。因其好发于胸腰部，故祖国医学称为"缠腰火丹"，其他如颜面、下肢也可以发生，称为"蛇串疮"。本病常急性发作，因剧烈疼痛使患者痛苦异常。在治疗过程中要抓住各个阶段的发展变化，因为有时表现为热解而湿未清，有时表现为湿化而毒热未解等。

【病例】

1. 贾某，男，45岁，2000年7月5日初诊。

病史：4天前，患者左侧下胸部开始疼痛，而后相继起红斑及水疱，一簇一簇出现，从前胸漫连到后背，剧烈疼痛，夜不能寐，口干欲冷饮，大便干结，三日未解，尿黄而少。刻诊：左侧胸部自6、7、8前后肋间散在密集成簇的大小不等的水疱，基底为紫红斑，充血，周围轻度红色浸润。未见脓溃及破烂面。

西医诊断：带状疱疹。

辨　　证：肝胆湿热。

治　　法：清利肝胆湿热。

方　　药：龙胆泻肝汤加味。

柴胡10g，黄芩10g，栀子10g，赤芍15g，车前子12g，泽泻18g，茜草12g，大黄6g，龙胆草10g，木通10g，生甘草10g。水煎服5剂。

7月11日二诊：局部水疱逐渐消退，疼痛减轻，大便已通，上方减大黄为2g，继服5剂。

7月17日三诊：药后局部疱疹已干燥结痂，脱屑，疼痛基本消失。食纳不香，口干腹胀，苔薄白，脉沉细。拟以健脾利湿，清热消斑。

方药：黄芩 10g，茯苓 12g，泽泻 24g，生薏苡仁 30g，当归 10g，火麻仁 30g，陈皮 10g，白术 10g，牡丹皮 10g，槐花 15g，大青叶 24g。继服 5 剂，症状消失，表面留有色素沉着，疱疹再未复发。

【按】贾某，肝胆火盛，湿热内蕴，外受毒邪而诱发。湿热搏结，阻遏经络，气血不通，不通则痛，毒热蕴于血分则发红斑；湿热凝聚不得疏泄则起水疱。因此肝胆湿热盛，脾湿内蕴为本病的实质，皮肤发生水疱，剧烈刺痛为其主要特征。治以清肝胆，利湿热。方中龙胆草大苦大寒，上泻肝胆实火，下清下焦湿热；黄芩、栀子具有苦寒泻火之功；泽泻、木通、车前子清热利湿，使湿从水道排出。柴胡引诸药入肝胆，茜草、赤芍凉血散血，大黄通腑泄热。全方合用使湿热去，瘀毒清，疱疹自愈。

2. 王某，男，40 岁，2002 年 6 月 10 日初诊。

病史：患者右侧胸部起疱疹，剧烈疼痛 1 周。刻诊：右侧胸部及背部起红色水疱，逐渐增多，排列成条状，成集簇状暗红色疱疹，周围有暗红色浸润。舌质红，苔白腻，脉弦滑。

西医诊断：带状疱疹。

辨　　证：肝胆湿热，气滞血瘀。

治　　法：清利湿热，凉血解毒。

方　　药：龙胆丸合胃苓汤加味。

龙胆草 10g，连翘 15g，栀子 10g，蒲公英 24g，生地黄 30g，木通 10g，延胡索 10g，滑石 30g，甘草 10g，丹参 24g，黄连 6g，青皮 10g。水煎服 7 剂。

6 月 20 日二诊：药后疱疹渐退，疼痛减轻，晚上能安睡。局部皮肤发红有痒感。以健脾燥湿法。

方药：苍术 10g，厚朴 6g，陈皮 10g，黄柏 15g，泽泻 15g，滑石 15g，甘草 10g，猪苓 10g，土茯苓 30g。水煎服 7 剂，疱疹已退，局部皮肤残留红淡色。

【按】王某，由肝胆湿热，气滞血瘀形成带状疱疹，方中龙胆草、黄连、栀子、蒲公英清三焦之火，清热解毒，使毒热从小便而解；生地黄、丹参凉血活血通经络；青皮配延胡索、丹参理血中之气而通络止痛；二诊以胃苓汤加味，而胃苓汤又源于五苓散和平胃散。方中厚朴、陈皮、苍术、甘草燥湿和中；泽泻、猪苓、土茯苓健脾利湿；黄柏、滑石配清热利湿，滑石伍甘草名六一散，甘寒生津，使小便利而津液不伤，有清热而不留湿、利水又不伤正之妙；陈皮行气以助水湿之运化。对于缠绵日久，热象已不明显，疱疹多是暗红色，疼痛较轻，多发生在急性症状消失后而遗留下来的湿盛型缠腰火丹，湿重于热者，即用胃苓汤加减收功。

3. 王某，男，62 岁，2008 年 10 月 5 日初诊。

病史：患者右侧胸壁疼痛 3 个多月。今年 6 月份右侧胸部起红色水疱，疼痛明显，经市医院诊断为"带状疱疹"。经治疗疱疹消退，但该处皮肤麻木疼痛仍不减轻，触之如针刺样痛，有时不动也痛。服止痛药方能入睡，但疼痛仍不减。刻诊：右侧胸部未见疱疹，仅有少数色素沉着斑，不得触摸，触摸后明显刺痛，烦躁眠差。舌质暗淡，舌苔薄白，脉沉弦。

西医诊断：带状疱疹后遗神经痛。

辨　　证：毒热未清，气血凝滞，经脉阻隔。

治　　法：活血破瘀，通经活络，佐以清热。

方　　药：血府逐瘀汤加味。

当归 18g，生地黄 15g，桃仁 10g，红花 10g，柴胡 6g，桔梗 10g，川芎 10g，赤芍 30g，制乳香、制没药各 10g，延胡索 10g，枳壳 10g，白芷 10g，金银花 24g，蒲公英 30g，伸筋草 30g。水煎服 7 剂。

10 月 14 日二诊：药后麻木疼痛缓解，已能入睡，上方继服 7 剂。

10 月 22 日三诊：胸部疼痛已止，睡眠好，精神振作，苔薄白，脉沉弦。仍守前法。

方药：当归 15g，生地黄 12g，桃仁 10g，红花 10g，枳壳 10g，延胡索 10g，赤芍 30g，片姜黄 10g，白芷 10g，蒲公英 30g，伸筋草 30g。水煎服 5 剂，诸症告愈。

【按】王某，病后 3 个多月，疱疹已消退，但由于肝火内炽，湿热内蕴，日久气血凝滞，经络阻隔，不通则痛。胸胁为肝经循行之处，瘀血在胸中，气机阻滞，则胸部刺痛，日久不愈而急躁易怒；瘀久化热，气郁化火，故内热督胸，心悸失眠。舌暗脉沉弦，均为瘀血之征。方中桃红四物汤活血化瘀而养血；四逆散行气和血而疏肝；桔梗开肺气，载药上行，合枳壳则升降上焦之气而宽胸。本方活血化瘀而不伤血，疏肝解郁而不耗气；制乳香、制没药、延胡索、伸筋草以疏通经络而止痛，关于伸筋草亦叫石松，性味辛苦温，主要功效是祛风通络，舒筋活血。《浙江民间常用中草药手册》："舒筋、消炎，治带状疱疹。"《滇南本草》："石松，其性走而不守，其用沉而不浮。"善治皮肤麻木疼痛；片姜黄、白芷辛散祛风，温燥除湿，芳香通窍，善能止痛；佐以蒲公英、金银花清热邪而解余毒。全方合用，促进气血疏通，通则不痛。患者服药 19 剂，胸部皮肤麻木疼痛消失。

识药选方，尽在码中

☆打基础　☆学知识

附 录

恩师印会河

1974年，经王世民老师推荐，印会河老师正式接纳我为"遥从弟子"。从此，近30年来，我和印老师一直保持着密切的联系，书信往来不断。特别是近10年来，印老师赋闲以后，他以古稀高龄，不辞辛苦，千里迢迢来保德对我进行临证指导，解难释疑，传授经验。耳闻目睹，亲身体验，使我对印老师的医德医风和精湛医术有了更深入的了解和认识。特别是印老师的为人准则、治学态度对我的人生和事业产生了极其深刻的影响。

印老师是江苏靖江人，出生于医药世家。印老师既得真传，又有建树，尤精于内科，1940年即在上海独立行医。中华人民共和国成立后，又参加了江苏省西医、中医进修班深造，广集各家所长，兼收并蓄，提炼升华，成绩优异，结业后留校任中医教研室负责人（今南京中医药大学的前身）。1957年奉调北京中医学院，为首任内科教研室负责人兼附属医院内科主任，1978年被卫生部定为全国第一批中医终身教授。1982年，我国第一所中西医结合医院——中日友好医院创办，卫生部调其担任主管中医药的第一任副院长。

印老师从医60载，积累了丰富的临床经验。我国第一部全面系统整理中医理论的专著《中医学概论》是由印老师主编的，第一部《中医基础理论》高等院校教材也是其主编的。印老师编著的《中医内科新论》一书一版再版，供不应求。广州中医药大学罗元恺教授看了《中医内科新论》后说："此书内容新颖，不落俗套，不愧新论。"中国中医研究院耿鉴庭研究员评价《中医内科新论》时说："在传统理论的温故下，又有大量的知新，这一新字，不是标新立异，不是牵强附会，而是在实践中丰富了固有的理论。"中西医结合专家陈可冀教授说："《新论》发皇古义，融汇新知，遵古而不泥古，集作者家学、师承及个人从事中医临床 40 年之体会，阐发辨证论治的精旨，并从实践出发，结合现代医学的诊断，做出辨证分型的归纳。它既是一部中医内科新论，也是一部非常实用的中医内科临床手册。"印老师在此书出版之际，曾赋诗："从来科学无夷夏，毕竟人才有古今。愿作长风扬万里，好浮鲲翻上霄青。"

他精通中医，又懂西医，潜心探索中西医结合的路子，走出了一条中医临床"抓主症"的成功之道，形成一套药简易行，行之有效的治疗方法。他多次对我说，中医和西医各有所长，各具优势，要借他山之石以攻玉。所谓"抓主症"的治疗方法就是源于这一思路。借西医直观诊断之所长，弥补中医朦胧诊断之所短，抓住主症，综合调理，一矢中的。

1966—1976 年期间印老师在汉沽参加劳动，有位农村姑娘患了败血症，高烧 70 天不退，多方治疗无效，命在旦夕，求治于印老师。经仔细检查，印老师断定其所患之病不是热证，而是真寒假热，如果以热用药，患者必死无疑。他果断采用甘温除热法，只服 1 剂，发热减退，连服 7 剂，体温恢复正常，继服数剂而痊愈。印老师为人友善，治学严谨，生活中宽厚为怀，业务上却毫不含糊。他不仅为学生制订周密的学习计划，而且不断检查督促，遇到疑难病例或特殊处方，他总是不厌其烦地耐心讲授，强调不但要知其然，而且要知其所以然。1992 年秋天，我陪印老师去鄂尔多斯草原旅游，住的是蒙古包，夜深人静，秋风萧瑟，他老人家几次为我掩被子，生怕我受凉。但一旦发现医疗中的不足，却要严厉批评。记得有一次我为他代笔处方，一味药的剂量写错，他当场进行了批评，后来几次来信中还反复提及，告诫我要认真再认真，仔细再仔细。

印老师对患者关怀备至。他身为名医，经常有找他看诊的、治疗的、住院的，还有求他帮助找手术大夫的。凡有人找到他，不论地位高低，只要是确实需要帮助的，他都尽力帮忙。山西一位患者，找到印老师，经初步诊断，印老师认为病情严重，不能耽搁，虽是星期日，但他仍提笔给本院病理科正在实验室的王泰玲教授写了一封求助信。经王教授亲自检查，确诊为乳腺导管癌。因治疗及时，一个年仅 28 岁的生命得到了挽救。1994 年冬，保德县一患者在中日友好医院手术后，正值春节。除夕，印老师和师母拿着各种糖果和饺子亲自来病房看望，安慰她好好休息，不要想家，有事找他们。

20 世纪 90 年代，印老师不顾古稀高龄，曾 3 次亲临保德县对我进行指导。看到保德的落后医疗状况他痛心疾首。2001 年春天，我赴京看望印老师。他坐在病榻上和我握手叙旧，听说保德火车通了，煤炭能运出去了，人民生活改善了，非常高兴。他详细询问我的生活和工作情况，特别是对我的医疗工作更是要打破砂锅问到底。凡我经手过的典型病例，我都要向印老师一一汇报。他听得很认真，总要逐一批点，疑惑之处，还要重点剖析，就像扶着一个幼童走路，生怕你跌跤。再三叮嘱我："治病就像打仗，医生好比指挥员，容不得半点马虎，一定要学会剔除假现象、假情报，掌握真动态，集中用兵，一举获胜。我们心中要时刻想着病人，遇病切忌草率用药，瞄准目标后再调兵遣将。学书本上的知识是重要的，但决不能食古不化，生搬硬套。对待中医要钻进去，跳出来，不断临证，始终在悟字上下功夫，正所谓'医者意也'。"他还让我执笔代他回复了 14 封求医信件，结合病例向我传授经验。河南许昌有位农民患高血压病，服西药降压效果不佳，且有不适。印老师说："要抓住其耳鸣之主症，以龙胆泻肝汤加苦丁茶 10g、炒决明子 30g 处理。"还详细讲解了他的诊治思路。来信很多，有国内各地的，也有国外的，有求医问药的，也有深情感谢的。一位四川攀枝花市电业局的女工，6 年前患重感冒愈后，口臭一症久治不愈，反而越来越重。按印老师所寄之方服药 20 剂，多年痼疾告愈。患者来信叙述自己痊愈后的心情，对印老师感激万分。

多年来深得恩师关爱，耳提面命，培育我这个农家子弟在医疗事业的道路上健康成长。回想印老师对我的精心指导和谆谆教诲，感慨良多。印老师曾为我题诗："印门作学尚求真，鼻息难容仰古人。寄意云西遥弟子，治医切莫信图腾。"我将永远把恩师的教诲作为座右铭，务实求真，努力学习他的高尚医德和宝贵经验，全心全意为患者服务。

今年是印老师八秩寿诞，谨以此短文，向恩师表示衷心的祝福和深深的敬意。祝愿印老师健康、长寿！

（原载于《山西中医》2002 年 2 月第 18 卷第 1 期 43 页）

我衷心敬仰的王绵之老师

1981 年秋，我有幸参加了卫生部委托北京中医学院主办、由王绵之老师负责的"全国方剂师资班"的学习。通过一年多的学习，获益匪浅，对我以后的成长起了极其关键的作用。20 年来，我经常翻阅当年的笔记，重温学习内容，每次翻阅都使原有的理解有所深化，每次翻阅都使我的业务有新的长进，王老师严谨的辨证论治体系，古方新用的学术特点，深深影响着我的临床和治学道路。

王老师是江苏南通一个中医世家的第 19 代传人。他于 1938 年从父受业，1942 年正式悬壶，1956 年参加江苏省中医进修学校学习，结业后，因成绩优秀和协助学校工作卓有成效，受到奖励并留校任教。当时，正值北京中医学院创办伊始，师资缺乏，卫生部决定从南京的教师中抽调 8 名支援北京中医学院，王老师即在其中，从此献身于中医方剂学的教研。他是中医方剂学的学科奠基人之一，1978 年被卫生部确定为终身教授，首批国家级名老中医，博士研究生导师。

一般认为讲中药、方剂枯燥无味，而王老师讲方剂则独树一格，学生们不仅不觉得枯燥，而且感到是一种享受。王老师说："课堂教学是一门艺术"，他确实把课堂教学艺术化了，他遵于教材，但又不拘泥于教材，结合个人多年的临床经验，把抽象的道理讲得有血有肉，生动活泼。每当他授课，学生们都听得特别专注，整个教室里只听到一片嚓嚓的记笔记声。王老师每讲典型方剂，总要从人体器官机能、病理变化，讲到药品选用、方剂配伍；从单味药性讲到君、臣、佐、使，深入浅出，引人入胜。给学生的感受，他不是在讲方剂，好像是一名熟练的机械师用各种配件修理调整一台复杂的机器。

次年返回忻州卫生学校后，我在中医方剂学的教学中结合王老师的教学体验，每讲一首方剂，理、法、方、药一线贯穿，深入浅出，学生容易接受，取得了良好的教学效果，在全省统考中，成绩名列前茅。在教学之余，我还协助王世民老师完成了修订《局方别裁》的工作，系统整理了宋以前的方剂学研究成果，荣获山西省医药卫生科技著作二等奖，该书1992年由天津科技翻译出版公司出版发行。

学好方剂学是提高临床疗效的重要环节。笔者曾治患者张某，女，27岁。16岁月经初潮，24岁结婚，闭经2年，询其病史，已多用攻伐通经、活血化瘀之剂，其效不显，反致体虚乏力，烦热燥渴，嗜卧不眠，少腹坠痛，畏寒怕冷，舌边有瘀点。回忆王老师讲用少腹逐瘀汤治疗闭经时曾说过："闭经一般都是虚实夹杂之证，既不可一味攻伐通经，以损伤精气；又不可单行填补，致壅滞不去，新血不生。当以攻补兼施，因势利导，就可水到渠成。"在王老师精辟论述的启发下，我结合患者病史进行分析，患者由于攻伐太过，精气受损，致使阴虚而阳无所附故烦热燥渴，倦怠畏寒；血亏则气无所归而经闭腹痛，嗜睡不宁。遂投以圣愈汤合少腹逐瘀汤，煎服15剂而月经顺行。

王老师临证主张"中医为体，西医为用"，擅长于方剂的灵活变通，古方新用，治疗急性传染病及内、妇、儿科疑难重症的验案很多。他强调指出："人以五谷为养，而又生活在现代社会中，故临证当重视脾胃功能与情志影响。治外感与有形之病，祛邪为主，但不可伤胃气；治内伤，必先明脏腑气血。老年病以心脾肾为主，小儿病要注重调补脾胃。妇女病当重视调经以肝脾肾为先，经期活血祛瘀，效捷且不伤好血。"我曾亲眼看见王老师治愈一疑难病例。患者陈某，男，45岁。患眩晕、视力下降、四肢无力、头摇身颤已3年，经中西医多方治疗无效，生活难以自理。经北京某医院CT检查，排除颅脑占位性病变，诊为小脑共济失调。王老师中西合参，平脉辨证，谓此乃肾虚髓亏，脑失所养，肝失涵濡，母亏累其子矣。方药：大熟地黄20g，菟丝子15g，肉苁蓉12g，枸杞子12g，制何首乌15g，怀牛膝10g，炙远志6g，生黄芪15g，灵磁石24g，九节菖蒲5g，粉丹皮6g，川芎3g，僵蚕9g，当归12g，泽泻6g。每日1剂，水煎服。连服30剂，诸症均见明显好转，再守原法，随症加减，半年后患者生活自理，能干一般家务。这一病例，使我对辨证施治有了更深刻、更具体化的理解。

王老师不仅治学认真，医学造诣深厚，诗文笔墨无所不能，做人方面更是严谨。记得在1981年国庆节后，王老师特邀江西万友生教授、成都凌一揆教授为我们做专题学术报告，那天，王老师一改旧装，身着墨黑色中山服，正襟端坐在讲台右侧，聚精会神地听取两位先生的演讲。后来王老师和我们谈及此事，他说这样做是对他人的尊重。王老师对同仁是这样，对患者也是这样。求医者不论是谁，不论职位高低，他都一视同仁，没有贵贱之分。去年，我带着一位脑瘫患儿去找王老师诊治，带了些家乡的土特产，结果挨了王老师的批评。他的理由是，患者因病致贫，已经很痛苦，不应该再给他添负担，虽然土特产不是很贵，但不收礼品，至少给患者心理上是一种安慰。开了一个 30 剂的处方，以后我们仅用电话联系，随症加减，直至病情稳定。

王老师不仅是一位良师，更像一位慈父，对待学生如子女，关怀备至，体贴入微。记得 1982 年元旦，王老师兴高采烈地来到我们宿舍说："今晚我请客，咱们欢度新年，共餐京城名食——涮羊肉。"他老人家拿来羊肉和火锅，师生以茶代酒，谈笑风生，辞旧迎新，直至鼓楼钟声敲响，方才休息。王老师走后，我们感慨良多。大家感到，在王老师门下学习，的确是一件难得的幸事。

王老师年至耄耋，但才思敏捷，精力充沛，即使在节假日，仍有不少患者到家中找他看病，有高层领导，也有普通百姓，有内地患者，也有海外人士。他以高超的医术让许多患者摆脱了病痛的折磨，给众多的家庭带来欢乐和幸福。他的确是一位医德高尚、医术精湛、深受患者尊敬的名医。

多年来，王老师多次来信给我解难释疑，指导帮助。我要牢记王老师的教导，以"对待中医要钻进去，跳出来，不断临证，始终在悟字上下功夫"为座右铭，锐意求新，在医学的道路上攀登不息。值此王老师八十寿辰之际，衷心祝愿王老师健康长寿！

（原载于《山西中医》2002 年 8 月第 18 卷第 4 期 42 页）

我所认识的颜正华老师

颜正华教授，今年已 85 岁，江苏丹阳人。他于 1934 年拜孟河名医马培之的再传弟子杨博良为师学医，尽得真传；1940 年开始行医；1956 年结业于南京中医进修学校，即留校任教；1957 年调入北京中医学院，是中药学教育事业的奠基人之一。颜老是首批享受国务院特殊津贴的专家，博士研究生导师，为国家人事部、卫生部、中医药管理局确定的第一批中医药师带徒老师。

　　1981 年，我参加了卫生部委托北京中医学院由王绵之老师主办的"全国方剂师资班"的学习。在此期间，颜老给我们讲中药。首次讲的是"中药性味归经理论"，至今记忆犹新。年过花甲的颜老容姿端庄地站在讲台上，用带着南方口音的普通话说："合药成方，领方以剂，方离不开药。中医药是一个理论体系，中药教学必须以中医理论阐明中药药性，理论紧密结合临床，把理、法、方、药构成一体，才能达到学以致用的目的。"颜老的学术思想，始终贯穿在整个教学过程中，他讲中药生动活泼，有血有肉。在讲到药物归经时，他结合临床，略举了舒肝散结法治疗老年性前列腺肥大和子宫肌瘤，因上述病变部位基本上属足厥阴肝经经脉"过阴器，至少腹"的部位所生的病变，所以组方常选用柴胡、当归、丹参、生牡蛎、川贝母、玄参、夏枯草、海藻、昆布以疏肝解郁，并能引诸药入肝，活血行瘀，育阴软坚，以消血结痰郁，而临床每每收效。这样讲，因果联系，以法统药，通俗易懂，印象深刻。

　　北京的金秋，天高气爽，节假日颜老师同我们一起去香山游园赏红叶，他和同学们谈笑风生，师生之间的感情非常融洽和谐。在爬山中，颜老突然发现了什么，只见他小心翼翼地用刀扒开土壤，拔起一株植物，慢条斯理地对我们说："这是毛茛科植物芍药，多年生草本。"同学们一拥而上把颜老紧紧地围起来，他接着说："白芍植株高约 60 厘米，根肥大，呈圆柱形，光滑无毛，叶互生，花瓣 10 片左右，倒卵形，呈白色或粉红色，其特性是生长于山坡山谷的灌木丛中。它的根，干燥后即中药白芍，棕色或粉白色，有明显的纵皱及须根痕，质坚实而重，不易折断，表面洁净者为佳，其味苦而酸……"，这是一节活生生的、别开生面的、理论联系实际的野外中药见习课。颜老不顾爬山的劳累，左手拿着标本，右手指着须根，讲得淋漓尽致，津津有味，同学们聚精会神地听着，还不时地记着笔记。安徽中医学院的肃金同学问到白芍的最佳适应气候和土壤时，颜老认真地说："宜温暖湿润的气候，土层深厚疏松肥沃的沙质土为佳，你们安徽也可以栽培"。在一片欢笑声中，我们向山顶爬去，每当我打开笔记本，看到当时的记录，二十多年前的往事像过电影一样，历历在目，回味无穷。颜老临证，特别注重顾护脾胃。他常说，人在出生后，主要靠健康的脾胃功能保证生长发育的需要，胃主受纳，脾主运化，二者相互配合，消化水谷，吸收精微，以营养全身组织器官。颜老认为，顾护脾胃应做到三点：一是诊察疾病必问脾胃，就是指询问与脾胃有关的症状，如纳食多少？有无味道？喜热还是喜冷？食后是否腹胀？二是辨证立法不忘脾胃，即无论任何病，内伤、外感、或寒、或热、或虚、或实，都要分析疾病的发生是否与脾胃有关。三是遣药组方想着脾胃，他常说，口服给药，药液与水谷精微在体内代谢一样，先受纳于胃，运化于脾，然后输布于机体的各个组织器官。脾胃功能正常与否，直接关系到药物成分的吸收及疗效的好坏。他一再强调，不能一见热象，不问青红皂白，投以大量芩、连、大黄等苦寒之品，以免克伐脾胃；也不能一见阴血亏虚，不考虑脾胃接受能力，即投以大量熟地黄、阿胶等甘腻之品，以免腻膈碍胃。他提倡用药轻灵平和，也是基于保护脾胃这一原则。患者何某某，女，34 岁。反复咳嗽 3 年余。在太原某医院经查血常规、摄 X 线胸肺片、做痰培养等检查，西医诊断为"过敏性支气管炎"，经中西药治疗，其效不显。患者精神好，体质壮实，正常上班，唯咳吐水样清稀痰，甚则胸闷，饮食无味，食后脘腹胀满，不欲冷饮，舌淡苔白腻，脉浮滑。颜老四诊合参，抓住咳嗽而兼有胃不和症状，辨证为痰饮内结，脾运失司，胃失和降，中焦转枢不利。遵仲景小青龙、真武汤之义，重用健脾燥湿理气之药，方药：炙麻黄 3g，桂枝 6g，白芍、枳壳、法半夏、山药、佛手、杏仁各 10g，茯苓、苏梗各 30g，炒白术 15g，细辛 4g，干姜 3g。5 剂，每日 1 剂，水煎服。药后诸症明显减轻，继以上方加减再服 5 剂，患者恢复健康。后嘱服胎盘片温补肾气，缓消膈间伏饮，以绝咳嗽复发之机。从病例中，使我对"脾为生痰之源""脾胃不和亦能令人咳"有了更深刻、更具体的理解。颜老从事中医事业 60 年，呕心沥血，孜孜不倦，医学功底深厚，品学笔墨俱佳，辛勤育人才，桃李满天下，堪称师表。虽然年至耄耋，但仍才思敏捷，精力充沛，坚持按时出门诊，认真接待慕名而来的求医者。他以高超的医术，使众多的脾胃病、心血管病患者得以康复，给众多的家庭带来欢乐和幸福。这些留在我心中的零星片段记忆，虽不能全面反映颜老的整体学术思想和医学大家风范，但对我的学习、工作和成长产生了重要影响。值此颜老 85 岁寿辰之际，学生衷心祝愿颜老师健康长寿！

（原载于《山西中医》2004 年 10 月第 20 卷第 5 期 39 页）

怀念谢海洲老师

谢海洲老师于 2005 年 11 月 15 日在北京逝世，我因病未能参加谢老师的追悼会，只好发了唁电寄托我的哀思。谢老师虽已辞世，但他的音容笑貌至今仍时时浮现在我的脑际：高大硬朗的身材，红润的面色，洪钟般的嗓门，耄耋之年仍耳聪目明，精力过人，思维敏捷，亲切接待患者的形象……桩桩往事令我终生难忘。

谢老师生于 1922 年 3 月 3 日，河北秦皇岛人，生前任北京中医药大学名誉教授，中国中医研究院资深研究员，广安门医院主任医师、研究生导师。他是首批国家级名老中医，国内外著名的中医药学家。

2005 年 5 月 17 日（星期二）上午，我曾在北京平心堂拜见了谢老，亲切交谈近 1 个小时并合影留念。当谈到我准备出版医案之事时，谢老表示很支持，并答应为该书写序。这天上午，我还帮谢老抄写处方。填写病历时，他把西医的诊断纳入其中，辨证与辨病相结合，立法处方，非常认真。他对我说："一些疑难疾病，处方药味比较多，是多个方子的综合，传统的中药汤剂以其变化灵活针对性强而广泛用于临床，时至今日，尚未有可与之匹敌的其他制剂，故合方的研究是一种新思路、新方法。"目前关于合方的研究，多局限于临床应用与有限的实验研究、文献学研讨，而探讨合方的机理甚少，这确实是研究方剂的一个方向。6 月中旬，我电话中咨询谢老，为一位银屑病患者加减处方，谢老指出："小白花蛇不能少。"没想到这竟是最后一次聆听他老人家指导。

8 月初，师母在电话中说：谢老病情稳定，但恐怕他不能再看病了。9 月下旬，一位经谢老诊治而疗效很好的干燥综合征患者告诉我说，他在广安门医院找胡荫奇教授诊治，胡教授以叹息的语气说："谢老再不会来这里上班了，你们也再见不到他了。"这意味着谢老的人生旅程快到终点了。7 月底，王世民老师已将谢老近 4 年来的 245 篇文稿寄来，嘱我抓紧时间整理出来，但谢老再也看不到自己即将出版的医文续集了。我们要继承谢老未竟的事业，学习他的敬业精神，化悲痛为继续进取的动力，为继承发展中医学术而不懈努力。谢老师谦虚好学，治学勤奋。60余年来，发表学术论文及科普文章300余篇，出版专著20余部，可谓著作等身，活到老，学到老，笔耕不辍。谢老作为一代学人，他具有无私奉献的精神，渊博的学识，谦虚的作风，严谨的学风，精湛的医术和高尚的医德，是我们后学的楷模。

谢老师古不泥古，兼收并蓄，敢于创新，他善用古方，但反对墨守成规，主张灵活运用，多次告诫我们，不仅要古方今用，更要善于融汇新知，活用古方，形成自己的经验方。多年来，他创制的方剂很多。治疗癫痫的癫痫康，已由山西大同中药厂生产；治疗贫血、再障、抗辐射的生血丸，已由天津达仁堂制药厂生产。谢老师提倡剂型改革，创品牌中药，要善于取各家之精华，学同道之擅长，不论派别，兼收并蓄，择善而从之。他既向书本学习，又向师友请教，数十年如一日，坚持阅览多种现代医学杂志，如饥似渴地汲取多方面的知识。谢老师诲人不倦，精心培育后学。他于20世纪50年代初就从事中医药的教育事业，培养的大学生、研究生、进修生和西学中医生，遍布海内外，仅研究生就培养了20余名，他们现已大都是各地中医药事业的中坚人才。

谢老师对学生平易近人，和蔼可亲，耐心指导，循循善诱，有问必答，有求必应，关怀备至。在王世民老师指导下，通过整理谢老文稿，我对他的学术思想有了更深的了解，亦是学习的极好机会。谢老师让我参加为他整理文稿的工作，这是对我的信赖，我感到责任重大。我钦佩他的治学精神，更敬重他深厚的学养。通过整理文稿，可进一步了解谢老师医药结合、博采众长的学术特色与扶掖后学、甘为人梯的高尚品质。谢老师的题词"弘扬中医药现代化"是我的座右铭和奋斗目标。谢老师淡泊名利，医德高尚，一生胸怀坦荡，光明磊落，钻研学问，漫步书林，勤于实践，不追名逐利。他常说："见人发财不眼红，别人升官不生气，要把金钱、名利置之度外。"3年前，他拿出自己的9万元存款捐给中国中医研究院研究生部，把120多件名人字画装裱后捐给中国中医研究院医史博物馆，将中国老教授协会奖励他的2000元人民币捐给湖北省涞水县希望工程。其捐资捐物的义举，令人感动，令人钦佩。谢老师对病人不分尊卑贫富，一视同仁，认真负责。如他诊治精神情志病患者，不仅辨证处方，还耐心开导，进行心理治疗，期收佳效。凡来信寻医问药者，谢老师都要一一解答函复。有一位我家乡的乙肝患者，住某院治疗 3 个月，每月费用以万元计，而肝功等各项检验指标未见改善，其中 ALT280U 居高不下。经谢老详细检查后，认为该病能治好，鼓励患者打起精神坚持服药半年，并语重心长地告诉患者："我昨天刚从太原讲学回京，看到山西有些农村还比较贫穷，你已花费了不少，以后可电话咨询，节省些钱服药。"后患者密切配合，服药 180 余剂，最近在省城某医院化验 HBsAg 转阴，肝功各项指标恢复正常。谢老师的医德人品，可谓有口皆碑，人人仰慕。谢老师不仅是一位临床经验丰富的中医学家，而且是位在文、史、哲诸方面均有很深造诣的教育家。他一生的业绩给我们留下了无尽的怀念，我们一定要继承他的遗愿，为弘扬中医药学术，发展中医药事业而努力工作。

（原载于《山西中医》2006 年 6 月第 22 卷第 3 期 43 页）

我的老师王世民

我是国医大师王世民老师的磕头弟子，和王老师交往整四十年，我的从医成长过程，都离不开恩师的教诲和扶持，师恩难忘。

一、甘为人梯，扶掖后学

1977 年 3 月，我参加山西省第八期西学中研究班，王老师讲中药方剂。一般认为中药方剂枯燥难讲，而王老师讲药涉方，方药揉在一块，有血有肉，课堂气氛活跃，至今记忆犹新。我当年的课堂笔记仍保存着，不时翻翻，别有新意。

1979 年全国统招 1 万名中医药师，山西 200 名，我被录取后调入忻州地区卫校当中医教师。深知"台上一分钟，台下十年功"呀！王老师对我热心指教，耳提面命，每一节课都认真准备，多方收集资料武装头脑。因为方剂课讲起来都是寒热温凉平，酸苦甘辛咸一个调。回忆王老师给我们讲课的方法，适当穿插一些有关的典故或小故事。如讲合欢花时，描述了合欢花美丽娇艳的花色和有关这种树叫马樱花的传说，并背诵一首小诗："盘龙山上有奴家，郎若闲时来吃茶。黄土筑垣茅盖屋，门前一树马樱花"。我也照猫画虎，结果同学们听得津津有味，感觉并不枯燥。

在教学的同时，王老师指导我干点科研工作。1980 年春，王老师开始研究《太平惠民和剂局方》，他走遍山西、北京、上海各大图书馆，查找有关《局方》的各种版本对比研究，最后以 1957 年人民卫生出版社版为蓝本进行修订，暂定书名《局方别裁》。王老师拟好修订条例如下：

1. 删去原书用药指南三卷；

2. 建 788 张卡片；

3. 一方一卡进行分类；

4. 增加细目，明确组成、用法、功能、主治。

1981 年，我在北京中医学院全国方剂师资班学习，将王老师整理《局方别裁》的体例，分类后的资料请任应秋教授指导。任老说："书名有新意，选题有价值。"并题词"合药成方，领方以剂"以资鼓励。在王老师亲笔点校下，《局方别裁》于 1992 年经天津科技翻译出版公司出版发行。

在北中医学习期间，王老师说："课堂教学是一门艺术，认真听讲各位大师的授课，要做好笔记"，并引荐我看望刘渡舟、颜正华、赵绍琴、傅世垣教授，加强师生沟通。由于我的虔诚好学，在王老师的举荐下，印会河教授收我为"遥从弟子"，在印教授指导下，临床疗效有很大提高。1988 年印老手书"印门作学尚求真，鼻息难容仰古人。寄意云西遥弟子，治医切莫信图腾"的条幅。特别是在王老师的倡导领引下，印老不顾古稀之年，三次赴保德义诊带学，不收取挂号费，有多少病人看多少，往返车票由中日友好医院报销。印教授既是一代名医，也是一代名师，使中医事业后继有人。

20 世纪 80 年代，王老师兼任山西中医学会秘书，为了活跃山西中医学术气氛，经常邀请董建华、祝谌予、刘渡舟、印会河、焦树德、谢海洲、赵绍琴、张大宁教授等国家级名老中医来并讲学。每一次讲座王老师都通过书信或电话通知我按时听讲，学习各家之长。2002 年，王老师举荐我为谢海洲教授抄写医案，从中学到不少谢老辨证用药的经验。2004 年我又为谢老整理医案医话 140 余则，老先生很满意，并赠我手书"弘扬中医药现代化"的条幅；2005 年 4 月 26 日谢老为《仲成医录》作序，鼓励刻苦进取，为全民健康，搞好中医临床保健工作。

师徒如父子，在北中医学习期间，王老师赴京开会，总要抽时间来看我，并在生活上对我给予帮助，2015 年我爱人患肺癌，王老师得知后寄来 3000 元以助治疗，在此深表谢意！几十年的交往情深意浓，每次去太原办事，都在王老师家吃住，他老人家甘为人梯，扶掖后学的精神，永远激励着我的行医之路。

二、务实求真，著书立说

王老师《实用中医方药手册》，初稿完成于 1968 年，为内部发行，由于不能满足读者需求，遂由山西人民出版社出版，1970 年、1984 年先后修订 2 次，发行量达 62 万册。2012 年人民军医出版社第三版出版，2014 年第四版出版发行，迄今已刊印 7 版，50 年来影响了一代又一代中医人，是临床医师必备的宝典。

2014 年《局方别裁》由中国中医药出版社再版发行，在修订过程中，年近八旬的王老师，一上午四个小时稳坐不动，我一字一句念，他一字一句校核，就是一个标点符号有疑惑也要查个水落石出。他办公桌上有国学大家陆宗达先生著《训诂方法论》《说文解字通论》和各种工具书。对于《局方别裁》方中中药的剂量折合换算，王老师 1992 年就做过研究讨论。他认为现在执行的 1 两 =30 克、1 钱 =3 克，失真度太大。按王老师的折算，提出了 1 两 ≈37.28g≈37.3g，比较符合实际。2004 年 6 月 30 日《中国中医药报》刊发了孙凌志先生的《怎样折算古代药物剂量》一文，他也认为 1 钱 ≈3.125g 的折算是错误的，应是 1 两 ≈37.3g。

在编写《局方选讲》一书时，王老师不顾 83 岁高龄，一丝不苟，一字一句过目。在清热剂中有锦鸠丸一方，组成应是葳蕤仁，而方解为薏苡仁，他发现问题，查阅了《原机发微》古方集解后更正为葳蕤仁，即玉竹。王老师说："医学著作来不得半点马虎，一旦出现讹误，事关生命安全，只有一丝不苟，才能避免差错。"王老师一直认为学不论中西，术不言古今，唯善是尊、唯真是用，才是科学的学习态度；敬业尊师、敬友爱人，是做人的原则。在王老师的影响启迪下，我学医的各科笔记、进修医案、读书卡片，均完整地保存着。近年整理《随印会河侍诊记》《中医方剂讲用》《印会河抓主症验案汇解》已由中国中医药出版社出版。每一本书稿王老师均亲自过目，句句通读，提出宝贵修改意见，并亲笔点画注释，乐以为序。

王老师编著《侍师襄诊传心回忆录》，充分展示了他老人家从医六十余年，刻苦学习，侍奉师长的经验及临床体会，展现了一幅半个世纪以来中医大师人生经历的生动画卷。

三、方剂辨证，注重临床

王老师是仰古尚新的方剂学大家，方剂是治疗的重要组成部分。他周一、三、四上午出专家门诊，提倡方剂辨证论治，就是"有是证用是方"的意思。患者张某，女，50岁，上海人氏，旅游到并，生活不能适应，每日腹泻3次，消化不良，恶心作呕，脐腹疼痛，舌苔白腻。王老师诊为"水土不服"，予以藿香正气丸调理3天，饮食如常，大便自调，诸症消失。

2016年，我治一男性患者，28岁，结婚5年不育，经北京某医院检查为精子成活率低下，全身无不适，正常上班，唯舌质红少苔，脉象细弱，证属肾阴亏损，精髓不足。治以滋阴补肾，填精益髓，方以左归丸加味。熟地黄、山药、山茱萸、怀牛膝、菟丝子、龟鹿胶、泽泻、当归、枸杞、车前子、茯苓等制蜜丸服2月余，精液化验基本同前。王老师建议改一下思路，加重血肉有情之品和淫羊藿、肉桂、蜈蚣温阳通络之品。方药：熟地黄80g、山药40g、牡丹皮30g、山茱萸40g、泽泻30g、茯苓30g、枸杞子30g、盐车前子30g、菟丝子40g、当归30g、鹿角胶30、龟甲胶30g、砂仁30g、怀牛膝30g、桑椹30g、五味子30g、覆盆子30g、淫羊藿50g、肉桂30g、蜈蚣10条、紫河车60g、还阳参30g。共研细末，炼蜜为丸，每丸9g，早晚各服1丸。3个月后精液化验，精子密度增高，活力提高，畸形精子显著下降，其爱人于2018年9月顺产一女婴。正是"善补阴者，必于阳中求阴，阳得阴助则源泉不竭。"

王老师根据"药食同源"的本意和源流，在中医理论指导下制成具有保健、防病、治病、延年益寿作用的特殊膳食，也叫食疗，"食借药力，药助食威"，以改善体质。如慢性肝炎，常施以食疗药膳的"杞精膏、红宝白玉粥"以食护肝治病，缓缓图之。王老师一贯勤学好问，谦恭以诚，从师不论门户，求学不关长幼，方能见真才，得其道。为本人工作学习诸多方面树立了榜样和典范。如今本人也近古稀之年，每当回忆恩师 40 年来对自己如同慈父一样的爱护和关心，我倍感亲切，衷心地祝愿亦父亦师的王世民老师身体健康，不老常青。

（原载于《国医大师王世民学术思想研讨会·论文集》2018 年 11 月·太原）

识药选方
尽在码中
☆ 打 基 础
☆ 学 知 识

方剂索引

七画

十画

十一画

十二画

十五画